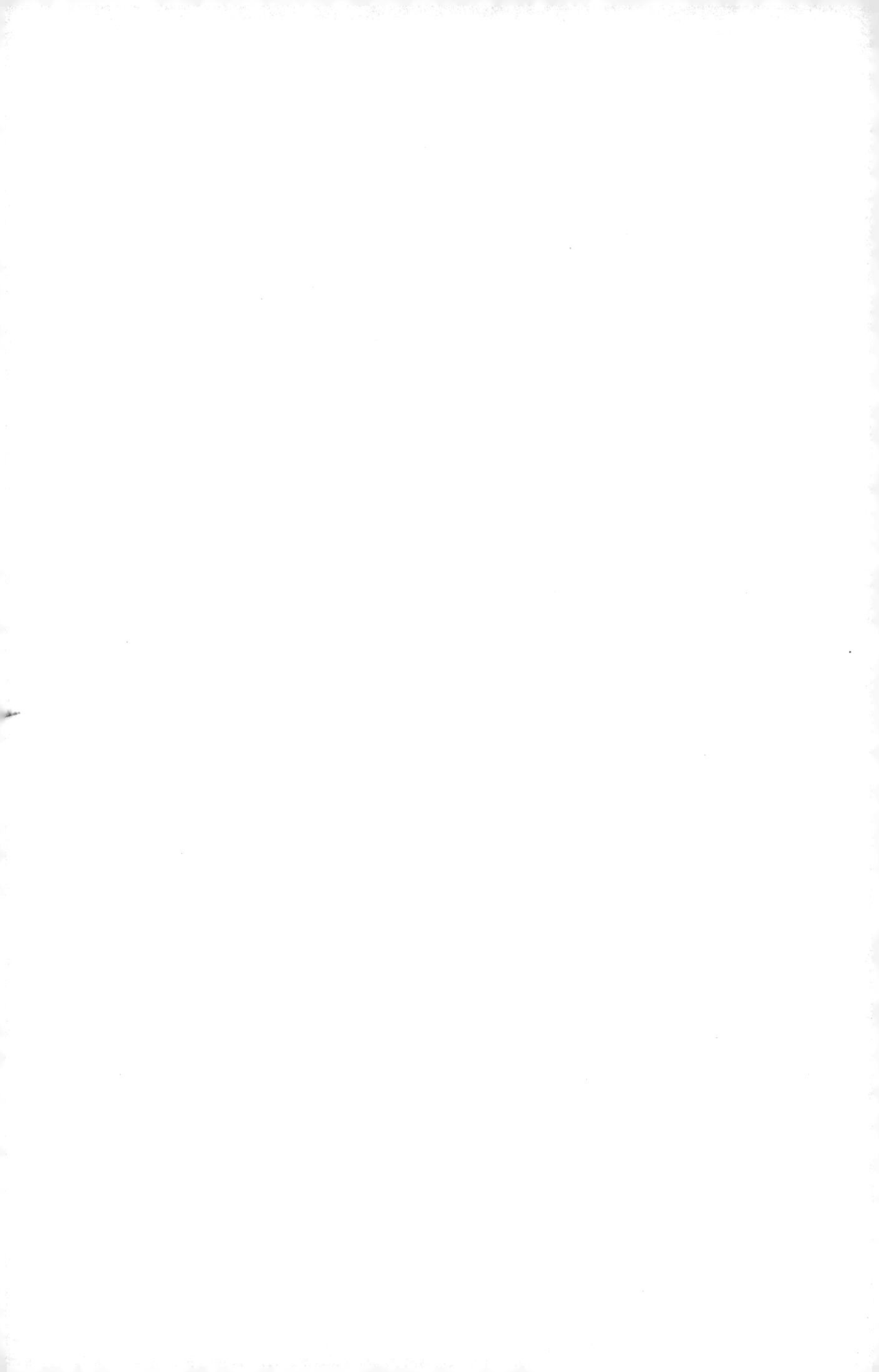

がんについて知っておきたいもう一つの選択

The Truth about Cancer

What you need to know about cancer's history, treatment and prevention

タイ・M・ボリンジャー 著
Ty M. Bollinger

三木直子 訳
Naoko Miki

原田美佳子 監修
帯津三敬病院
Mikako Harada

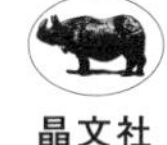

晶文社

装丁——岩瀬聡

序

タイ・ボリンジャーは使命に生きる男だ。がんは死刑宣告ではなく、人間の体に与えられた奇跡的な自己治癒能力を活性化させることは、誰にでも、どこにいても可能である、というそのパワフルなメッセージは、世界中の無数の人々に希望を与える。

がんを自然な方法で克服する、というのは、昔から我が家にとって重要な命題である。

今から一〇〇年以上前、ロシアのツァーがユダヤ人を迫害していた時代、私の曽祖父モシェはロシア軍から逃亡してアメリカに移住した（アメリカに到着すると曽祖父の名前はマックスと変更された）。無一物でロシアを出た曽祖父のスタッテン・アイランド到着時の持ち物と言えば、身に着けていた衣服だけだった。苦労の末にマックスは歯科技工士となり、やがてブルックリンに自分の歯科技工室を開業した。

義歯やブリッジを作る型を削る作業中は、大量の粉塵が空中に舞う。粉塵は喉に詰まり、マックスはそれを洗い流すために炭酸飲料を飲む。多いときは一日に缶入り炭酸飲料を八本も飲んだ。しばらくするとマックスは、激しい胃痛と胸焼けに襲われるようになり、胃炎を発症し、それが潰瘍になった。こうした症状があったにもかかわらず、彼は炭酸飲料を飲むのをやめようとしなかった。潰瘍から出血するとマックスは病院へ行き、一連の検査の結果、胃がんと診断された。

医者はマックスに、できることは何もないと言ったが、彼はどこからか、独特な食事療法でがんを治療する、マックス・ゲルソンというドイツ人の医師のことを聞きつけた。ゲルソンはニューヨーク州ハイドパークで自然療法による治療院を営んでいた。マックスが住んでいたニューヨーク市からは一時間半の距離である。ゲルソンの療法をほんの数か月続けると、マックスのがんは治ってしまった。

私の祖父は歯科医、父は自然療法士でありカイロプラクターである。つまり私は、自然な健康法を実践する家庭で育ったのだ。だが私はやがて、「治療不可能な」クローン病であると診断された。従来型の西洋医学や自然療法の専門家六九人による治療も効果はなかった。そして私は、私のような患者が病気を克服するためのコーチとなるのが自分の使命であることに気づいた。私が健康を取り戻したのは、ある人に出会い、その人が、長い歴史の中でその効果が証明され、科学によって裏付けられた、聖書に基づいて本物の食べ物を摂る食事の仕方を教えてくれたからだったのだ。

クローン病を克服した私は、ナチュラルヘルスの仕事を始めた――スポーツ医学、自然療法、栄養学を研究し、健康とウェルネスに関する本を書き、健康食品の会社もいくつか起ち上げた。仕事を始めて間もないころ、祖母のローズに転移性のがんが見つかったが、腫瘍の減量手術を受けた後、祖母はそれ以上の治療を拒んだ。そして私に助けを求めたのだ。祖母の予後は芳しくなく、私は予定されていた私の結婚式まで持たないのではないかと心配だった。

私は、祖母の免疫系を強くするのに重要な自然療法を調べ始め、生ジュースと発酵食品を摂り、体を解毒するボディセラピーを受けるように勧めた。医療効果のあるキノコ、プロバイオティクス、発酵食品を組み合わせた薬を考案し、毎日祖母に飲ませた。数か月後、祖母のがんは寛解し、祖母は死ぬまで元気一杯だった。

二〇〇八年の夏、ヘルニア整復のための試験手術の結果、悪性腫瘍がみつかり、私はこの、がんという獣と真っ向から向き合うこととなった。さらに検査した結果、進行の早い転移性のがんと診断され、徹底的な治療をしなければ余命は数か月かもしれないと告げられると、私は行動を起こした。そして、神の癒しの力を信じ、積極的な栄養療法と解毒プログラムを行うという強力な組み合わせのおかげで、私はがんに打ち勝ったのだ。それだけではない。医師に「死刑宣告」を受けてから八年が経つ今も、私は世界中に健康と希望をもたらすという活動を続けている。

私が初めてタイ・ボリンジャーに会ったのは何年も前だが、真の健康の伝道師である彼と深く関わるようになったのは、彼が制作した画期的なドキュメンタリーに出演してからだ。それ以来私は彼と随分一緒に過ごしているが、彼を訪ねるたびに、彼が本当にこの使命に燃えているのだということがますます明らかになっていく。

本書は、栄養を高め、同時に有害物を減らす最新の方法について理解したいと願うすべての人にとっての素晴らしいガイドブックである。どちらも、がんに打ち勝つには欠かせないステップだ。がんを予防したい、あるいは克服したいと思っているすべての人の必読書である。

本書は、免疫力を高め、炎症を抑えるためのさまざまな選択肢を紹介し、健康と生命を求めるあなたの闘いを手助けしてくれることだろう。この本は、あなたが今より健康で豊かな生活を送るための地図なのだ。もしもあなたが、あるいはあなたにとって大切な人が、がんと呼ばれる獣と戦っているならば、本書はあなたに、健康に関するパワフルな情報、そして何よりも、希望を与えてくれるだろう。

あなたやあなたの愛する人ががんと闘病中であったり、家族に病歴があるけれども自分は健康にすごしたいと願っているのだとしたら、この画期的な本の中で紹介されている各種の自然療法について、詳しく調べることを強くお勧めする。

それがあなたの健康を守り、あなたの命を救ってくれるかもしれないのだ。

ジョーダン・ルービン
『Planet Heal Thyself』著者
Ancient Nutrition 社創設者

イントロダクション

今から一〇〇年前、がんと診断されるアメリカ人は八〇人に一人の割合だった。世界保健機関（WHO）によれば、現在、男性では二人に一人、女性では三人に一人ががんと診断されている。[1]

がんと無縁の家庭はほとんどないと言ってよく、私自身の家族も例外ではない。私と妻のシャーリーンが一九九五年に結婚して以来、私たちはがんによって大切な人を失う苦しみを何度も味わってきた。最初は私の父、グラハム・ボリンジャーだった。父は一九九六年七月一日に胃がんと診断され、わずか二五日後の七月二五日に他界した。まだ五二歳という若さだった。その後の八年間で、私は二人の祖父、祖母を一人、従兄弟と叔父を一人ずつ亡くし、ついには大好きな母、ジェリー・ボリンジャー＝テイラーまでが、がんと、効果のないがん治療によって命を奪われた。

父が亡くなる直前の数週間、私は「がんと闘う旅」を開始した。一九九六年にはまだインターネットはあまり普及していなかったので、図書館へ行ってはがんに関する本や雑誌を読んだ。やがて、医学雑誌やPubMed、米国医療図書館など、信頼できる情報源を調べるようになった。自然療法での治療に成功したがん患者にも話を聞いた。

がんと闘う私の旅は今も続いている。この二年ほど、私は文字通り世界中を旅して、ヘルスケア業界にいるさまざまな人たちと会った。北米からヨーロッパ、そしてオーストラリアで、医師から患者まで、彼らの周囲で行われている治療のプロトコルについてインタビューを行ったのである。この本には、そうしたインタビューとそこから得られた知見、彼らとの会話が紹介されている。

過去二〇年にわたり、多大な時間を調査に費やしてわかったことに、私は本当に驚愕した。がん治療に用いられるさまざまな代替医療が持つ信じられないような効果や、文字通り何千人という末期がん患者が眼を見張るような回復を見せたということを知っただけでなく、医療産業がいかにそれらの治療法を抑圧し、治療法を開発した勇敢で革新的な医療の異端児たちを迫害してきたかということもまた知ったのである。私は、がんをめぐる政治的な駆け引きや、製薬会社の強欲についても学んだ。従来型のがん治療と代替療法の闘いについても知った。こうしたがんの代替療法についての知識が公のものになっていたら、父も母もおそらく今でも生きていたであろうことを知って悲しくなった。

もう一つ、私が学んだ興味深い事実は、代替がん療法とはただ単に、近所の健康食品店に出かけてビタミンやミネラルの錠剤を買い込むのとはわけが違うということだ。これらの代替療法には、実に見事な科学的裏付けがあるのである。驚くような作用機序でがんをやっつける治療法もある。事実、代替療法の中には、ノーベル賞受賞者によって開発されたものがいくつも存在する。

本書は三部から構成される。

本書全体の基礎となる第一部では、医学の歴史とがん治療をめぐる政治的駆け引きについて知っていただく。第二部ではがんの診断、発見、原因について、そして第三部では、効果があることが証明されているがんの治療法について詳しく説明する。第三部の各章の最後には、「覚えておこう」と題した、覚えておくべき、実際に役立つポイントをまとめている。もしもあなたががんと診断されているのならば、すぐにでも第三部を読み、治療法について学ぶといいかもしれない。

旧約聖書のホセア書第四章第六節には、「わが民は知ることを拒んだので沈黙させられる」とある。アメリカの各地でがんについて講演していて気づくのは、ほとんどの人は「従来型のがん治療の選択肢（化学療法や放射線治療）についてはは知っているが、それ以外の、「自然療法」という選択肢があることを知っているのはほんの数パーセントにすぎないということだ。本書は、そうした自然療法の選択肢についての知識を伝え、それによってあなたに主導権を与えるために書いたのであって、それらの選択肢を取るよう説得しようとしているのではない。人はみな、自分の病気の治療計画を選ぶ自由が与えられて然るべきだと私は思っているが、すべての選択肢が提示されない限り、真の選択はできない。**すべての選択肢が与えられてこそ、**

本当の選択が可能になるのだ。

本書は、医療従事者にも一般の方たちにも読んでもらいたいし、がん患者も、そうでない人も読んでほしい。でも**本書は特に、がんの標準治療を現在受けている、あるいは過去に受けたことがあるがん患者の方々の役に立つ**と思う。なぜなら本書で紹介している治療法は、標準治療と併用でき、それによって標準治療の効果がより高まるものも多いからだ。統合的にがんを治療することに否定的でない優れた医師はたくさんいる。もしもあなたが統合的なアプローチを望むのなら、それを構築するのを助けてくれる医師を探すことをお勧めする［訳注：conventional medicine は日本語で適切な訳語がない。通常は代替医療などに対して手術、抗がん剤などを用いる現代標準医療のことを conventional medicine といい、本書でもそれに準じ、conventional medicine を標準医療、conventional treatment / therapy などを標準治療と訳している］。

がんの医学的、経済的、政治的な側面について、また、効果的な自然療法や統合的治療法について、これまでに出版された膨大な数の書籍を、買うお金もなければ読む時間もない、という人がほとんどである。本書は、がん治療に関する簡潔かつ包括的な情報源として役立つのではないかと思っている。

私の家族が味わった喪失の痛みを、他の人たちは味わわないで欲しい。だから私はこの本を書いた。私は人類を愛するがゆえに、がん治療の真実を世界に告げるために人生を捧げることにした。それが私の使命なのだ。

がんは死刑宣告ではないことを忘れないでほしい。希望は常にある。

タイ・ボリンジャー

がんについて知っておきたいもう一つの選択

目次

第11章 酸化療法 300

第12章 ウイルスとエッセンシャルオイルによるがん治療 321

第13章 酵素と代謝治療・ミトコンドリア療法 344

第1部

医学の歴史とがんをめぐる政治的駆け引き

第1章

ヒポクラテス、ジェンナー、パスツール

医学の始まり

「人間の体内には血液、粘液、黄胆汁、黒胆汁がある。この四体液によって体質が決まり、病気にも健康にもなる」

一般に西洋医学の父として名高いギリシャ人医師、コス島のヒポクラテス（紀元前四六〇〜三七〇年ごろ）によるこの簡潔な言葉は、今日「現代医学」と呼ばれるものの形成に決定的な役割を果たした。それは一つの信念体系であり、人間の健康というものを、バラバラの部分が集まったものとして見るのではなく一つの統合された全体という視点から見るものであり、がんの予防と治療の核をなすホリスティックヒーリング（全体観的治療）という概念もここから来ている。[1]

知っている人は少ないが、ヒポクラテスが登場する以前の医療は、伝統と迷信と魔法がご

ちゃごちゃに混ざりあったものがほとんどで、生きるか死ぬかという状況にいる自分の子どもを任せたいと思える代物ではなかった。病気とは神々から与えられた罰であると信じている人も多く、治療法と言えば基本的に、神への祈りに希望を託すことだけだった。食事、運動、衛生、生活習慣といった要素が健康に関わりがあるなどとは誰も考えず、実際に医術による病気の治療を専門とする者など、皆無ではないとしてもいないに等しかったのである。

その未開の地にヒポクラテスが現れると、すべては一変した。広範に及ぶその影響のおかげで、今では医学教育を受けた、医療を専門とする医師がおり、単なる民間伝承ではなく、臨床試験や合理的な観察によって構築された堅固な科学原理を頼りにすることができる。言い換えれば、今日我々が病を治療する方法は秩序だっているのであり、先駆的な考え方で最初にそのきっかけを作ったのがヒポクラテスとされているのだ。

ヒポクラテスが現代医学に残した数々の功績は、医療行為に一つの枠組みを与え、標準化したという意味で非常に有益なものだった。だが、間もなくおわかりになると思うが、その物語におとぎ話のようなハッピーエンドはやって来なかった。外部からのさまざまな影響が、やがてヒポクラテスの意図をねじ曲げ、医学というものを、「人を癒す」ことよりも「疾病を管理する」ことに重点を置く、金儲けの機械に変えてしまったのである。

我々はこれから、医学の歴史をひもとき、医学が古代ギリシャ時代以来どれほど劇的に変化してきたかを探っていくわけだが、この変化を推し進めるために、病気と健康というものの定義が絶えず変更されてきたという点に注目していただきたいと思う。我々の医学はどのようにして現在のような状況に至ったのか、そしてこの状況を速やかに変えることが極めて重要であるのはなぜか、そのことを理解するために大切だからである。

◉幾何学、自然、臨床医学――ヒポクラテス的な考え方

今現在の状況について考える前にまず、医学の始まりについてもっと詳しく見ていこう。ヒポクラテスの医学の背後にある哲学は、ピタゴラスの定理として知られる幾何学的概念を核としている。つまり、直角三角形の斜辺の長さの平方は、他の二辺の平方の和に等しいという定理だ。自然界においてこの概念は、我々が認知する物理的世界を構成する四大元素、すなわち水、土、風、火に当てはまる。

自然界にピタゴラスの定理が当てはまるのと同じように、ヒポクラテスは医療の領域でもこれに似た考え方をし、人を癒す際の基本とした。彼の仮説によれば、人間の体は、血液、粘液、黄胆汁、黒胆汁という四種類の体液からできていて、人間が健康であるためにはそれらが適切なバランスで保たれていなくてはならない。ヒポクラテスはまた、人間の体には、冷たい、熱い、乾いている、湿っている、という四つの基本的な状態があると考えた。

ヒポクラテスが主張したとおり、人間の健康は、別々ではあるが本質的に関連し合い、どれ

一つとってもそれ単独ではきちんと機能できない個々の器官や組織が、調和し、バランスを保っているかどうかにかかっている。これは現在、「ホリスティック医学」と呼ばれている――一つ一つの症状ではなく、病気の個人をまるごと治す、という考え方である。それを達成するためにヒポクラテスがとった方法は、当時は気違い沙汰と思われたかもしれないが、その多くは、今日でも医療で使われている方法なのである。

「症状（symptoms）」や「診断（diagnosis）」といった用語は、ヒポクラテスの医学に端を発する。ヒポクラテスの医学とはつまり、最も初期の、最も荒削りな形の臨床医学のことだ。ヒポクラテスにとって医療とは芸術であり、自然こそがその芸術を生み出した芸術家だった。医師の仕事とは単に、自然が人間の体を癒そうとするのを手助けすることにすぎず、患者と医師が力を合わせて、癒しをもたらすために必要なツールを自然に提供する、ということだった。

このことを簡潔に、かつ美しく表現したヒポクラテス自身の言葉がある。

「医療とは三つの要素からなる――疾病、患者、そして医師である。医師は医療の下僕であり、患者は医師と手を取り合って疾病と闘わなければならない[2]」

ヒポクラテスが遺したものの偉大さは途方もないが、その功績は、時代を超越した彼の倫理規定抜きには語れない。これは今日でも、「ヒポクラテスの誓い」または「ヒポクラテスの誓詞」として医学界では高く評価されている。そこには、病気の者を自らの能力の及ぶ限りに治療すること、患者のプライバシーを守ること、医学的な知識を次の世代に伝えること、そして何よりもまず、どんな患者に対しても「害をなさない」ことが謳われている。[3]

ヒポクラテスが医学の草創期に発見した深遠な医学上の発見は、彼の死後も長く生き続け、後代の医師の多くがそれを受け入れていったが、ビテュニアのアスクレピアデス（紀元前一二四〜四〇年ごろ）もそんな一人である。この、あまり知られていないギリシャ人医師は、今日我々が分子医学と呼ぶものを開拓した人とされており、そして彼はそれを、ヒポクラテスが打ち立てた臨床医学という大きな枠組みの中で行ったのである。[4]

◉慈悲、優しさ、分子――アスクレピアデス的な考え方

アスクレピアデスは、四大元素、四体液、自然の善意が治癒というプロセスを起こすという考え方など、ヒポクラテスが提唱したことの多くを否定したものの、医療に対する彼の考え方を支える哲学には、ヒポクラテスの影響があることが明らかだった。アスクレピアデスはまた、患者に優しく自然主義的な医療を行い、ヒポクラテスの誓いの「害をなさない」という部分を一段と進化させたのである。

記録によればアスクレピアデスは、薬草、光線療法、マッサージ、運動を、臨床医学という枠組みの中で使うことを奨励した最初の医師の一人である。これらの療法については本書の後半で詳しく説明する。彼はまた、初めて急性の疾患と慢性の疾患を区別し、「思いやりと優し

さを持ち、親切に」治療にあたった、と『ヒポクラテス全集』に含まれる『Precepts（処世訓）』にはある。

アスクレピアデスの生涯に強い影響を与えたのが快楽主義であったことを考えると、治癒のプロセスで患者に、自分は愛されている、幸福だ、と感じさせることの重要性を彼が強調している理由が理解できる。また、人間には自然治癒力が備わっているというヒポクラテスの仮説を否定し、より実践的な医療を好んだ理由もわかる。ヒポクラテスが使った芸術の喩えを使えば、アスクレピアデスにとっての芸術家とは、自然ではなくて医師だったのである。

彼の死後、アスクレピアデスの名はほぼ忘れられてしまったが、彼の教えは、生徒たちが著したさまざまな著作によって生き永らえた。『De Re Medica』はそんな書物の一つである。シチリア島のタイタス・アウフィディアスによって書かれたこの有名な医学書は、出版された当初から一九世紀に至るまで、各時代のさまざまな哲学的信条や宗教によってくり返し弾圧されながらも、高く評価され続けた。

疾病の原因が分子にあるとする理論を含め、アスクレピアデスが提唱した理論の多くは、今でも現代医学による疾病の理解と齟齬がない。そして、本人は決して認めなかっただろうが、医術に対するアスクレピアデスの考え方はヒポクラテスのそれと非常によく似ていた。つまりどちらも、人間の健康や疾病の治癒が本質的にホリスティックな性格のものであることを知っていたのである。

遺伝学者であり、生物学者であり、アテネ大学医学部の研究者であるクリストス・ヤピジャキス博士は、二〇〇九年に『International Journal of Experimental and Clinical Pathophysiology and Drug Research（実験的・臨床的病態生理学と薬剤研究ジャーナル）』に発表した研究論文の中で、このことをわかりやすく次のようにまとめている。

偉大なるコス島のヒポクラテスは、医療とその倫理についての基盤を創った。才気あふれるビテュニアのアスクレピアデスは、より現実的かつ人間的に洗練された医術を提唱したが、その手法はごく近年になるまで評価されなかった。もうそろそろ、分子医学の父としてのアスクレピアデスの功績を正しく認識し、臨床医学の父として正当に認められているヒポクラテスと並ぶ者として、当然の評価を彼に与えるべきである。[5]

◉免疫学と病原菌の恐怖

ヒポクラテスは紀元前三七〇年ごろに亡くなったが、その功績の中に彼は生き続け、彼の倫理観・道徳観は世界中で、医療の中核をなす要素となった。米国医師会（AMA）の倫理綱要は、基本的に、最初にヒポクラテスによって命を吹き込まれた考え方がその中心にあり、その中には、ヒポクラテスが誓った、患者に「害をなさない」こと、また患者の病状を守秘する、という項目も含まれている。[6]

ただし、疾病に関するヒポクラテスの教義の中核をなす部分はやがて色褪せ、病気は細菌や微生物によって引き起こされる、という考え方を含む新しい理論に取って代わられた。「細菌論」と呼ばれるこうした考え方は、特定の病原菌が体内に入り込んで増殖を始めると人は病気になる、とする点が特徴である。たとえば「風邪菌」を摑んでしまうと、あなたの体には「風邪をひいた状態」が生じ、体中が徐々に鬱血して気分が悪くなる、というわけだ。

今日でも多くの人が持っているこの観念が登場したのはヒポクラテスが亡くなったずっと後のことで、一八五〇年から一九二〇年の間、ヨーロッパ全域と北米で普及した。ヒポクラテスと彼の多くの弟子たちによって世に広まった四体液説とは大きく異なるこの細菌論が、最終的には、二〇世紀以降の医療の基準となったのである。

細菌論がこれほど普及した理由の一つは、それが、四体液説など病気に関する初期の理論に付きものの、ある程度「独創的な」批判的思考を必要とする複雑な詳細をうまく排除したためだ。もはや医師たちは、特定の疾病の原因であり得る複雑に絡み合った要因の数々を考慮する必要もなければ、ヒポクラテスの理論が持っていた超自然的な要素のことなど、形式的に考慮することさえ不要になったのである。細菌論に従えば、患者はその病原菌を持っているか持っていないかのどちらかであり、話は簡単だったのだ。

ハーバード大学図書館のオープンコレクションプログラムにある史論、『Contagion:

Historical Views of Disease and Epidemics（伝染病：疾病と伝染病の歴史）』には、「細菌論は、疾病というものを単なる微生物と宿主の間の相互関係にすぎないと考えることを奨励し、健康と疾病に関するそれ以前の考え方では欠かせなかった環境的な影響、食事、気候、通気などの要因について念入りに注意を払う必要はないとした」とある。

実を言えば、早くは一六〇〇年代からさまざまな細菌論が次々と登場しており、今日我々のほとんどに馴染みのある細菌論が正式に細菌論と呼ばれるようになったのはそれから数百年経ってからのことだ。これら初期の「微小生物（animacular）」細菌論を、その時代その時代で最も優れた知性の持ち主たちがいじくり回した結果、社会規範の変化に合致する、統一された細菌論が生まれたのである。

「細菌論が発達した社会的、文化的、経済的環境では、大量生産、大量消費、標準化と効率化の重要性が徐々に高まりつつあった。そうした傾向はいずれも、細菌論という科学的理論やその普及との相性が良かったのである」。ハーバード大学の論文は、この重要な点についてそう説明している。[7]

あらゆる疾病の根底にある原因は、病気を引き起こす病原菌が体内に侵入することである、と単純化する細菌論の主張は、それまでとはまるで違った医療の枠組みを表舞台に引っ張り出し、それは瞬く間に、医師が患者を治療する際の基準となった。つまり、石油化学系の特許薬を使った症状管理である。

我々はよく、製薬業界を呼ぶのに「ビッグファーマ」という言葉を使うが、ビッグファーマが誕生したのは細菌論が普及した結果だし、ワクチン学、つまり、ワクチンを注射するという形で体を病原菌に暴露させることで病気に対する免疫力をつけることができるという理論も同様だ。どちらの考え方も、細菌論の、感染性のある「菌」に対する敵意に依存しており、したがって、薬剤や化学薬品の投与によってそれらの菌を撲滅させることに重点が置かれるというわけだ。

世界で初めてワクチンを開発したとされるのは、医師であり科学者だったイギリス人、エドワード・ジェンナー（一七四九〜一八二三年）である。天然痘のワクチンだった。ジェンナーの生きた時代は、人々の間に広く天然痘がはびこっていたが、言い伝えによれば、牛の乳搾りを仕事にし、常に牛痘と接触していた女性たちだけは天然痘に罹らなかった。乳搾りの娘たちは牛痘に感染した牛の膿に接触することで、独特の免疫ができたのではないか、とジェンナーは仮説を立てた。そしてそのことを科学的に応用し、人間に対する政府承認の予防接種を初めて開発したのである。

人間の体を故意に疾病に触れさせることで免疫反応を起こさせ、自然免疫をつける、ということが免疫学的に持つ可能性に魅了されたジェンナーは、一連の実験を行い、その結果は最終的に彼の仮説を立証することとなった。間もなく彼は、体をごく微量の天然痘に暴露させるだけで、天然痘に対する免疫ができることを発見した。そしてこの理論は、始まったばかりの商業化されたワクチン産業界においてその信用度を増していく。

イギリスのグロスターシャー州バークレーにあるドクター・ジェンナーズ・ハウスの歴史研究会に残る記録によれば、「ジェンナーは数多くの症例を公表し、全世界に自分の発見を伝えようとした。彼の研究により、この画期的な手法は『ワクチン接種（vaccination）』と名付けられた。vaccaとはラテン語で牛を意味しており、これはジェンナーの研究結果にふさわしい名前である[8]」。

ジェンナーの理論は、免疫学的観点から見ればそれほど突飛なことではない。免疫に関する説明の最も古い記録が紀元前四三〇年にまで遡ることを考えればなおさらだ。ジェンナーの前にも、病原の接種によって疾病は防げるのではないかと正しく推測した者は何人もいたのだが、その方法はジェンナーのそれよりもはるかに原始的で、効果も低かったのである。

記録によれば、広く普及したジェンナーの予防接種が開発される二〇年も前に、ベンジャミン・ジェスティ（一七三六～一八一六年）というイギリス人農夫が手製の天然痘ワクチンを作り、自分の妻にそれを試している[9]。中には、天然痘の予防に効くワクチンを最初に発明した功績のほとんどは、ジェンナーではなくジェスティのものなのではないかと言う者もいる。ジェスティが妻と二人の息子の治療に成功したのは、ジェンナーが登場するずっと前のことなのである[10]。

だが最終的に、ワクチン学と免疫学の「父」の称号を与えられたのはジェンナーだった。天然痘ワクチンの安全性と有効性を、現在我々が科学的手法と認める方法を使って研究したのは彼が初めてだったということがその理由だと多くの者は言う。その点で彼は、彼以前にワクチンを使用した者よりも進んでいたのであり、その故に、ヨーロッパ各地の数々の教育機関において高い評価を与えられたのである。

免疫学については、古代中国の功績も認めなければならない。なぜなら、一〇世紀の記録は、当時の医者が「人痘接種」と呼ばれる免疫誘導法を使って患者を治療していたことを示唆しているからである。ジェンナーが生まれるはるか以前のことだ。人痘接種は、現代のワクチンと同じように、筋肉注射や鼻腔を通して人間を病変に暴露させ、それによって免疫力をつけた。免疫(immunity)の語源となった古代ギリシャ語では、それは「病気から免除される」ことを意味した[11]。

ただし、この時代に人痘接種が普及しなかったのには理由があった。きちんとした標準化がなされず、効果がないことも多かったのである。オスマン帝国は、天然痘をはじめとする伝染病から市民を守るためにこの手法を採り入れようとしたが、ひどい副作用に苦しんだり、あるいはワクチンの製造や投与の技術が未熟であったために、亡くなったりした人が多かった。

こうした初期の手法に、広範な科学的実験やさまざまな改良を加えてジェンナーが開発したもののことを、現在では多くの人が、彼が発明したものと考えている。つまりそれは、安全な病気予防接種の方法として、科学的な裏づけを持つ世界で初めてのものだったのだ。この画期的な功績によって、ジェンナーの名は今や、免疫学における優れた先駆者として歴史年代記に刻まれている。

◉強まる医学の細菌嫌い

ジェンナーが晩年に差しかかった頃、もう一人の重要人物が登場し、やがて、ジェンナー以上に積極的に細菌を抑える方法を考案する。おそらくあなたも名前を聞いたことがあるだろう——化学者であり発明家でもあるフランス人、ルイ・パスツール（一八二二〜一八九五年）である。パスツールは非常に頑なな細菌論擁護者で、食べ物や飲み物を文字通り「殺す」独自の手法を開発した。彼と彼の信奉者たちは、そうすることで食べ物がより安全になると思ったのである。

この工程は現在「殺菌（pasteurization）」と呼ばれているが、食べ物を高温に熱して、あらゆる細菌や酵素を含め、中にいるすべての生物を殺す、というものだ。パスツールは、ビールがあまりにも早く酸っぱくなってしまう、とうろたえるビール醸造業者の声に応えてこれを考え出した。ビールが酸っぱくなるのは、発酵過程のあとに残った生物を細菌が餌にした結果なのである。

皮肉なことに、酸味のあるビールは現在、ＩＰＡ［訳注：インディア・ペール・エール。イギリスのエール・ビールのタイプの一つ。ホップの量が多く、アルコール度も高い」と並んで流行しつつある。だが当時、品質にムラがなく常温保存が可能な製品を作ろうとしているメーカーにとって、ビールが酸っぱくなってしまうのは大問題だった。消費者が期待する、均一で常温保存できる製品は、細菌がいる限り実現不可能である。だからパスツールは、自分が開発した手法を積極的に宣伝した。細菌が死ねば、食べ物は安定した状態を保つ。そしてもちろんそれによって、大量の食物を生産する手段として、食品「加工」というまったく新しいやり方を生んだのだ。

だが、パスツールの最大の功績は食べ物とは無関係だった。一八六五年、正体不明かつ壊滅的な破壊力を持つ微生物の蔓延によってめちゃめちゃになろうとしていたフランスの絹産業を救ったのである。皮肉なことだが、この危機に対処するために彼が最終的に開発した手法は、当初彼が考えたように蚕を皆殺しにする必要はなかった。にもかかわらずパスツールの名声は、公衆衛生を守るために微生物を全滅させた、というイメージに依るところが大きいのである。[12]

パスツールはその後さらに、数々のワクチンを開発した。最初のものは一八七九年に開発した家禽コレラのワクチンで、続いて炭疽病、結核、天然痘、狂犬病など数種のワクチンを開発している。一八八五年、狂犬病にかかった犬に咬まれた九歳のジョセフ・マイスターの治療に成功したことで世界的に有名になり、わずか三年後には自分の研究所を主宰することになる。一八八八年一一月一四日にパリに開業したパスツール研究所だ。[13]

こうした功績の積み重ねが、世界的に細菌論の復興をもたらし、医学は細菌という概念に完全に取り憑かれていった。パスツールの代表的な発見は、外気に触れるもののほとんどにおいて、その内部にも表面にも極めて微細な細菌が溢れているということ、またそれらの細菌は高温で死滅する、ということであり、この発見が、細菌と公衆衛生に関する人々の認識を完全に変えてしまった。

パスツールの研究がもたらした最も大きい変化は、おそらく読者もよくご存知の、牛乳の低温殺菌である。普及するには少々時間がかかったが、牛乳を熱して細菌を殺すという手法は世界各地で人気を博し、最終的にはこれが、パスツール以降の食品加工の標準となった。工業化の結果として食品の安全性に関わる問題が浮上し始めていたこともその理由の一つだった。

信じられないかもしれないが、殺菌という手法はもともと、今日行われているような牛乳の殺菌を意図して開発されたのではなかった。だが牛乳の生産者たちは、殺菌によって、商業的に流通する牛乳の賞味期限を延ばし発酵を遅らせられる可能性があることに気づくと、一斉にこの手法を採り入れた。殺菌はまた「残滓牛乳」を隠蔽するのにも役立った——劣悪な衛生基準のためにしばしば牛乳に紛れ込む、腸チフスやジフテリアなどの危険な病原菌を殺してくれるからである。

今日では大々的に行われている牛乳の低温殺菌だが、それが広く採用されることに対しては、少なくともアメリカでは反対があった。殺菌によって牛乳に何が起こるのか、その過程で何かが隠蔽されてしまうのではないか、という疑念があったため、一九世紀の後半に初めての商業的な牛乳殺菌施設が開業するまで、牛乳の殺菌は非主流派だったのである。[14] ただしそれ以前にも牛乳生産者の中には、密かに牛乳を殺菌して商店での保存可能期間を延ばし、伝染病の蔓延を防ぐ者は存在した。

一九世紀後半から二〇世紀前半という非常に重要な期間に、世界は、それまで伝統的に認められてきた疾病というものに対する考え方をがらりと変えた。人類史上初めて、人間は病原菌を、また細菌というものすべてを、「有毒なもの」と捉えるようになったのだ——もともと人間は古の時代から、「有益な」細菌を利用して、食べ物を発酵させたり栽培したりすることに何の躊躇もなかったにもかかわらず、である。

◉問題は細菌そのものではなく、それが存在する環境

読者はすでにご存じかもしれないが、細菌は我々の周りじゅうどこにでもあるし、我々の体内にも存在している。一九世紀以降、科学は進歩し、今では、「善玉」細菌と「悪玉」細菌が存在することもわかっている。これは、パスツールと彼の信奉者たちが完全には理解していなかった点だ。彼らは細菌を、害のあるものとしてのみ見ていたのであり、だからこそ研究所にこもってそれらを駆除する方法の開発を続けたのである。

パスツールを有名にした殺菌技術とワクチンは、細菌を脅威とみなす世界観に依存している。そしてこの世界観は、今でも広く信じられているのである。病気の原因となる細菌やウイルスと接触するとその病気になる、と、死ぬほど怖がっている友人、家族、近隣の知人などがあなたにもきっといるだろう。だがそれは根拠のある怖れだろうか？

あなたがおそらく学校で習ったであろうこととは反対に、すべての細菌やウイルスが有害なわけではない。パスツールの時代に生きた科学者の中には、病気に関するパスツールの理論に強く反対した者もおり、彼らもまた、自分たちの理論には科学的根拠があると言い張った。人間の病気の原因は細菌ではなく、その細菌が定着する場所とその環境によってその人が病気になるかどうかが決まる、と彼らは主張したのである。

世界で最も偉大な科学者の一人であり、血清学の父と呼ばれるルイ・パスツールではあるが、人間の体がどのように機能しているかに関する我々の知識を本当に進歩させた人物ということになると、焦点を当てるべきはパスツールではない。R・B・ピアーソンは著書『Pasteur, Plagiarist, Imposter! The Germ Theory Exploded!（盗作者であり詐欺師のパスツール――細菌理論を論破する）』の中で、真に称えられるべきはピエール・ジャック・アントワン・ベシャンというフランス人教授である、と言っている。[15]

モンペリエ大学で医化学と薬学を教えたベシャンは、発酵というプロセスは細菌によって起きるということを、パスツールよりもはるかに純然と理解していた。一方パスツールはそういう考え方を完全に否定し、発酵とは理由もなく自然に起こる「悪いこと」であるとの見方を取った。これは重要な点だ——なぜなら二人は、細菌とはどういうものか、ということについてのそれぞれの考え方に基づいて、細菌への対応の仕方がまったく異なっていたからである。

この重要な分野において、ベシャンの功績が言及されることはめったにない。だがベシャンはパスツールにとって一種の科学的ライバルであり、徹底的な科学実験を通して彼が細菌について結論したことは、パスツールの理解よりもはるかに正確だった。つまり、細菌の増殖を可能にするのは細菌そのものではなく、細菌が存在する環境であることに彼は気づいたのである。ベシャンはまた、病原菌や細菌はどこかからやってくるのであって、自然発生するものだというパスツールの考え方が間違っているということも知っていた。

ベシャンは時代をはるかに先取りしていたのである。病原菌に関する彼の理解は、パスツールのそれよりもずっと正確であることがのちにわかった。ベシャンは、病原菌は多型性——つまり、存在する環境によって大きさや形を変える——であることを知っていたが、パスツールは、病原菌が形を変えることはないと考えていた。ここでも、ベシャンが環境に注目しているのに対し、パスツールは病原菌そのものにフォーカスしている。

ピアーソンは、説得力のある証拠を山ほど示し、この時代の科学の先導者として細菌を最も正確に理解していたのは、パスツールではなくベシャンだったということを示している。にもかかわらず、現代の歴史書のほとんどにおいては、ピアーソンによればベシャンの研究結果を盗みねじ曲げることさえしたパスツールばかりが、その功績を称えられているのである。

パスツールだけが脚光を浴びるのがなぜなのか、私が考えるその理由を説明する前に、もう一人、病原菌についての理解を一層深め、ベシャンの研究をさらに前進させた人物をご紹介したい。その名をクロード・ベルナールといい、パスツールの同時代人ではあるが、その科学的功績はパスツールのそれとは対極のところにある。

ベシャンとベルナールはまるで、一九世紀の病原菌研究におけるシャーロック・ホームズとワトソンである。ベシャンはそれまでの理解をはるかに超えて細菌の真の姿を明らかにし、ベルナールは、細菌がさまざまな環境で特定の行動と作用を示すのは「なぜ」なのか、という空白の部分を埋めた。ベルナールの研究の成果には、たとえば今日我々がpHバランスについて理解していることや、酸性およびアルカリ性の環境がそれぞれ微生物に及ぼす影響などがある。

実験医学の父と呼ばれるベルナールはまた、「**体内環境こそが重要で、細菌が重要なのではない**」という言葉を残した[16]。

これは、細菌に関するパスツールの考え方とは真っ向から対立するものだが、より進歩した現代医学において、その正確さは時の流れを経て証明されており、本書もその考え方に準じている。ベルナールは、細菌が体に有害なのは、体内環境がそれを許す場合に限られるということを理解していた。体内環境を、細菌が損傷を引き起こさないような状態に保つことができれば、細菌に暴露することを怖れる必要はないのである。

ベシャンとベルナールは、細菌論をより良いものに作り直したという意味ではよく似ていたが、歴史はどちらにも、与えて当然の名誉を与えなかった。殺菌を発明したパスツールだけがその功績を称えられているが、実は殺菌というプロセスは、細菌というものの性質に関する誤った理解から生まれたものだったのである。パスツールは死の床で、自分が誤っていたこと、重要なのは体内環境であることを認めた。だがそのときにはすでに手遅れだったのだ。[17]

科学の進歩にともなって、かつての自分の考え方とはまったく違う考え方に転向したのは、パスツールだけではなかった。同じく実験医学の父と呼ばれるルドルフ・ウィルヒョウもまた、当時はプロイセンと呼ばれていた一九世紀のドイツで、細胞病理学という新しい分野の形成に長い年月を費やしていた。[18] 彼もまた初めは、同時代の研究者の多くがそうであったように「細菌は悪いもの」という考え方に固執していたが、のちに目覚め、晩年にはこんな告白をしている。

もしもう一度人生をやり直せるものなら、細菌が原因で組織が病むのではなく、細菌はその本来の生息環境である病んだ組織を求めるのだ、ということを証明するためにその一生を捧げたい。たとえば蚊は淀んだ水を求めるが、蚊が原因で水が淀むわけではないのだ。[19]

つまり、ウィルヒョウ、ベルナール、ベシャンの意見は、細菌というものは生物の体内環境あるいは「生息領域」がそれらに適しているときには事実上無害である、という点で一致しているのである。ここで言っているのは免疫系のことではない。免疫系は、健康な体内環境の一部にすぎない。ここで言っているのは、体内の生態系、化学毒性や栄養状態によって決まる、体の総合的な健全性のことなのだ。

信じられないかもしれないが、あなたの免疫系は厳密に言えば一種のバックアップシステムであり、それが機能するのは、あなたの体内の生態系が防御の最前線として細菌を撃退できなかったときだ。そうなると細胞組織が変質し、さらに細菌を引きつける。そこで免疫系がフル回転で作動し攻撃に転じるのである。攻撃はうまくいくときもいかないときもある。

あなたにとっての**最優先事項は、まずは体内環境を健康に保つこと**であり、免疫系を強めるのはその次だ。細菌をどうにかしようとするのは、実は優先事項でもなんでもないのだが、今日の社会はそれを優先事項にしてしまっている。病気の原因は細菌だというパスツールの仮説は当たっていなかったが、現代医学は今でもそれを基盤にして病気の治療を行っているのだ。

がんの予防と治療という観点から見ると、これが非常に重大な問題であることはすぐにおわかりになるだろう。なぜなら現在、患者は、免疫機能を最適にするためには体内環境を健康に保つことが重要だと知らされていないからだ。大体の場合患者は、がんに罹るかどうかは賭け事のようなもので、がんになった人は集中的な治療を受けるほかに道はない、と告げられる。それはちょうど、パスツールが細菌に対してしたのと同じように、がん細胞を有害物質で破壊するという方法であり、がん細胞の侵略によって破壊された体内環境を修復する、ということではないのである。

パスツールの細菌理論に内在しているもう一つの誤りは、有害な細菌と有益な細菌を区別していないことだ。色々な欠点はあるものの、現代医学もようやく、**プロバイオティクスと呼ばれる善玉菌が免疫力の強さに不可欠である**ということを正しく理解するようになった。プロバイオティクスこそ、体内環境そのものにはなくてはならないものであると言ってもいいかもしれない。

医師であり、公衆衛生学修士であり、「American Board of Anti-Aging and Regenerative Medicine（米国アンチエイジング・再生医療委員会）」認定の医師でもあるマイケル・ラムは生体内環境に詳しく、彼によれば、何十億もの有益な細菌（善玉菌）と病原菌（悪玉菌）が持つ顕微鏡レベルの相互作用を適切なバランスに保つためには、プロバイオティクスが必須なのである。[20]人の体内の生態学的な環境における一連の連鎖作用において、最も重要なのはおそらく腸管であり、がんが体内に巣食う足掛かりとなるのも、腸管を通してであることが多い。

ラム医師はまた、体内を適度なアルカリ性に保つことの重要性を強調する。がん細胞は酸性の体内環境で増殖しやすいからである。健康に関する彼の考え方は、ウィルヒョウ、ベルナール、ベシャンが提唱した体内環境と細菌に関する理論ともぴったり一致しているし、本書の後半で紹介する「代替療法」および「統合療法」と呼ばれるがん治療法の多くも、これと同じ考え方をしている。

今でも西洋医学はほとんどの場合、健康には体内の生態学的環境が要素として関わっているということを否定する細菌についての誤った理解にしがみつき、そのことが人々の健康に不利益をもたらしている。細菌を攻撃する治療法の失敗のせいで、無数の人々が不必要に苦しみ、亡くなっているのだ。そしてそうした治療の代表的なものの一つが、抗がん剤である。

第2章

フレクスナー・レポート

大手石油会社に乗っ取られた医療

かつては科学と芸術の繊細なバランスを象徴するもの――非集権的で、進歩とともに変化し、様々な形態をとり得るもの――であった医療は今や、独断主義で、企業が有無を言わせず押し付ける、ワンパターンなシステムになってしまった。いったいいつの間にこうなってしまったのだろう？　いや、それよりも、医療はなぜ、どのように、植物やハーブを使って体が自然に自らを癒すのを助けるためのものから、石油から合成された化合物である医薬品を使って病気の症状をなくそうとするだけのものになってしまったのだろうか？

この重要な問いに答えるためには、一九一〇年に発表され、劇的に――かつ事実上永久に――西洋医学の運命を変えてしまった、**フレクスナー・レポート**と呼ばれる報告書を振り返らなければならない。大企業と米国医師会が、アブラハム・フレクスナーという人物を雇い、北米各地で医学を教える一五五校を調査させたのである。フレクスナーは、それぞれの学校で使われているさまざまな教育方法を評価し、医療という一つの標準化されたシステムを構築し、確立しようとした。それが、彼の雇い主が求めるものだったからだ。

フレクスナー・レポートが作成されるまでは、現在多くの人々が「代替」医療と呼ぶものには、「医療」以外の形容詞はつかなかった。開業医はさまざまな治療のオプションを利用した。たとえばホメオパシーはアメリカ全国の医学校で教えられていたし、薬草療法も高等教育機関で尊重されており、医学という教育分野を構成する広範な哲学の中で独自の役割を果たしていたのである。

一九世紀の医学教育には、基本的に三つの形があった。[1]

- 開業医が臨床の現場で一対一で生徒を教える徒弟制度
- 複数の医師が生徒のグループに講義を行う私設の医学専門学校
- 講義室での講義と、付属する病院での臨床研修を組み合わせた医科大学の履修課程

見てのとおり、一九一〇年以前のアメリカにおける医学教育は、教育が行われる学校によって、また学校の種類によって、大きく異なっていた。当時の高等教育機関はみなそうだったのだが、科学的探求を通じて真理を追い求める方法にはさまざまな形があり、人々はそれをごく

当たり前のことと認識していたのである。医療に関しても、多種多様な考え方とアプローチがあり、間違いなくそれぞれに利点があった。

それはいわば、自由市場主義に則った医学教育だった。その中心にあったのは、新しい考え方を進んで受け入れる姿勢であり、中央の少数によるトップダウン型の支配ではなかった。かつての医学は、今日しばしば目にするような、堕落しやすい疾病管理のテクニックを本質的に否定していたのであり、だからこそ当時、人を癒す技術としての医学が見事に花開いたのである。

厳格な精査に耐え得た理論は、広く認められる正当な医学の最前線に送り出された。だから、探求的精神と成功に必要な手段を持つ者なら誰でも、医学に偉大な進歩をもたらすことは可能であり、そこに官僚主義的な障害は存在しなかった。

私が制作したドキュメンタリーシリーズ、『The Quest for the Cures（癒しを求めて）』のために行ったインタビューの中で、鍼灸師であり、ホメオパスであり、私の良き友人でもあるロバート・スコット・ベルが、フレクスナー・レポート以前の医療がどのようなものであったかについて語ったことに、私は心底驚いた。彼はこう言ったのだ。

一九世紀後半から二〇世紀の初頭にかけて、医学校が教える内容はさまざまだった。ホメオパシーを教える医学校もあったし、自然療法を教える学校も、薬草系の学校も色々あった。限定されたたった一つのやり方があったわけではないんだ。ところが、ロックフェラー財団とカーネギー財団が、そのたった一つのやり方を確立したいと考えた。

間もなくこの、「一つのやり方」を作ろうという目論見が、非集権的な医学教育を破壊したのである。医療界全体が、少数の人間が中央から統制するただ一つの医療、という傘の下に統合され、少しでもそこから逸脱すれば、医療界内部の者だけでなく外側からそれを見ている者たちからさえも、暗黙の非難を浴びせられることになってしまった。科学的探求が純粋に行われた日々は過ぎ去った――やがて始まる権威主義的な医療の犠牲になったのだ。そして、そのきっかけとなったのがフレクスナー・レポートだった。

◉ロックフェラー石油帝国がでっち上げた壮大な医療デマ

それまでのやり方を根絶やしにした、この悪名高きフレクスナー・レポートには、いったい何が書いてあったのかとあなたは思っていることだろう。だがそれよりももっと重要なのは、この報告書に何が含まれていなかったか、ということなのだ。より具体的には、それを含まなかったことによっていかに人心を操作し、アメリカにおける昔ながらの医学教育を「めちゃくちゃで、修正が必要」と評して否定的な世論を形成したか、ということである。

フレクスナー・レポート作成の出資人だったロックフェラーとカーネギーは、アメリカの一般大衆はすでに自由市場主義的な医療にすっかり慣れてしまっているので、医療を、自分たちが管理する一つのシステムに統合したいといきなり言うわけにはいかないことを知っていた。そこで彼らは何とかして、医学教育は改革を必要としている、と人々に信じさせなければならなかったのである。そしてそのために彼らがしたのは、医学校は私腹を肥やすために学生を食い物にしている、と宣伝することだった。[2]

医学校は、専門学校でも大学でも、営利目的型の教育部門として運営されていることが多かった。医学を学ぶ意思があり、授業料を支払える者ならば、事実上誰でもが入学を許され、学校によって、また教師によって、履修課程は大きく異なっていた。このような、開かれた医学教育が社会にとって有害である、と人々に信じさせるためには、何か大きな変化が起こらなければならなかった。だがもしそれができれば、この昔ながらのシステムを撤廃し、すべての医学校であまねく教え、上意下達式に管理できる規格型の医療制度を導入することができることになる。

アブラハム・フレクスナーの言葉を借りれば、これまでのものよりも「一様に履修が難しく、高い費用がかかる」医学教育システムを作る、というロックフェラーのビジョンを広範囲で実現するためには、前述した三種類の学校は撤廃しなければならなかった。

確かに当時の医学教育の中には、実際にインチキであるものもあった。だが、こうした撤廃の背後には、新しいシステムと競合することになるまっとうな治療法の数々を排除し、医療というものを、「あらかじめ定義された一連の診断に対する標準治療として処方薬を投薬すること」にしてしまおうという、隠れた計画があったのである。フレクスナー・レポートが作成される以前は、いわゆる製薬業界というものは存在せず、医療のあり方を決定する政府機関もなかった。ところが、新しい医療制度が利潤をもたらす可能性に石油業界が気づくと、それが急激に変化したのである。

ベルの説明によれば、「(ロックフェラー一族は) 有機化学を通して、石油の分子をさまざまなものに変化させられるということを発見し、特許薬や薬剤分子を開発した。それは大きな利潤を生んだが、一般大衆がそれらを受け入れるためには——だって何しろ、正直なところそれは毒なんだからね——教育システムそのものを管理しなければならなかった」。

アブラハム・フレクスナーによって(また、一部兄のサイモンも手伝って)厳選された男たちに、北米の医療の新しい枠組みを開発するという任務が与えられた。米国医師会とも協調したロックフェラーとカーネギーの後押しによって、優秀ではあるが疑うことを知らないこの男たちが、一手に、北米における医学教育の方向性を変えたのである。米国医師会が一九世紀後半に行ったロビー活動は、ロックフェラーらがフレクスナー・レポートを作ったときに思い描いていた、「厳密に定められた、体系化された経験医学教育」というものに結実した。フレクスナーと彼が選んだ一団のエリートは単に、ゲームを進めるための駒にすぎなかったのだ。

二〇世紀初頭に形成されたこの、「**ホプキンス・サークル**」と呼ばれる一団の男たちは、それまでとはまったく異なった医学教育体系を構築し、それが事実上、米国医師会とロックフェラー、そしてカーネギーの目標を達成することとなった。それは大企業にとっては大成功であるが、廃業を余儀なくされた医学校は無論のこと、アメリカ国民にとっては計り知れない損失である。JAMA（米国医師会雑誌）は一九〇一年、医学教育に関して彼らが目標とするところについて、「より高い教育基準が全国的に適用されることで、近い将来、医学校の数が適切に減少し、適者のみが生き残ることを願う」と言っている。

彼らは、自分たちの取り組みによって医学教育の活動の場が大幅に狭まるのを良いことであると考えていた。実のところは、競合する医学思想を排除するのが当初からの目的だったのであり、ジョンズ・ホプキンス大学医学部——現在では科学に基づいた医学教育の代表的存在と考える人も多い——のような大きな機関が医学全体を牛耳ることができたのも、その結果なのである。

「彼らは教育制度を手中に収め、基本的に、彼らが特許を保有する石油化学薬品に基づいた医学教育と競合するものすべてを排除することで医療を独占した」とベルは言う。「それが、一九一〇年に発表されたフレクスナー・レポートだ。そのためにアブラハム・フレクスナーとサイモン・フレクスナーが雇われたが、それは、あらかじめ結論が決まっている委託報告書だった」

アブラハム・フレクスナーはいわば一種のマスコットとして、中央集権型の医療に向かう新しい動きの象徴となった。薬剤師であり、ロックフェラー研究所の代表を務めたこともある兄サイモン、そしてジョン・D・ロックフェラーその人からの経済的支援を受け、アブラハム・フレクスナーは一年半以上の間、世界各地を旅しながら、企みを成功させるためには何を変える必要があるか、その意見をしたためた。ヨーロッパは教育制度に関する洞察の宝庫だった。彼はそこで得た知識を、『The American College（アメリカの大学）』と題した本にまとめた。本はすぐに、当時カーネギー財団の代表だったヘンリー・S・プリチェットの目に留まった。

フレクスナーの本はプリチェットの財団が教育改革に関して持つ見解と一致しており、プリチェットはフレクスナーに、北米全土の医学教育の状況を調べて論文を書くよう依頼した。フレクスナーはもともとは学校教師で、専門は医学とは無関係だったが、まさにそれが、プリチェットがフレクスナーを選んだ理由だったのだ。トーマス・P・ダフィー医師は、二〇一一年の論文『The Flexner Report――100 Years Later（フレクスナー・レポート――その一〇〇年後）』の中で、「彼らは医学教育の問題を、教育方法の問題として認識し、問題のそうした側面に取り組むのは教育のプロのほうが相応しいと考えた」と説明している。[3]

それまでの教育モデルを排除しようとする人々が特に懸念したのは、最適な医療と呼べるものの最低限の基準からも外れたところで運営されているさまざまな医学校だった。米国医師会もまたこの点に関して、少なくとも表向きは懸念を表明した――一般の人々の意見を変えさせるためである。フレクスナーの信奉者や弟子たちから見れば、一定の基準を満たしていない医学校に籍を置く者は、適正な資格を持つ医師の集団の質を貶め、したがって医師という職業を後退させているのだった。

「あからさまな、だが必ずしも間違ってはいない言い方でフレクスナーの任務を表現すれば、それは、アメリカを技能の劣る医師で溢れさせている一定水準以下の医学校を一掃する、憎まれ役になることだった」――ダフィー医師の論文は、変革推進者としてのフレクスナーの役割をこんなふうに説明している。

医学教育に関するフレクスナーの信念を構成する大きな要素として、旅行と留学の経験から彼の中に芽生えたばかりの、ドイツの教育モデルへの傾倒があった。そこでは、医学生の卵は全員、臨床実習のために大学付属病院に足を踏み入れる前に、実験室のような環境で厳しい科学的研修を受ける。このドイツ式の医学教育はすでにジョンズ・ホプキンス大学で採用されていたので、周囲を説得するのは簡単だった――少なくともすでに前例があったのだから。だが、科学は「医師の日常に生命を吹き込む力」である、として肩入れしたことは、アメリカにおける医学教育を修正し、芸術論であったそれを機械的な手順へと変容させる過程の中で、フレクスナーの大手柄とされたのだ。[4]

フレクスナーが事実上貢献したのは、カーネギー、ロックフェラー、米国医師会、そして当時影響力のあった影の黒幕たちが積極的に取り入れて推進したドイツ流教育の枠組みに触発された、科学と医学の融合だった。その結果、ほぼ一夜にしてアメリカの医療はその姿を変えたのである。

◉専門性──企業が牛耳る医療にとって都合の良い隠れ蓑

前述したように、この新しい医療モデルを導入する変革推進者としてフレクスナーが適役であったのは、彼自身は医師ではなく、と同時に教育制度については裏も表も熟知しており、その知識を、ロックフェラーらが望むとおりの観点から具体的に医学教育に当てはめることができたからだ。この大きな転換を画策していた者たちには、それが現存の医学教育の枠組みを震撼させるであろうことがわかっていた。そこで、ドイツ式の医学教育スタイルに心酔していた、医者でもないこの男を利用したのである。そしてそれは思惑通り、以下のような結果をもたらした。[5]

- 北米の医学校の数が大幅に減少
- 付属病院、研究室、ハイテク医療機器の敷設を義務付けるなど、教育機関の認定要件が大幅に増加
- 決められた最低限度の経費を支出しているか、定められた設備要件を満たしているかなど「合法的な」医学校とみなされるための、それまでなかった数々の条件の制定
- 科学に基づいた適切な医学教育とは何かを定める新しい法律の制定

●全国に戦略的に配置された、ジョンズ・ホプキンス大学に倣った医科大学による医学教育の完全支配

資金の最低限度額というしきい値を定めたことで、医学教育の支配には都合の良い裏口が生まれた。寄付の提供者や特定利益集団から寄せられた金を、すべての「認定」医科大学における教育の方向性を誘導するために使えたからである。それは、医学教育をより「専門性の高い」ものにする、という表向きの目的を隠れ蓑にした、見事な陰謀だった。

カーネギー財団の理事長であるヘンリー・プリチェットがフレクスナー・レポートに寄せた序文は、この報告書が作成されるのをお膳立てした人々が、「高度な専門性」を言い訳に使って、どこまで医学教育の全面改革に肩入れしていたかを如実に示している。序文の中でプリチェットは、医師が高度な専門性——少なくとも彼自身の定義するところの専門性——を持つことを「義務」と呼び、それは彼が定義するところから外れないよう厳重に守られなければならなかった。彼はその専門性を、「この社会に、真の医師以上に献身的な職業はない。そしてこのうち、医学教育という重荷を自らの身に背負った者ほど、社会が支えるべき者はいない」と定義している。[6]

さらに続けて彼は、「その一方で医師という職業は、教育の質についても職業としての誇りについても理想の低い、質の劣った学校を卒業した多くの者の存在によって弱体化している」

と言っている。

プリチェットは、こと医学教育に関しては「少ない方が良い」と考えていた。少ない方が良いのは競争相手のことだ。彼は医学教育に起こった大変動と、それによる、オステオパシー、カイロプラクティック、ホメオパシー、自然療法、植物療法、その他さまざまな治療法を教える学校の閉鎖を称賛した。「現在存在する学校の多くが姿を消したことこそ、医学教育再建のプロセスの一部である」と彼は言い、さらにそのプロセスの目的は「建設的」なものであって「批判的」なものではない、と続けた。

「正しい方針に沿った医学教育を行うことができないと判断したいくつもの大学が、その状況を率直に受け止め、医学部を廃止した。これは医学教育全体にとっては大きな進歩である」

これはみな、実に結構なことだ――私腹を肥やすために医学教育を利用していた厄介者のペテン師たちがいなくなって嬉しくない者などいないではないか？ それが当時、人々に流布された筋立てだったのだ。フレクスナーによる医学校の評価は、その任務を彼に与えた者たちが、自分たちの「解決法」を導入するために利用した「問題」を具体化するのに役立った。そしてその「解決法」とはつまり、自分たちが推奨する治療方法と競合するあらゆる治療方法を完全に解体する、というものだったのである。

私のインタビューの中で、ベルがこのことを完璧に要約してくれた。つまり、「驚くにはあたらないが、報告書には基本的に、医学を教える学校を作るのが簡単すぎる、そしてほとんどの学校は正しい医学を教えていない、と書かれていた。何を言おうとしていたかというと、さまざまな自然療法を教える学校は、化学薬品の患者への押し付けかたが十分でない、ということだ。その化学薬品を作っているのは？　カーネギーとロックフェラーだよ」。

新制度を広めようとしていた者たちは、皮肉にも、それまでの医学教育制度を、公益ではなく私益を目的とするものであると批判した。彼らは、普通の市民が入学できるそれまでの医学校を商業的であるとこき下ろし、新しい、より洗練された医学校は博愛主義的であると称えた。プリチェットに言わせればそうした学校は、「完璧な医師を育成」するために「不適正な者をすべて排除」することを目的としていたのである。

もしもあなたが、傲慢で、「私のやり方に従うか、さもなければ出て行け」という態度で患者に接する医師の診療を受けたことがあるとしたら、その責任は制度改革を行ったプリチェットとその仲間たちにある。彼らこそ、患者をケアするという謙虚な行為を、一種のエリート主義的少数独占型医療制度にしてしまった張本人であり、この新しい制度においては、科学的に正しいと体制側が認めること以外のすべては軽蔑されるのである。また競合する治療法の多くが、それまでは標準的な治療法とされていたにもかかわらず、「似非(えせ)療法」で片付けられるようになったのも彼らのせいだ。実際に、本書の後半で紹介する治療法の多くは、利益率の高い医薬品を中心とした新しい医療制度の導入のために排除されたものの一部である。

現在主流の医学教育を受けて医者になっている者のすべてが、取り返しのつかないほどひどい状態になってしまっているのではないし、すべての「標準」医療が利益と支配のみを追求していると言うつもりもない。「標準的」な医療と「代替」医療の良いところを組み合わせて、統合医療、あるいは機能性医療を行っている医者も多い。そのどちらにも長所はあるのだ。そして、研究医と臨床医のどちらにも、真実を知ったことで医療と健康についてそれまでとまったく違った考え方をするようになり、医療制度の制約から離脱した者はたくさんいる。私は、善意の医師の多くは単に間違った方向に導かれているにすぎず、その中には、いずれはそこから自由になって素晴らしい仕事をしてくれる人たちがいると確信している。そして、彼らの力の及ぶ範囲で現行の制度を変えることもその仕事の一つだ。

だが同時に現在、薬剤至上主義的な考え方が蔓延していることも確かであり、アメリカで最も権威ある医科大学の多くを席巻し、それが、本当の意味での医療の進歩にとって最も大きな障壁となっているのである。そして、薬剤至上主義を奉じる者は往々にして「代替」医療に非常に強い敵対心を抱く。なぜならそれらは彼らが大学で学んだことと矛盾するからだ。こうした「代替」の治療法が効かないわけではない――その多くは効果があるのである！　だがそうした代替治療法は、フレクスナー・レポートが作成された頃から医療界を独占している、固い結束で結ばれた少数支配者にとっての利益と権力を脅かす。

「さまざまな医学校を査定していた米国医師会は、比較的大きくて権威のあるホメオパシー学校に狙いを定め、閉鎖に追い込むことにした」――この目論見に政府が果たした役割について、ダレル・ウルフ医師はそう説明する。

「カーネギー財団とロックフェラー財団はすぐに、薬剤に重点を置く教育をしていた医科大学に莫大な額の資金援助を始めた。もちろん、資金を提供された大学は優れた（あるいはより著名な、と言うべきかもしれないが）医師を輩出した。資金援助を受ける代わりにこうした大学は、薬剤のみを重視し、自然医療は一切重要視しなかった」

カーネギー財団とロックフェラー財団が推奨する履修課程以外のものを教えた医学校のほとんどすべては、入学者数不足、資金難、あるいはその両方が原因で、経営が破綻した。おそらく一番大きな問題だったのは資金調達だろう――なぜならカーネギー財団とロックフェラー財団は、膨大な金額を費やして、彼らの計略を支える医科大学にてこ入れしたからだ。それ以外の医学校のすべてがその犠牲になったのである。

重要なのは、フレクスナー・レポートが作成された結果として大部分が排除されてしまった、ホメオパシー、カイロプラクティック、その他多くの治療法は、レポートの発表当時は現在のように少数派ではなかったということだ。この急激な変化が起こった二〇世紀初頭まで、今で言う「代替」医療は、医療の「主流」だったのである。

「一九二五年までに一万人を超える薬草医が職を失った」とウルフは言う。

「一九四〇年までには、一五〇〇人以上のカイロプラクターが『ペテン』を行ったとして起訴された。一九〇〇年代には二二あったホメオパシーの学校が、一九二三年にはわずか二校に減っていた。一九五〇年までには、ホメオパシーを教えていたすべての学校が閉鎖された。最終的には、フレクスナーが是認した医科大学を卒業して医師の称号を得た者以外、仕事を見つけることは不可能だった。だから現在の医師は、合成医薬品を使った治療に非常に偏重し、栄養学についてほとんど何も知らないのだ」

◉金のあるところに企業主導の医療あり

建設的な改革であると言いながら、フレクスナー・レポートの黒幕たちは、一九一〇年以前の医療界に存在した多様性を実に厳しく批判した。一九一〇年以前の医療を鮮やかな色相環とするなら、フレクスナー・レポートは、グレーという色だけを残し、それ以外の色を大きなハサミですべて切り取ってしまったようなものだった。フレクスナー・レポートは医療の生気を吸い取り、魂を持たない、金儲け目当ての仕組みにしてしまった。そしてそのすべてが進歩の名のもとに行われたのだ。フレクスナー・レポート支持派がレポートの成果として列挙することの中には、たしかに価値のあるものもある――たとえば教育水準の向上がそうだ。ドイツを真似た、厳しい実験研修および病院での臨床試験や実地研修もまた、最も優秀で技術のある者だけが医師の資格を与えられることが保証されたという意味で価値がある。だが、このレポートが医療の多様性に与えた打撃は、それがもたらした良い結果よりもはるかに大きい。なんとなれば、厳しい教育水準を設定することは、医薬品による医療だけでなく、どんな治療技術に関しても適用できることなのである。

利潤追求型の医療詐欺、独占権のある履修課程、科学的な厳密性の欠如――フレクスナー・レポートが明らかにするはずの問題はどれもみな、まさに新制度が抱える問題そのものだった。違うのは、今や厄介な競合がいないということである。真に科学的な探求や研究が持つ独創性は、特定の利害関係に基づく機械的な手順に取って代わられた。

『エール・ジャーナル・オブ・バイオロジー・アンド・メディスン』に掲載された論文の中で、ダフィー博士はこんな言い方をしている――「この新制度が可能にした科学の進歩は、アメリカの医療に計り知れないほどの利益をもたらした。だが、過度に合理的なドイツ式の科学は、『医術』と『科学としての医学』の間に不均衡を生んだ[7]」。

フレクスナー・レポート以降の、トップダウン方式で運営される医科大学を見れば、この不均衡は明らかだ。ロックフェラー財団とカーネギー財団が医科大学に巨額の助成金を提供したとき、彼らは自分たちの得になる医学教育課程を押し付けたのみならず、研究を行う医師たちと患者たちとの関係を断ち切ってしまったのだ。医科大学に所属する研究者たちにはこのとき初めて、北米全体の医療のための教育課程を創るという、フルタイムの仕事と給料が与えられた。この制度の支持者は、最高の科学的知識というものは、患者の治療に「気を散らす」ことなく自由に研究と教育に没頭できる人々によって獲得されるのだと主張した。

だが、ウィリアム・オスラーと彼の同僚のハーヴィー・クッシングをはじめとする反対派は、この制度がもたらす問題の数々を予見していた。そして現在、それらはまさに彼らが予告した通りに顕在化しているのである。研究医と臨床医の乖離が生んだのは「学者ぶった堅物医師」の一群で、彼らは「患者の生命にまつわる現実や厄介なディテールから遠い」ところにいた。[8]絶えず先進的な知識を追い求める医師が、大学という機構の中で研究し教えるだけであるというのは、この新しい制度に従って教育された臨床医師の治療を受ける患者にとっては非常に悲惨なことだった。新教育制度においては、腰を低くして患者の治療にあたるという本質的なことよりも、制度の中で医学的知識の最高峰を目指すということの方に優先順位が変化してしまっていたのだから。

もっと悪いことにそうした変化は、互いに接点を持たない、ばらばらな二種類の医者を生んだ。片や高給取りで身分を保証され、医療界を牛耳る少数の者に認められた医科大学で彼らが求める通りのことをする研究医と、そうした大学で教えられたこと――そして現在その教育はほとんど完全に、高利潤を生む医薬品を中心としているわけだが――をそのまま患者の治療に用いる臨床医である。

誰が何と言おうと、この独占的な医療のあり方は間もなく医療の規範となり、時とともにかつての医療のあり方は忘れ去られた。そして歴史は、ロックフェラー財団、カーネギー財団、米国医師会による陰謀を、次の世代の人々の詮索から守るような形で書き換えられていったのだ。

失われた医療の歴史の真実について、そして、かつての医術がどのようにして特定の利益団体によって乗っ取られ、金儲けの機械になってしまったのか――それを改めて理解していただくことが、私がこの重要な旅路にあなたをお連れする目的である。そのことを知ったときあなたは、現在の開業医の多くが、本書の後半で紹介する代替治療法について一切知らないのはなぜなのかを理解できることと思う。

◉ライフ、ホクシー、フィッツジェラルド、ウィルクの挑戦

競合する医学教育課程を二〇世紀半ばまでに事実上すべて排除し、この新しい医療制度は、アメリカの医療の完全支配に向けて着々と歩を進めた。残るはただ、この新制度と競合する治療法を、フレクスナー・レポートが発表される以前から存在したもの、忌々しくも発表後に現れたものを含めてどうにかすればよかった。医薬品中心の新制度をいかなる競合からも守るため、病気に本当に効く治療法を抑圧する本格的な撲滅運動に着手しなければならなかった。化学薬剤よりも安く、より安全でずっと効果の高い自然療法があったならば、誰も化学薬剤を摂ることに合意しないだろうことに気がついていた医療業界の少数の支配者たちは、そうした自然療法を片端から潰していかねばならなかったのだ。

ビッグオイル（大手石油会社）とビッグファーマ（大手製薬会社）の共謀が始まったのは、この二つが基本的に同じものだからである。合成医薬品は、ジョン・D・ロックフェラーが所有するスタンダード・オイルから調達される石油派生物から製造されたのだ。ロックフェラーと彼の一味は、石油業界と医薬品業界を自分たちが支配し続けるためならば手段は厭わず、その目的を達成するためなら、すべての伝統的な治療法と喜んで戦った。

◉ライフ療法――大手製薬会社に潰された、がんやその他の疾病の治療法

フレクスナー・レポートの公表に続いて医療界で起こった、身内贔屓による被害の最も悲劇的な例が、高名な科学者であり発明家であったロイヤル・レイモンド・ライフの迫害である。彼が遺したものを今も守り続けている人々によれば、ライフは、すべての病原菌は特定の周波数で振動しており、その振動を無力化する（「活力を奪う」）ことができれば、その病原菌が引き起こす疾病を治癒できるということを発見したとされる。皮肉なことだが、ライフは、フレクスナー・レポートによるアメリカ医療再編成の副産物、メリーランド州の権威あるジョンズ・ホプキンス大学で医学を学んだ。だがライフの優れた知能は、大学で学んだのとはまったく違った科学的探求の道を彼に選ばせ、それが、生体電気医学の分野での真に画期的な発見につながったのである。

ライフが発明したものの中には、世界で初めてのヘテロダイン紫外線顕微鏡（ユニバーサル・マイクロスコープとも呼ばれる）がある。これはなんと五六八二個の、一つ一つ異なるパーツを組み合わせてできており、対象を六万倍に拡大して見ることができた。ライフはまた、マイクロディセクターやマイクロマニピュレーターの概念も考案した。この発見があったからこそ、研究や技術開発が始まったばかりのさまざまな分野は、研究に必要な実用的機能を備えたツールを手にいれることができたのである。[9]

ライフが発明したユニバーサル・マイクロスコープによって科学者たちは、実際の生きたウイルスや細菌を、生き生きと色鮮やかに、しかも高度な研究に必要な倍率で見ることができた。このことでライフは、ウイルスや細菌を詳しく研究できることが医療に与え得る影響に興味を持った。先に行った研究の結果に基づいて彼は、ウイルスや細菌は高周波エネルギーで抹殺できるのではないかと考えたのだ。

バチルス大腸菌（*B. coli*）をこの先進的マイクロスコープで観察したライフが最初に気づいたのは、それが特有の周波数で振動しているということだった。そしてその周波数を操作すれば、細菌を不活性化できることを発見したのである。その後、バチルス大腸菌以外の細菌やウイルスもまた特定の周波数で振動していることに気づいた彼はこう考えた──存在が知られている病原菌それぞれについて、それを破壊する周波数を生成できたら、その病原菌に感染したことで起こる疾病を治すことができるのではないだろうか？　ライフは長年にわたって忍耐強く研究を重ねた結果、病原菌が持つ周波数を特定し、それに対抗する周波数のエネルギーを当てることにより、病原菌を破壊して疾病を治すことは大いに可能であることを明らかにした。
ライフは特殊な機器を使って特定の周波数の振動をウイルスや細菌に送り、どんな反応があるかを調べた。そしてそのデータをもとに、彼はそれぞれの細菌の「致死的振動率」を特定し、特製の「ビームレイ」を、細菌の共振波長に合わせて微調整した。ある記録ではこの過程を、「ワイングラスを粉々にする共振波長が破壊するのはその特定の種類のワイングラスのみであるのと同様に、ライフが送り出す周波数は、病原菌と正確に同一の振動パターンによって、その病原菌のみを破壊した」と説明している。[10]
この発見は、とりわけがんの治療にとって意味があった。ライフはこの、死因のトップである疾病と関連のあるウイルスの最初の発見者とされている。その特定に成功するまでに、彼は約二万回にわたる失敗をくり返した――まさに粘り強さの鑑(かがみ)である――が、ついにその努力は報われた。*Cryptocides primordiales* と名付けたこの新発見のウイルスを使って、ライフは有望ながんの治療法を明らかにしたのである。
Cryptocides primordiales の致死的振動率を正確に突き止めた後、ライフは、この方法が彼の研究室の実験用スライドグラス上だけでなく、動物の生体内で、さらに後日、人間のがん患者でも効果を上げることを示して見せた。精密に調整されたライフのビームレイ発生装置は、その他さまざまな病原菌にも同様の効果を発揮した。南カリフォルニア大学で生理学と臨床医学を

教えていたライフの友人、ミルバンク・ジョンソン医師はそれを見て、研究開発の次の段階に進むようライフを後押しした。ジョンソンは、当時の最も優秀な頭脳を集めた研究委員会と協力して研究を行うようライフを説得し、彼らは人間のがんウィルスを使った実験を行った。一九三四年、一六人の末期がん患者をこの方法で治療したところ、全員が三か月以内に治ってしまった。しかも有害な副作用は一つもなかったのである。

◉食品医薬品局、米国医師会、国立がん研究所によるホクシー・クリニックの閉鎖

三〇〇〇キロ以上離れたイリノイ州の片田舎では、一介の獣医のひ孫にあたる陽気な男が、やはりがんを自然に治癒しようと試みていた。彼のアプローチはライフのそれとはまったく違ったが、彼もまた最終的にはライフと同じ運命を辿った。ハリー・ホクシーは、曽祖父のジョンから薬草に関する優れた叡智を受け継いでいた。曽祖父は、飼っていた馬のうちの一頭が病気になったため牧草地で死ねるように放してやったところ、その馬が野原で見つけたある薬草を食べてすっかり元気になるのをたまたま目撃したのである。

ホクシーが自伝『You Don't Have to Die（死ななくていいんだ）』の中で述べていることによれば、曽祖父ジョンは馬が食べていた薬草を摘み、熱心に研究と実験を重ねて、がんを患う人間の治療に使う三種類の薬剤を作った。一つは液体、一つは粉末、そしてもう一つは軟膏で

ある。非常に頭が良くて外交的な若きハリーは、曽祖父から一家に受け継がれてきたこの薬剤に、信じられないような可能性があることを見抜いた。ハリーは、父親のジョンが、こっそりと人間の患者にこの薬草調剤を使うのを見たことがあった。このことがきっかけとなって、やがてハリーは一七軒の治療院を作り、ホクシー・トニックと名付けたこの薬を患者に投与した。

ネイティブアメリカンに伝わる、ホクシー・トニックと同じ多くの薬草を含む薬をもとに、ホクシーの内服薬には、レッド・クローバーの花、甘草の根、クロウメモドキの樹皮、ゴボウ、スティリンジアの根、ヨウシュヤマゴボウ、メギの根、ヒイラギナンテンの根、カスカラサグラダの樹皮、アメリカサンショウの樹皮、ムラサキセンダイハギの根などが調合されていた。後で改良された処方では、内服薬のほかに、ヨウ化カリウムを補完するための海藻も投与されるようになった。

ハリーもハリーの父親も医者ではなかったが、彼は、曽祖父が遺したこの薬が、**なんでも治す魔法の万能薬ではないものの、含まれている成分の一つ一つが関係し合って体内の化学的なバランスを整えるのに役立つ**ということに気づいていた。このバランスが崩れていると、全身毒性および慢性疾患の原因となるのである。ハリーは、中でもがんはこのバランスの欠如からくる病気であると考え、がんは「体液を構成する物質に大きな生理学的変化があり、その結果その生体に化学的不均衡ができたときにのみ発生する」と書いた。言い換えれば、がんのような疾病につながる代謝の不均衡は、ホクシー・トニックに含まれる薬草を使って治療すれば、うまく正常化できるのである。このことは後年、国立がん研究所の創設者の一人であるジョナサン・ハートウェルの著作『Plants Used Against Cancer（がん治療に使われる植物）』も認めている。

ホクシーの外用薬は赤いペースト状をしており、塩化亜鉛と硫化アンチモンに加えて、どこにでも生えている野草アカネグサ（*Sanguinaria canadensis*）の抽出液が含まれていた。これは一八五〇年代に、ロンドンにあるミドルセックス病院のJ・W・フェル博士が作っていた薬用軟膏をもとにしたものだったが、この軟膏もまた、植民地時代以前のアメリカ大陸に遡る、さらに古い軟膏にヒントを得たものだった。

リチャード・ウォルターズは、一九九四年に『The Herb Quarterly（季刊 薬草）』のために書いたエッセーの中で、

「ホクシーが使った薬草は、古くからネイティブアメリカンのヒーラーたちががんの治療に使っていたもので、北米を訪れたヨーロッパの医師らがその知識を持ち帰って患者の治療に用いた」と説明している。このエッセーはのちに、彼の著書『Opinion: The Alternative Cancer Therapy Book（私見：がんの代替療法）』の中にも収められている。「春に花を咲かせるアカネグサの根茎には、強力な抗腫瘍作用を持つアルカロイドの一種サンギナリンが含まれている。著名な植物学者である米国農務省のジェームズ・デューク博士によれば、ホクシーが使った薬草はすべて、抗がん作用があることで知られている[11]」と彼は書いている。

ホクシーの治療法はシンプルであると同時に非常に効果が高く、そのためあっという間に人気が出た。薬草から作られたこの調合薬には、免疫力を高め、腫瘍の毒素を取り除く力があり、腫瘍を壊死させたので、化学療法や放射線療法、そしてそうした治療法が引き起こすひどい副作用に不安を抱くがん患者にとって、魅力的なものだった。

ハリー・ホクシーの治療院は大成功だったが、一つだけ問題があった。彼の治療法は、アメリカの医療界を支配する者たちの言っていることと一致しなかったのだ。その結果、彼はたびたび政府による迫害を受けた。記録によればハリーは、無免許で医療行為を行ったとして一〇〇回以上逮捕され、ホクシー・トニックはやがて無理矢理に日の当たらないところに追いやられてしまった。だが、彼の患者たち――そのほとんどが、彼の治療法によって病気が治った者たちだ――や国会議員、裁判官、さらには医師たちにも人気があったおかげで、少なくともしばらくの間は、その罪が確定したことは一度もなかった。当初ホクシー・トニックを否定した者も含め、証拠を目の当たりにした者たちのほとんどは、いったんその効き目を自分の目で目撃すると見解を変えた。

一九五四年、任意の医師一〇名からなるグループが、ダラスにあったホクシーの治療院を調べ、何百という症歴や患者らの証言を精査した結果、ハリーと彼の医師チームが「病理学的に内部がんまたは外部がんと証明された患者に対し、手術、ラジウム、X線を使うことなく治療に成功している」と結論付けた。彼らはさらに、ホクシー・クリニックで行われている治療を称賛し、そこで提供されている治療法は従来の治療法よりも優れており、すべてのアメリカ人にこの治療法を届けるためにあらゆる努力をすべきである、と述べている。だが、それが実現することはなかった。ハリー・ホクシーによればその理由の一つは、シカゴの外科医でのちに米国医師会の会長となったマルコム・ハリス医師の影響だった。

ハリスは、ホクシーの治療法を米国医師会が買い取ろうと申し出たが、ホクシーはこれを拒絶した。彼は金儲けのためにこの治療を行っていたのではなく、代金を払えない患者には無償で提供さえしていたのである。彼は単に人々を助けたいだけだったのだ。だが米国医師会をはじめとするさまざまな政府機関は、この治療法にそれ以上注目を集めさせたくなかった。そこでホクシーに対して訴訟を起こし、食品医薬品局をホクシー潰しに差し向けた。それによって、ホクシーの治療院は一九六〇年代までに閉鎖に追い込まれたのである。

『エスクワイア』誌は、ホクシーと彼のトニックについての特集記事を企画し、ハリーが関与したとされるこの「いんちき療法」の正体を暴くためにジェームズ・バークというレポーターを送り込んだ。だが、ハリーの信用を落とす材料を見つけるために彼と彼の治療院を調査したバークは、それとは非常に異なる結論に達した。その結論とは、ハリー・ホクシーは患者の治療に成功しているのみならず、それは彼の優しさからしていたことであり、恵まれない境遇にある多くの患者を無償で入院させ、治療している、ということだった。バークは最も強力なハリーの支持者となり、その記事を、当初の予定とは大きく違う視点から書いた。彼はその記事に「がんを治した偽医者」というタイトルをつけた。『エクスワイア』誌はその記事を掲載しなかった。

その後、食品医薬品局はアメリカ全国のホクシー・クリニックを強制閉鎖し、ホクシーはメキシコに新たに治療院を作らなければならなかった。がんの患者にとっては運の良いことに、その治療院は今日も健在である。治療院はホクシーの要望によって名前を変え、ティファナにある本院は現在、バイオ・メディカル・センターといって、サンディエゴから国境を越えてすぐ、アメリカの法規制の届かないところで運営されている。

◉フィッジェラルドが暴いた医療業界の縁故主義

一九五四年に一〇名の医師らがハリー・ホクシーの治療院を検査したそのちょうど一年前、連邦議会では、彼の治療法に限らず、当時アメリカで受けることが可能だった数々の自然療法によるがん治療の妨害に米国医師会がどんな形で関わっていたかを調査するための委員会が設けられた。マサチューセッツ州選出の下院議員チャールズ・トビーは、この委員会の特別顧問としてベネディクト・フィッジェラルドという男を雇い、米国医師会による不当な行為を独自の調査に基づいて報告させることにしたのである。

一九五三年八月三日の連邦議会議事録で正式に公表された[12]フィッジェラルドの報告書の結論

は、医療界を牛耳ろうとする少数の者たちの企てを根幹から揺るがすものだった。報告書の目的は、アメリカ史上重要なこの時期にがん治療がどういう状況にあったかを評価すること、より具体的には、医学的知識や治療法の自由な流れを阻む不正な行為を暴くことだったが、彼はそうした不正行為が実際にあったことを確認し、非常な大胆さでそれを暴露したのである。

ノースダコタ州選出のウィリアム・ランガー上院議員に宛てた報告書の中でフィッジェラルドは、医療界に君臨する者たちが、自然療法を抑圧しようとする積極的な企みに加担している証拠を示してみせた。彼は、ホクシー・トニックはじめ、論議の的となっていたさまざまなんの治療法について検証して、米国医師会による魔女狩りの結果、彼らがこうした治療法には効果がないと断言したのは、「性急で気まぐれな行為であり、恣意的かつ不誠実そのもの」だという判断を下した。

フィッジェラルドが名指しで非難した者の中には、当時米国医師会の財務部長だったJ・J・ムーア医師も含まれていたが、おそらくは彼が、米国医師会をはじめとするさまざまな公の機関を巻き込んで「アメリカ全土を網羅するとんでもない規模の陰謀を企てた」のだとフィッジェラルドは言った。「その裏には、私がかつて見たこともないほどの、不純な動機や策略、身勝手さ、嫉妬、足の引っ張り合い、裏切り行為が渦巻いていた」――辛辣なほどの率直さで彼はそう書いている。

特に、ハリー・ホクシーと、米国医師会からの圧力を受けて食品医薬品局が閉鎖した彼の治療院について、フィッツジェラルドの報告書には、ホクシーが治した数多くの患者と同様、彼もまたいんちきなど何一つしていない、と書かれている。ホクシーを最も敵視していた米国医師会会長のモリス・フィッシュバイン医師は、ホクシーを「ほら吹き」な「偽医者」であると断言し、また彼の治療法が何百人ものがん患者を救ったことは正真正銘の事実であったにもかかわらずそれをいかさま呼ばわりしたが、それは間違いだったのである。

ホクシーはフィッシュバインを相手にした重大な訴訟で勝訴し、フィッシュバインはしぶしぶ、自分は人に医療を施したことは一度もなく、自分が攻撃した治療法について権威ある発言をすることはできない、と認めた。病理学者、放射線科医、内科医、外科医からなる諮問委員会や、ホクシーを擁護する多数の証言者たちの意見を聞いたのち、陪審員団は、フィッシュバインの言うことは救いようのない誤りであるという判断を下した。

「陪審員団は、フィッシュバインは間違っており、彼の報告は虚偽で、ホクシーが行なうがんの治療には治癒効果がある、という結論に達した」とフィッツジェラルドは書いている。そして、フィッシュバインの見解を擁護した者たちが実は、放射線治療のような標準治療ががんを引き起こすことがある、と公式に認めたことにも言及している。そして、「この見解は、アメリカがん協会が出版する『Cancer（がん）』誌の一九四八年五月号を含む医療関連の出版物の中でも支持されている」と続けているのだ。

これでもまだ証拠不足と思う方がいれば、フィッツジェラルドは、私的機関によるものではあるが科学的に妥当な病理学的評価によって、ホクシーの治療院で受けた治療でがんが治ったと認められた患者らの、名前と住所の一覧を作っている。また、手術や放射線治療を中心としたがん治療には効果がないばかりか患者に少なからぬ害を与えるということを示す、当時の医学界を牽引していた多くの医学者たちの意見をまとめたものも用意した。

一九四六年、がん研究のための一億ドルという予算を承認する法案を審議していた第七九回議会の公聴会における彼の発言の記録には、「放射線が治療に有効だとまだ信じている者もいるが、その価値についての私の疑念は次第に強まっている」とある。一九三九年には、偉大なイギリス人生理学者、レオナルド・ヒル卿が「(ガンマ線と硬X線の)大量照射は、骨髄やリンパ組織、白血球や上皮などの正常な組織を破壊し、死を招く」と書いている。

フィッツジェラルドは報告書の中で、ホクシーや、同じく米国医師会による迫害の対象だった数人が行っていた治療法について、効果がある、と躊躇なく書いた。また、医師会が推す治療法の効果はそれらに劣り、危険であることを示すたくさんの証拠も提供した。彼は、競争相手を潰そうとする独占的な勢力の存在に警鐘を鳴らし、医療は、患者、医師、研究者や科学者が自分の治療法を追い求める権利が法的に守られる、自由市場モデルに則るべきであると主張した。

次第に崩壊していくアメリカの医療制度に関するフィッツジェラルドの痛烈な批判は、おもに、ラジウムやX線による治療や手術以外にはがんの治療法として認知されているものはない、という嘘を吹聴していた米国医師会とアメリカがん協会に向けられていた。民間の機関も公共機関も含めた特定利益団体からの金に支えられて医療界を支配する彼らこそ、治療しなければならない病だったのだ。

自分たちと競合するがんの治療法に対する米国医師会とアメリカがん協会の攻撃を、フィッツジェラルドは大胆にも「この時代に起こった最大のでっちあげ」と呼んだ。彼は米国医師会、アメリカがん協会、そして食品医薬品局を、医療界の陰謀団にほかならないと表現し、彼らが標榜する「切り取って焼く」という治療法の収益を減少させる、彼らと競合する治療法の流れを、邪魔し、妨害し、規制していると述べた。フィッツジェラルドはまた、国の医療制度が医薬品販売の規制にあまりにもこだわり過ぎている、と最初に批判を展開した一人だった。殺鼠剤やヒ素は店で簡単に手に入るのに、小さな容器に入ったペニシリンは、大抵は無害であるにもかかわらず、合法的に購入するには医師の処方箋が必要である点を彼は指摘したのである。

フィッツジェラルドは、「害をなさない」ことの重要さ、そして正しいことをすることの重要さを、米国医師会の会員たちよりもよく知っていたようだ。彼が出した結論は、それに対処することのできる立場にいる者が真摯に受け止めていたならば、医療の自由を貪り食っていた「ウイルス」を根絶し、**古の治療法**を再び利用できるようにしていたはずだ——そしてそれこそが、**実際に効く治療法**なのである。

彼の供述は、この問題の核心に単刀直入にメスを入れた。

公のものも民間のものも含め、現存する機関が、人類にかけられたこの呪い（がん）を撲滅しようと真摯に取り組んでいる者らに対し、嫌がらせ、嘲笑、中傷といった行為に及んではいないか、確かめる必要がありましょう。医師会が、その会員や代理人、使用人や従業員を通してそれらの行為を行ってはいないでしょうか？

これまでの私の調査結果は、確実な治療価値があるとされる薬の全国的な流通や使用を妨害せんとする陰謀の存在を、この委員会のみなさまに納得させるに十分でありましょう。医師会の見解に従わない治療院、病院、そして科学的な研究所を閉鎖するために、公共及び民間の資金が、まるで祭りで飛び散る紙吹雪のごとくばら撒かれているのであります……。

こんなことをアメリカ国民はいつまで許しておくでしょうか？　これもまた、多くの者の犠牲の上に少数の者の権力と特権が存在することを示す一例にすぎません。

◉ウィルクvs米国医師会──団結のパワーが独裁権力に勝つ

カイロプラクティックという職業もまた、二〇世紀を通じて何度も米国医師会による迫害を受け、激動の歴史を辿った。ホクシーやライフ、その他大勢の者たちにしたのと同様に、米国医師会はくり返しくり返し、カイロプラクティックという職業の正当性を公然と攻撃し、それが正当な治療であることの証拠を隠蔽し、政府機関がカイロプラクティックについて否定的な見方をするように操作を行って、その存在を抹殺しようとしたのである。

今でもカイロプラクティックは存在するが、今日のように立派な職業と見なされるようになるまでにはとてつもなく苦しい闘いを経ねばならなかった。粘り強い彼らの闘いにとって極めて重要だったのが、一九七六年一〇月、チェスター・ウィルクというカイロプラクティック医師が起こした歴史的な訴訟だ。彼は三人のカイロプラクターとともに、米国医師会を相手取って訴訟を起こし、米国医師会がカイロプラクティックを排除しようとして違法行為に及んでいる、と糾弾したのである。

カイロプラクティックの歴史は、一八九五年にD・Dことダニエル・デイヴィッド・パーマーが、病気の治癒には神経系が重要な役割を果たしているという証拠を示したことに遡る。彼は科学的な見地から、脊椎に不整合が起きる――彼はこれを「サブラクセーション」と呼んだ――と、それが起こる部位によって、さまざまな臓器からの神経を信号が伝わらなくなり、そうした臓器には病気の治癒に必要なエネルギーがなくなってしまうということを示して見せた。サブラクセーションの治療のために脊椎を矯正するという彼のアプローチはさまざまな患者に効果を示し、薬品を使わないこの治療方法は広く受け入れられたが、間もなくそれが、フレクスナー・レポートを受けて自分たちが「正統派」とする治療法を医療の標準にしようと目論む、米国医師会をはじめとするさまざまな機関の目に留まることとなったのである。

「一八九五年にカイロプラクティックという職業が生まれて以来一〇〇年近い間、米国医師会はこれを封じ込め、排除しようとし続けた」――二〇一一年に『AMA Journal of Ethics（米国医師会倫理ジャーナル）』に掲載された、「生き残りをかけたカイロプラクターの闘い」と題された記事の中で、スティーブ・アゴックス（D.C.）はそう言っている。

「米国医師会による計画の規模が明らかになったのは、一九七六年に、米国医師会を相手取った反トラスト訴訟［訳注：反トラスト法は米国における競争法で、アンチトラスト法とも表記される。カルテル、トラスト、コンツェルンの独占活動を規制するもの］があったからである」[13]

初めのうち、カイロプラクティックの業界内でちょっとした内輪揉めはあったものの――カイロプラクティックにも数種類の、競合し合う手法があったのである――やがて業界は統一され、独立した専門医療組織となった。だが、アメリカ国内に存在したカイロプラクティック以外の医療法の多くはそうすることができず、結果として姿を消した。

カイロプラクティックは、二〇世紀を通じて懸命にその正当性を弁護せざるを得ず、今日でさえも、カイロプラクティックという手法はどこか非倫理的で「非科学的」である、という、最初に米国医師会が提示した見解と闘い続けている。[14] ウィルクと彼の治療師仲間たちは、カイロプラクティックを競争面で不利な立場に置く不公平な認可制度を含め、長年の迫害に耐えていたが、やがて米国医師会を相手に、確実に勝てる訴訟を準備した。そしてそれが、カイロプラクティックを根絶やしにしようという米国医師会の攻撃を撃退したのである。

カイロプラクティックを守るための訴訟の歴史は二〇世紀初頭に遡る。事実、一九〇七年にはすでに「ウィスコンシンvsモリクボ」という訴訟で、合法的なカイロプラクティックの施術が認められたという判例がある。カイロプラクティックは、常にカイロプラクターに敵対する医師やオステオパスたちが行う医療行為とは異なる、固有の医療行為として差別化されたのである。

この訴訟をはじめとするいくつかの裁判が、一九七六年に起こされた「ウィルクvs米国医師会」訴訟の土台となった。米国医師会が長きにわたり、カイロプラクティックという職業に対してトラスト法に反する違法な行為を行ってきたことが、この訴訟によって証明されたのである。たとえば米国医師会は、カイロプラクティックは倫理規定違反の行為に満ちている、という濡れ衣をくり返し着せていた。

またこの裁判ではもう一つ重要なことが明らかになり、それによって、カイロプラクティックに与えられて然るべき信頼性がようやく与えられることとなった。つまり、カイロプラクターには資格認定のための適切な基準が定められていなかったのだ。米国医師会は再三にわたって、認可なしに施術を行っていたカイロプラクターを攻撃し、多くの者が逮捕され、中には投獄された者もあった。ウィルクをはじめとする原告は、カイロプラクターが資格を取得する認定制度がそもそも存在しないのだから、制度に違反することは不可能である、と指摘した。彼らの指摘は正しかった。

それは二年間に及ぶ厳しい闘いだったが、カイロプラクティックの未来にとって非常に重要なものとなった。一九八七年、合衆国連邦地方裁判所のスーザン・ゲッツェンダナー裁判官は、ウィルクらが提出した大量の証拠を検証し、米国医師会と、米国外科学会、米国放射線学会を含む共同被告人は、いかにもシャーマン・アンチトラスト法に違反している、という裁定を下した。ゲッツェンダナーは、「米国医師会は、競合を抹殺するために職業としてのカイロプラクティックを封じ込め、排除することを決めたのであり、その計略はその後長く影響を残した。米国医師会は過去の自分たちの行いの非合法性を認めず、それどころか今もなお、自分たちは常にアンチトラスト法を順守してきたと主張している」と、その厳しい判決文の中で述べている[15]。

だがそんな状況も最終的には変化することとなった。米国医師会はこの訴訟とは別に、自分の患者をカイロプラクターに紹介していた医師に干渉したことをめぐって争われていた三件の訴訟の決着もつけなければならなかったのだ。一九八〇年、米国医師会は新しい公式見解を反映させて「医療倫理原則」を改訂せざるを得なくなった。彼らが初めから取るべきだったその公式見解とは、誰を患者として引き受けるか、どういう形で患者を診るか、そして何よりも、どういった施術者と連携するかを医師は自由に決めることができる、というものである。

ウィルク裁判は、腐敗と欺瞞にまみれたサクセスストーリーではあったものの、サクセスストーリーであることに変わりはなかった。この決定的な勝訴があったからこそ実際に、全国のカイロプラクターは現在、罰せられる恐れなしに自由に医師と連携することが可能なのだ。今では、それが相応しい状況ならば、カイロプラクターと医師は互いに補完し合いながら患者を診断し、治療し、その健康を管理することができるのである。

第3章 巧妙な嘘

　ここまでお話ししてきたことは主に、この大掛かりな医療業界乗っ取り騒動における、いわば「供給側」の話だ。つまり、ヴェールの背後から強大な影響力を行使して自分たちの目論見を医科大学に押し付け、医療界の向かう先を変えようとした者たちのことである。だが、この乗っ取りがこれほどうまくいったのはなぜだったのかを本当に理解したければ、説明しなければならない要素がもう一つある。「需要側」のことだ。

　言い換えれば、医療制度を支配し、容認できるのはどの治療法でどんな治療法が「ペテン」なのかを断定する、というのは、治療を受ける側の人々が、その治療を喜んで受け入れない限りできないことなのである。ではいったいどうやって彼らは、古いやり方に慣れている人々に、自分たちの健康管理について、それまでとまったく違う上位下達の支配という枠組みを受け入れさせたのだろうか？

答えはこうだ。その時代のすべてのアメリカ人に偽の情報をばら撒き、国民が自ら進んで、それまでかかっていた薬草医から医薬品を処方してくれる医学博士に乗り換え、栄養を核とした健康というものの考え方を、薬と手術への盲目的な依存に置き換えるよう説得したのである。一つまたひとつと狡猾な広告が打たれ、偽の研究結果が発表され、事実と異なる宣伝がなされて、医療界を牛耳る大立者たちはまんまとその意を達成し、業界を独占するという野望を実現した。そしてそのためには、学者、研究者、医師といった情報源を信頼する、という一般大衆の条件付けができていなければならなかった。

私たちは生まれた時からずっと、社会の一員として、マスメディアやそのほかの「信頼すべき」情報源が言うことを何でも信じるように教え込まれている。その情報源とは、一般大衆向けの雑誌だったり、学術雑誌だったり、あるいは単に、テレビや新聞で見る説得力のある広告であったりする。こうした「権威者」たちが、たとえば「食物脂肪は健康に良くない」という見解で一致している、と一般大衆に信じさせることができるならば、それを反証する証拠は簡単に退けられてしまう。

医学教育における新制度はまた、その新しい教育課程にどっぷりと浸かったそれ以降の世代の医学生たちにも条件付けをすることとなった。それは、「学のある」者を洗脳してある通念を受け入れさせ、それによって最終的に「学のない」一般大衆にもその通念を受け入れさせる、という一連の操作だったのだ。

フレクスナー・レポートを書いた者たちは、自分たちの治療法を導入するため、当時の医療界が「破綻しており、修正が必要」であると示唆するような筋書きを立てていた、と冒頭でお話ししたのを覚えておいでだろうか。それとまったく同じ、問題‐反応‐解決という戦略［訳注：Problem-Reaction-Solution（ＰＲＳ戦略）：わざと問題を作り出し、それを大衆に伝え、反応を引き出す。そして自ら作り出した問題の解決策を提案するという誘導手法］が、外科手術と医薬品——がんの場合は抗がん剤という名の毒——が病気の治癒に効果のある唯一の方法である、という考え方を受け入れやすくさせたのである。

◉プロパガンダから「マーケティング」へ——エドワード・バーネイズの功罪

両親、祖父母、それに場合によっては曽祖父母の世代まで、私たちは病気の本質について子どもの頃から嘘を教えこまれていたのだ、ということを理解する以前は、私自身、言われたことをそのまま信じていた。がんと診断されるのが怖かったのを覚えている——それは何の予告もなく、いつ何時起こるかわからない、と私は教えられていた——し、仮に運命が私を犠牲者として選ぶのならば、この怖ろしい病気を防ぐために私にできることなど何一つないと思っていた。

今では私はもっと利口になり、あなたやあなたの愛する人たちにももっと利口になっていただくのが私の使命だと思っている。でも私も若い頃は本当のことを知らなかった。こと積極的に病気を予防するということになると、色々な意味で私は硬直した状態だった。健康というものに対する私の考え方は、主流報道機関が伝えるのを見たり聞いたりする内容や、教科書で読んだことに基づいていたからだ。あなたにも思い当たる節があるかもしれないが、その結果私は、病気というのは「たまたま」起きるという要素が大きく、もしも自分が病気になったら医者に診てもらい、薬を一つ(か二つ、あるいは三つ)処方してもらわなければならない、と考えていた。それほど単純なことだと思っていたし、自分の食べるもののことはさほど気にしたことがなかった——それが重要なことだとは誰からも言われなかったからだ。

両親を含む家族の数人ががんになり、化学療法と放射線療法による標準治療を受けたのちに死んでいくのを目のあたりにしてから、私はこの国の医療制度について、それまで自分が信じていたことを疑うようになった。それは私の世界観が一変するできごとで、その結果、私たちはみなまやかしを信じ込まされていたと気づいたのだ。

現代の医療制度が、実際に人々の病気を治し、健康に保とうとしている、と考えるのはとんでもない錯覚である、と私はすぐに気づいた。この錯覚は、一〇〇年以上前に、俗に「広報の父」と呼ばれるエドワード・L・バーネイズが展開した巧妙なマーケティング戦術に依るものだ。ジグムント・フロイトの甥であったバーネイズは、ある新しい発見をしたとされている

――つまり、心理的な操作がなければ人々が慎重に考えた後に拒絶するであろう考え方や概念でも、心理操作によって簡単にそれを支持させることができる、ということである。

人間の感情を食い物にすれば、何だって売りつけることが可能なのだ。これこそが、バーネイズが発見したマーケティングの手法の核心であり、のちにそれが、「現代」医療という概念を人々に売り込むのに使われたのである。もはや行商人は――この場合の売り物は医療パラダイムだったわけだが――ただ正直な情報を見込み顧客に提示して訴えるだけではなかった。**新しい売り込みの方法は、相手の怖れ、願望、渇望を利用して見込み客を騙す、というものだった**のだ。バーネイズは、一九二八年に出版された初期の著書『プロパガンダ』[1]の中で、「組織立った習慣や大衆の意見を、意識的かつ賢明に操作するのは、民主社会にとって重要な要素である」と書いた。この本でバーネイズは、社会の主流を占める人々の意識に新しい考え方を押し付けるために大衆を操作するとはどういうことかを詳細に述べている。

「この、目に見えない社会の仕組みを操作できる者こそ、この国を治める本当の力を持った、姿なき政府なのである。我々は、聞いたこともない者らによって支配され、考え方を型にはめられ、嗜好が形成され、考え方を示唆される。彼らこそ、一般大衆のマインドをコントロールする操り糸を握っているのだ」

バーネイズは、この背筋が凍るような言葉をしたためる二〇年前に、アメリカでも最も初期の、健康をテーマとした広告キャンペーンでマーケティングの世界に登場した。「Damaged

Goods（傷もの）」と名付けられたこの広告キャンペーンは、性病に感染することの危険性を訴えるものだった。これは物議を醸し、なかなかスタートできなかったのだが、バーネイズは「社会基金委員会」なるものを創設し、プロジェクトの資金を集めると同時に一般大衆からの支持を取り付けて、ついにはプロジェクトを実現させた。

ウッドロウ・ウィルソン大統領の政権を助け、当時参戦反対論が国内に広まっていたにもかかわらずアメリカの大衆に第一次世界大戦への参戦を受け入れさせたのもバーネイズである。彼は口先巧みに、「民主主義にとって安全な世界を創る」という言葉を有名にした。その言葉はアメリカ人の耳に甘美に響き、戦争反対の流れを熱い戦争支持へと変えたのである。

バーネイズがしたことは基本的に、プロパガンダをまったく新しい枠組みで提示する、ということだった。彼はそれを「広報」と呼び、大衆受けを良くした。なにしろ世論を操作するのが最も得意だった彼は、「合意工作」という手法を用いて、当時興りつつあった上意下達の医療を支持するように世論を導いたのだ。

「（バーネイズは）支配者たちに、『自分たちの思うがまま、本人たちがそれとは気づかぬうちに大衆を支配し、従わせる』手段を与えたのである」と、Phys.orgのリチャード・ガンダーマンは書いている。「今なら、バーネイズが先駆けとなった手法は一種のブランディングと言えるかもしれないが、それは要するに、人を自分の思い通りに動かすための、ことさらに図々しい一連のテクニック、という以上のものではなかった[2]」

バーネイズの顧客は多様で、ゼネラルエレクトリック社、プロクター・アンド・ギャンブルといった大企業から、アメリカン・タバコ・カンパニー、それにアメリカ大統領も数人含まれていた。彼が考案した「ラッキー・イン・ラブ」キャンペーンは、若い恋人たちに煙草を魅力的なものに見せたし、一九二九年のイースター・パレードで展開した「自由の松明（たいまつ）」キャンペーンは女性の喫煙者を増やした。一九三〇年代の喫煙キャンペーンではなんと、煙草は体重を落とす効果があるだけでなく、喉の痛みを和らげる、と言って売り込んでいる。

デキシー社の使い捨てコップがもっと売れるよう、バーネイズは「食物及び飲料の衛生的な摂取に関する研究・促進委員会」を作った。その目的はただ一つ、一般大衆に、飲み物を飲むコップで衛生的なのは使い捨てのものだけだと信じ込ませることだった。商品が何であろうとバーネイズにはそれを売り込むテクニックがあった。そしてこの後詳しく見ていくが、そのテクニックは、医薬品やがんの治療法のマーケティングにはうってつけだったのだ。

バーネイズが使ったテクニックは世論の操作に非常に効果的だったため、アドルフ・ヒトラーの首席宣伝担当官であるヨーゼフ・ゲッベルスが第二次世界大戦中に、ナチスへの支持を煽るためにその多くを真似た。戦後アメリカで台頭した消費主義もまたバーネイズの説得テクニックを採用し、企業は自分たちの製品を売り込むための新しい方法を手にしたのである。

驚くにはあたらないかもしれないが、アメリカ国民を洗脳する効果的な方法の多くを、彼は叔父であるジグムンド・フロイトから学んだ。精神分析に関するフロイトの理論や概念を、社会的な集団思考をこっそりと操作するために応用したのである。やがて、人間の能力を最大限に引き出すのには、その心理を操るのが鍵であることが明らかになった――ただしそれは、人間が自分の力を発揮する能力ではなく、奴隷のように人に従う能力のことだったのだ。

歴史学者の中には、バーネイズは自分のマーケティング手法が良からぬ目的で使われようとはついぞ思っていなかった、と言う者もいる。だが彼のサクセスストーリーを並べてみればそれが事実でないことがわかる。たとえば、アメリカ人の標準的な朝食がトーストとジュースからベーコンと卵料理になったのは、大規模養豚場の懐を肥やすためだった。バーネイズの後を継いだ者たちもまた、彼の手法を利用して、ロックフェラーらによる医薬品中心の医療を受け入れるどころか歓迎するよう世論を誘導したのである。

バーネイズがアメリカ人の集団心理に与えた影響は非常に有害なものであったため、フランクリン・ルーズベルト大統領がアメリカを第二次世界大戦に参戦させるために彼を起用しようとしたとき、最高裁判事フェリックス・フランクファーターは厳しい警告を発したが、それは今日でも共感できるものだ。バーネイズは自ら進んで悪というパンドラの箱を世界に向けて開けようとしている、とフランクファーター判事は警告し、さらに、バーネイズとその同僚たちは「世論を毒することに熟達し、人間の愚かさ、狂信、利己主義を食い物にしている」とも言っている。

ガンダーマンはこの点について、バーネイズ流のプロパガンダを受ける側の視点からさらに詳しく説明している。

要りもしない物を「欲しい」と思わせることでバーネイズは、一般市民を、購買力を行使して幸福への道をひた走る消費者に変容させようとした。だが、道徳的指針を持たないそうした変容は、人間の本来の性質や可能性について、不遜かつ最終的には嘲笑的な見方を助長させることになる。それは生活を豊かにするよりもむしろ破壊するものである。

一つにはバーネイズの存在ゆえに医療の分野で起こったことを、彼のこの言葉は映し出している。バーネイズのテクニックがアメリカ中に具現させた集団的思考のおかげで、新しく出現した医薬品業界が自分たちの商品を唯一の正当な治療薬だとして売りつけるのが、かつてないほど容易になったのだ。

◉大衆洗脳が現代の医薬品を「伝統医学」に変えた

ちょっと考えてみていただきたい。子どものときに事実として教えられ、その後それが間違いだったと証明されたことはないだろうか。あなたが今何歳かによるが、たとえば「五人中四人の医師が」キャメルという煙草を他の煙草よりも好むとされていたときのことを覚えているかもしれない。あるいは、本物のバターよりもマーガリンの方が健康に良いとか、脂肪を食べると太る、と言われていたこともあった。

これらは、一般大衆に「真実」として押し付けられたたくさんの作り話の、ほんのいくつかにすぎない。そして、未だに論争が続いているものもある。たとえば次のようなものだ。

- 伝染病に対する高い免疫力をつける方法は唯一、ワクチンを接種することである
- 発熱は良くないことなので、アセトアミノフェン（解熱剤）で熱を下げるべきである
- アスピリンを毎日飲むと心臓発作を予防できる
- フッ素を添加した水を飲むと虫歯を予防できる
- 慢性の痛みは正常な老化現象の一つである
- 食品医薬品局に認可された医薬品だけが病気を治す方法である
- がんの治療に効果があるのは、化学療法、放射線療法、そして手術だけである

よく耳にするこれらの作り話はいわゆる「社会通念」である。つまり、それが実際に真実であるかどうかとは関係なく、一般大衆に広まって受け入れられたために、大多数の人々が、みんながそう言っているというだけの理由で「真実だ」と思っているのだ。

社会通念とされるものが現実を凌駕するというのは、もちろんまったく非論理的なことであ

る。それを信じる人の数の多少にかかわらず、真実は真実だ。だが、人心を操るソーシャル・エンジニアたちがバーネイズの洗脳の手法を利用して達成したことの一つがこの集団的思考であり、人々は批判的にものを考える能力をなくし、代わりに他者に追随してものごとを受け入れるようになってしまったのだ――彼の言うところの「工作された合意」である。

その一方で、集団的思考に抵抗する人々、より具体的に言えばそうした集団思考に楯突く「考え方」に対する反対意見も工作された。その二つはジグソーパズルのピースのように慎重に組み合わされて医薬品革命の一部となり、間もなくアメリカ社会全体が、医薬品至上主義を叩き込まれた新手の医師たちに指示されるまま、薬を貪るようになっていった。そうした医師らは、薬がアメリカ人の病気を治せるものと信じ、また患者にもそれを信じるよう教えたのである。

このやり方に従うのを拒んだ医師は、すぐに「いんちき医者」と呼ばれた。キャンペーンの目標を達成するために一九一三年に米国医師会内部に設立された、プロパガンダ部門の仕業である。米国医師会の会員、そして一般大衆は、あらゆる「いんちき療法」――つまり、ロックフェラーとカーネギーのお墨付きのないすべての治療法のこと――を避けるようにと指導された。

同様に、医薬品を肯定するメッセージは、乗っ取られた医学校のみならず、テレビやラジオ、雑誌、医学誌、さらには政府の公衆衛生関連機関によって積極的に流布された。政府の機関の中には、この新しい医療制度を科学的かつ権威あるものに見せるというただそれだけを目的に設立されたものも多かった。

それはあらゆる手段を含む非常に包括的な計画であったため、医師も患者も、医薬品を中心としたこの新しい治療法を何の疑問も抱かずに喜んで受け入れ、これこそが進歩的な社会における医療の王道だと信じた。こうして優越感をくすぐることが、医薬品を使った医療は先進的であり、それまでの「原始的な」治療法の数々よりもはるかに優れている、と一般大衆に信じさせるのに役立ったのである。そしてそれは、概念を売り込むバーネイズの手法に基づくものだった。

突如として、さまざまな人々が、薬草や自然療法の使用はその可能性を考慮することからして「低俗なこと」であると考えるようになった——医薬品こそが未来の医療となったのである。言ってみればそれは、「古きを捨て、新しきを得る」ことであり、この戦術はあらゆる社会階層の人々に非常に効果的に機能した。そして連邦政府もまた、一九三八年にルーズベルト大統領が、「安全で、かつ効果のある」医薬品はどれかを決めるための新しい枠組みとして「食品医薬品化粧品法」を制定し、大衆騙しに加担したのである。[3]

これより先に、医薬品はすでにちらほらと流通するようになっていた。だがルーズベルト大統領による新法は、誕生したばかりの医薬品業界を一気に加熱させ、医薬品を中心とした治療が常に優先事項とされるよう、巨大な権限を与えた。改名したばかりの食品医薬品局と同時に「ビッグファーマ」が誕生し、この二つが互いの存在を助け合うようになったのである。

医薬品業界は、医科大学と、製品を宣伝するメディアの両方から応援を受けつつ医薬品の製造を続け、食品医薬品局がそれらを承認して、信頼性があるという幻想を作り出した。顧客の不人気な商品に権威づけするために各種の委員会を設立する、というバーネイズのやり口を覚えているだろうか？　食品医薬品局とルーズベルト政権もまたそうやって、医薬品の権威づけに成功したのである。

当時ほとんどの人は、医薬品がどのように製造されているか、医薬品がもっと自然な伝統的治療法に取って代わったのはなぜなのか、どのようにして医薬品に関する履修課程がほぼすべての医科大学で採用されることになったのかを知らなかった。彼らにわかっていたのは医薬品が出回るようになったことだけであり、彼らに押し付けられた大量のプロパガンダのおかげで、医薬品はその他のあらゆる治療法よりも優れている、と信じてしまったのである。

医薬産業の資金提供で行われた研究の報告が殺到し、広告――お察しの通り医薬品の広告だが――と広告に挟まれるようにして掲載されるようになると、科学誌さえもその信憑性は怪しくなった。突如として化学薬品が至る所に蔓延し、猛烈な勢いで始まった大胆不敵な薬物の宣伝は、社会の隅々にまで影響を及ぼした。

今は現役を退いた著名な脳神経外科医であるラッセル・ブレイロック医師が、その仕組みを、具体的にがんの治療薬を例にとって話してくれたので、その詳細は後述したいと思う。ブレイロックは私の最新のドキュメンタリーシリーズ『The Truth About Cancer: A Global Quest（がんの真実を求めて：世界探求の旅）』に全編通して出演し、こんなふうに語っている。

製薬会社の手口はというと、ゴーストライターを使って記事を書くんだよ。会社を雇って、図表や数値や参照文献入りの、まさに素晴らしい医学論文に見える記事を書かせるんだ。研究者の名前はない。だって書いたのはその会社なんだからね。それから製薬会社はその記事を持って、有名ながん専門医のところへ行き、この記事の執筆者として名前を載せませんか？ と言う。そしてそれを引き受ければ、その記事はとても権威のある医学誌に掲載されるんだ。『ニューイングランド・ジャーナル・オブ・メディスン』とか、すごく権威のある腫瘍専門の医学誌とかね。

そう言われて引き受ける人は大勢いるよ、そうすれば自分の名前をさらに広められるからね。だから自分の名前を使っていいと答えるんだ。そして製薬会社はその記事の著者として何人もの名前を並べるんだが、彼らはその記事とはまったく関係がないし、その研究とも何の関わりもない。だが結局権威ある医学誌にそうやって載ることになる。そして、医師の行動や、どうやって患者を治療するかは、そういう医学誌によって左右されるんだ。

ゴースト記事とは知らずにその記事を読む医師は、うわぁ、ものすごい効果だなぁ、しかも合併症がほとんど起きていないじゃないか、と考える。そしてその薬を注文し、自分が記事で読んだことをそのまま患者に伝える。合併症はほとんど起きていないし、患者の反応は上々だし、これを飲めばあなたは治る可能性が高いですよ、とね。

これが、一般に医薬品がどのようにして医療界に侵入していったかを端的に示している。つまり、詐称やごまかしをはじめ、先述したような、ペテン以外の何物でもない策略が使われたのだ。

この医薬品業界の革命以前には「伝統として確立された」医療とされていたものは、突如として、「本当の医療」の添え物にすぎない「代替医療」として片付けられてしまった。あたかも、植物、薬草、栄養素などというものは、人間の体の健康にとって少しも重要ではない、とでも言うように。医療の主流とされていたものを骨抜きにし、まったく違うものに作り変えるためには、そこが最も肝要だったのである。

◉化学兵器を原料とした医薬品とワクチン

ビッグファーマは私たちに、人間の体が病気になるのは体内の化学物質が不足しているからだと思わせようとするが、実際はそうではない。原因は栄養素の欠乏なのだ。ところがこの事実は、医薬品業界がアメリカの医療全体を独占し、虚偽の広告、インチキな科学研究、嘘の調査、その他さまざまなプロパガンダ戦術に巨額を投じるとともに、徐々に忘れられていった。

アメリカの国民はまやかしを売りつけられたのだ。

そして何よりも残念なのは、そのことに気づいている人がほとんどいない、という事実である。医薬品業界がどのようにして権力を手にしたのか、その歴史は忘れ去られ、と同時に、現在販売されている医薬品の多くを製薬会社がどのように開発したかということもまた忘れられてしまった。実を言えば、医薬品の多くは、二つの世界大戦中に開発・使用されたさまざまな化学兵器の副産物であり、中にはナチスの強制収容所に収監された人々に試用されたものもあるのである。

標準的な歴史書にはあまり書かれていないことだが、最も初期に開発された医薬品の多くはドイツの研究所で生まれたもので、その中にはフェナセチン、フェナゾン、アセチルサリチル酸（アスピリン）といった一般的な鎮痛剤が含まれている。ドイツでは、大手製薬会社の多くが一九二五年に「I・G・ファルベン」という複合企業に吸収された。I・G・ファルベン社は、ドイツの医薬品業界を独占しただけでなく、アウシュヴィッツなどの強制収容所の囚人たちを奴隷のように働かせて新薬を開発し、テストした。『Journal of Clinical Pharmacology and Therapeutics（臨床薬理学と治療学ジャーナル）』に二〇〇九年に掲載された研究論文には次のように書かれている。

医学的および薬理学的研究プロジェクトに関しては、I・G・ファルベン社が、実験的なプログラムに参画した。ナチス政権によって行われた安楽死プログラムの患者および健常な被験者を、強制収容所から本人の同意なく集め、さまざまな薬剤が試験された。その中には、スルファミドやヒ素誘導体、組成が正確にはわかっていない製剤などが含まれ、主に、発疹チフス、丹毒、猩紅熱（しょうこうねつ）、パラチフスといった感染性疾患の治療に関するものだった。

I・G・ファルベン社はさらに、ドイツ軍の化学兵器プログラムにおいても決定的な役割を果たし、最初の二つの神経毒物質（のちに「神経ガス」と呼ばれるようになった）であるタブンとサリンの開発に貢献した。こうした活動の一部は、一九四七年に行われた有名な一連のニュルンベルク裁判の中で明らかにされ、I・G・ファルベン社の重役や科学者二四名が、収容所での強制労働および、収監者に対して強制的な薬剤実験を行った廉で裁かれた。[4]

これらの化学兵器の多くは、戦後、奇跡のような変貌を遂げて医薬品となり、欧米各地で病気の治療に使われるようになった。抗がん剤を使ったがん治療もその一つである。また同じ頃、西洋医学における化学薬品中心の新しい考え方の自然な流れとして、ワクチンが初めて登場した。

おなじみの名前、たとえばアスピリンの主要製造者であるバイエル社は、化学兵器の開発がそのルーツである。ドイツのバイエル社は、戦争で使われた最初の化学兵器の一つであるマスタードガス（硫黄マスタード）の製造者だった。この有毒な化学薬品によって、第一世界大戦中、一〇万人ほどが殺されたとされている。[5]

第一次世界大戦後、一九二五年にできたジュネーブ議定書で、マスタードガスなどの化学兵器を戦争に使用することが禁じられた。だがそれによって各国がマスタードガスを備蓄するのをやめることはなく、アメリカ政府は第二次世界大戦中、七〇トンのマスタードガスをリバティ船S・S・ジョン・ハーヴェイでヨーロッパに送った。

ドイツ軍の空爆によって船は沈んだが、公式な発表によれば、その結果起こったガス爆発の煙が「驚異的な」発見につながった――**マスタードガスに含まれる化学物質は、がんの抑制に効果があるかもしれない**というのである。ナチスの強制収容所を含め、第二次世界大戦の最中、そして戦後、これらの化学薬品は秘密裏に研究が進められ、戦後ほどなくして、マスタードガスから作られた初めての抗がん剤が医療の現場に登場した。

私が制作したドキュメンタリーの中で数多くの出演者が説明しているように、**抗がん剤は、がん細胞だけではなく人体のあらゆる細胞に対して有毒**である。文字通り人体にとっては毒なのであり、がんによってすでに免疫系が衰えている患者にとっては特に大きなダメージを与える。

だが、抗がん剤治療の普及を後押しする組織的運動は、新しいがんの治療法として抗がん剤を推奨し、同時に抗がん剤治療を肯定する教義を医学界に吹聴し、それは成功した。抗がん剤による治療はあっという間に、侵襲性の高い外科手術と、人間のDNAを傷つけ、実はさらにがんを引き起こす放射線療法とともに、がんの標準的な治療法となってしまったのである。

◉自然を模倣し、取って代わろうとする医薬品

化学物質を原料とした医薬品が自然に勝るという幻想を維持するためには、さまざまな要素が複雑に絡み合った策略が教育課程や学術雑誌で展開されるのみならず、一般大衆に対する広報活動も必要であるということは、ここまで読んだ方にはすでによくおわかりのことと思う。さらに、医薬品の「知的所有権」を保護する法的制度も必要だ。

製薬会社には、自然界から化学分子を単離し、特許によってそれを我が物にすることに対する政府の保護が与えられた。それは「生物界の乗っ取り」であり、私腹を肥やすために自然界から盗みを働く行為だと私は思う。**多くの医薬品は、結局のところ自然界にその源があるのであり、何らかの形で自然を模倣する。**ただしそれらは往々にして、人間の健康を犠牲にする。

ワシントン州にあるタホマ・クリニックの創設者であり医長であるジョナサン・V・ライト医師は、ドキュメンタリーのためのインタビューに答えてこう言った。

「特許を持つ薬は人間の体にはふさわしくない。巨大な製薬会社はどれも、たくさんの化学分子の特許を持っている。それらの化学分子は、もともと人体に存在するものに似ており、何らかの作用を持つのだが、同時にたくさんのダメージも与える。現在の自分の体をできるだけ健

康に保ちたいならば、体にふさわしい物質やエネルギーのみを使うべきだし、特許のある医薬品を使うなどあり得ない」

つまり、医薬品の多くが意図的に、**由来となる天然化合物に類似してはいるが、同時に多国籍大企業が「所有」するに足るだけ異なるようにデザインされている、**というのは偶然ではないのだ。植物や生物、あるいはさまざまな化学物質や石油化合物からそれらを単離すれば、ほとんどの医薬品にはひどい副作用が生まれるし、本質的に有毒なものもあるのである。

「自然には特許を取れませんからね。だから植物由来の薬の研究には資金が集まらないんですよ」

臨床医、著者、細胞生物者として、カリフォルニア州サンタモニカで東洋医学と鍼のクリニックを営むナリーニ・チルコフ医師（L.Ac., O.M.D）は、私のインタビューに答えてそう言った。「製薬会社は、自然界に存在する分子によく似たものを作ればそれを所有できます。でもその二つは同じものではないのです」

医薬品に関するこの偽りの宣伝活動を後押ししていたのは金と権力である。そして自然は金にならないし、権力にもつながらない。自然界にあるものは本質的にすべて無料だ——なぜなら、自然を合法的に所有することのできる人や企業などは存在しないし、そんなことができるのは神ぐらいだが、神はその恵みを分け隔てなく誰にでも与えるのだから。一方、特許を取得した医薬品というのは、健康であるための手段や人間の運命を左右し、人間が神に成り代わろうという試みである。ピラミッドの頂点にいる者を除いては誰のためにもなりはしない。だがそれが、現代を支配するルールなのだ。

キャンサー・トリートメント・センター・オブ・アメリカで栄養学の副部門長を務めたパトリック・クイリン博士（Ph.D, R.D., C.N.S）は私の親しい友人だが、医薬品とは基本的に、多数の人を犠牲にしながら少数の者が利するために、自然の摂理を覆し、あらゆるルールを書きかえるものだ、と言う。

「近代科学の原則を打ち立てたフランシス・ベーコンは、一六〇〇年に、『自然とは、これに従うことによらなくては征服されない』と言った。現代医学で私たちがしていることはまるで、『ルールなんかどうでもいい、ルールなんか変えてやる』と言っているようなものだ。人間にはビタミンDと太陽光が必要なことを知りながら、『太陽光は特許を取れないから、太陽光を必要としない経路で作用する薬を作ってやろう』と言っているわけだ」

こうした状況は、医療における独裁と呼ぶのが最も正しいのではないだろうか。そして私はこの独裁を、あなたの力を借りて打ち壊したいと願っているのである。

第4章

強制されるワクチンや抗がん剤

がんの治療薬にしろ、それ以外の医薬品にしろ、薬剤を市場で販売するためには製薬会社はまず、食品医薬品局に申請しなくてはならない。入手できる最新のデータによれば、製薬会社が臨床試験の結果やその他の補足データを申請と同時に提供するかにもよるが、申請に伴う費用は二〇〇万ドルを超える場合もある[1]。

研究開発、そして試験にかかる費用をそれに加えれば、新薬を市場に送り出すまでには、およそ五五億ドルの金が出て行くことになる[2]。これほどの大金は大企業でなければ払えない。そして現代社会においては、この高価で複雑な過程を経たものだけが「正当」な医薬品とされるのである。食品医薬品局の構造と、食品および医薬品に関して持つ権限について連邦食品医薬品化粧品法に定められたところによれば、それだけの金を費やさない限り、いかなる食品、薬草、その他の物質も、健康の促進と病気の予防を助けるものとして販売することは禁じられている。そしてそれだけの金をかけることができるのは、特許薬の特許を所有している者だけだ。これは、製薬会社に巨万の富をもたらすことのできる大ヒット商品に有利なシステムなのである。一方、ただの薬草や植物はと言えば、同等の地位を与えられることは決してない。なぜならば、先述したように**自然は儲からない**からだ――研究開発、試験、市場ポジショニングにかかる多額の費用はもとより、食品医薬品局に支払う新薬申請料の回収にさえ十分な利益は望めないのである。

食品医薬品局の承認を得るために必要な、幾重にも重なった官僚的な形式主義の手順を通過させるだけの経済的なインセンティブがない自然療法は、いつまでたっても「科学に基づいた医療」という領域の外に存在するわけだが、食品医薬品局が承認した医薬品よりもよほど効果が高い場合も多いのである。それに自然療法の方がはるかに安全でもある。これについては本書の後半で説明しよう。

ご理解いただきたい重要な点は、この制度が、私企業が所有する専売医薬品にとって都合が良いように作られたものであり、それ以前に存在した薬草その他の自然由来の薬のためのものではないということだ。天然の薬草がどうにかして食品医薬品局の承認を得られたとしても、その途端にそれは薬草という位置付けではなく、「医薬品」になってしまう。

病気を治し、健康を取り戻せるのは結局「医薬品」だけである――二〇世紀を通じてそんなマントラが延々とくり返され、かつては立派な薬として使われていた「医薬品でない物質」はすべて、非科学的なインチキ療法である、という集団思考ができあがってしまった。そしてそれは、単なる「考え方」から徹底した法令へと変化していき、現役の医師らは、医薬品と手術を中心とした医療を、容認し、継続するようにプレッシャーをかけられるのみならず、それを拒めば、罰金、医師免許の剝奪、あるいはもっと重い罰を与えると脅されるのである。

◉有無を言わさぬ医療――標準医療の策略

これこそ初めからの計画だったのだ。つまり、独占的な医療体制を、軍国主義まがいの医療として人々に押し付けるということである。極端な場合には、それは文字通り、人々に銃を突きつけて強制された。こうした事例は近年数多く起こっている――たとえば、自分の子どもに抗がん剤治療を受けさせるのを拒んだ親から子どもが取り上げられたり、食品医薬品局が承認していない代替療法を施術している医院が強制捜索されたりするのである。

これは比較的最近の現象のように思われるかもしれないが、実は随分前から起こっていることであり、そして次第にひどくなっている。フレクスナー・レポートが書かれた当時に遡る最も初期の事例では、医師が、専門とする治療法を施術していたというだけで倫理規定に違反したとして不当に糾弾された。現在では、家族が引き離され、投獄されるという事例を目にする。

すべては金と支配が目的なのである。医薬品はあまりにも利潤率が高いので、それが使用されるかどうかを成り行きに任せておくわけにはいかないのだ——代替療法の方が安く、かつ効果も高い場合はことさらだ。人々には特許薬を使用するよう圧力をかけ、最終的にはそれを強制しなければならない。さもなければ砂上の楼閣は崩れ落ちてしまう。そして制度を運用する側にはそれがわかっているのだ。だからこそアメリカでは、抗がん剤治療、放射線治療、そして手術以外のがんの治療法は違法なのである。抗がん作用のある食べ物や薬草、サプリは今でも手に入るが、連邦法のおかげで通常は抗がん作用を謳えない。先述したように、症状の改善や疾病の治療を目的として使われる物質はすべて食品医薬品局によって承認されなければならないし、食品医薬品局が承認するのは医薬品だけで、こうした目的のために天然の物質を承認することは決してないのである。

GreenMedinfoの創設者で、真実を明らかにするムーヴメントにおける私の同志であるセイヤー・チーによれば、「食品医薬品局による法的な定義では、薬とは『疾病の診断、治療、緩和、改善、予防に使われるすべてのもの』のこと」である。「食品医薬品局は自らに、神であるかのような権力を与え、どんな物質でも、病気の予防や治療に使うにはまず彼らの正式な承認を受けることを義務付けた。つまり食品医薬品局の法規制による支配は、構造的に全体主義的かつ独裁的で、食品医薬品局が医薬品として明確に認可を与えないものはすべて、暗に使用が禁じられている」のである。[3]

本来ならばむしろ、この逆であるべきなのだ。一般の人たちも、免許を持った医師も、好きなものを選んで使用することができてしかるべきだし、そのためにどこかの政府機関の許可がいるというのはおかしい。だが、それが現状だ。

食品医薬品局は、この機関を作った者たちと同様、こうした規則は単に、薬が「使用目的に関し、安全かつ有効であることを消費者に保証するため」にあるにすぎないと主張する。[4] 言い換えれば、食品医薬品局が医薬品を承認することはどうしても必要であり、さもなければその薬は危険で使用に不適格である、というのだ。

これは、先の章で説明した、世論操作で使われる「問題‐反応‐解決」というシナリオと同じことである。ただしこの場合は、人々の健康に壊滅的な影響を及ぼした。食品医薬品局は、大昔から病気の治療に使われてきた多数の「未承認」薬を認めようとしないばかりか、承認する薬が与えるダメージから人々を護ることもできずにいる。

私の良き友人であるジョセフ・マーコーラ医師は自身のウェブサイト上で、アメリカでは毎年、少なくとも一〇万人が、食品医薬品局が承認した医薬品が原因で死亡すると言っている。[5] ちなみにこれは、こうした医薬品を過剰に摂取したためではない。**処方された通りに医薬品を摂取しているのに恐ろしい有害事象が起こることも多い**のだ。

医師らには箝口令が敷かれ、規則に従わなければいずれそのつけが回ってくる。この制度に抵抗した者の多くは医師免許を剥奪すると脅かされ、実際に免許を失った者もいる。その有名な例として、胃腸科専門医として世界的に著名なアンドリュー・ウェイクフィールド医師は、はしか、おたふく風邪、風疹用の三価ワクチンと炎症性腸疾患の関連性についての研究論文発表後、イギリスの医師免許を剝奪された。彼の研究がそれほどの物議を醸したのは、炎症性腸疾患は一般的に自閉症と関連があると考えられており、一方権力層は、自閉症とワクチンの関係性を執拗に否定しようとしてきたからだ。

ウェイクフィールドはワクチンが自閉症の原因だとは一度も言っていないが、彼の研究の結果はそのことを暗に示しているように思われたため、彼は子どもを持つ親たちに対して、MMRワクチンよりも、はしか、おたふく風邪、風疹用の各ワクチンを個別に打つよう勧めた。すべてのワクチンを非難するというのにはほど遠かったにもかかわらず、彼はそう言って責められ、マスコミに中傷され、イギリスの医師免許を剝奪されたのである。[6] これは、体制側が、自らの存在を脅かす可能性のある者をどう扱うかということを示す、数ある事例の一つにすぎない。

これは医薬品一般について起こることではあるが、ワクチンとがんの標準治療については特にそれが顕著だ。がんの標準治療のいずれも、危険を伴うこと、ときには恒久的で不可逆な影響があるという事実にかかわらず、である。「害をなさない」という原則は、疾病が免疫系（ワクチン）であったりがん（抗がん剤治療）である場合には当てはまらないようだが、それが問題なのである。

◉義務付けられたワクチン──選択の自由はどこへ？

公衆衛生において最も偉大な「成果」とされることの多い、たとえば人工的にフッ素を加えた水道水やワクチンといった政府による介入には、それを利用しないという選択肢がなく、これはおかしなことだと私は思う。それらを使わないための手段はもちろんあるのだが、多くの時間と労力を必要とするし、非常に複雑であることが多いので、ほとんどの人は楽をするために与えられた選択肢を受け入れてしまう。ワクチンの場合、これまではほとんどずっと、他の医療と同様に自由意志で行うものだった（軍人や医療関係従事者は別として）。ところが近年になって議会は、一般人のワクチン接種の自由を徐々に奪い始めた。カリフォルニア州のSenate Bill 277は、暴走する官僚主義が次第に私たちの医療の自由を奪っていく、その最たる例である。

二〇一五年の夏までは、アメリカの全州で、一人ひとりが自身の良心、信仰、あるいは医療的なニーズに基づく判断によってワクチン接種を受けない権利を認めていた。カリフォルニア州でもこの三つの免除理由が認められていたのだが、ジェリー・ブラウン州知事が署名したSenate Bill 277は、哲学的理由と宗教的理由を除外し、免除理由として認められるのは医療的なニーズのみとなった。[7] カリフォルニア州は現在、全米で最も人口の多い州であり、したがってこの法案の通過が他州に与える影響は、この法案に反対する世論の高まりだけを見ても、非常に大きいことがわかる。米国内科医・外科医協会、カリフォルニア・カイロプラクティック協会、ParentalRights.org、その他数多くの団体がこの法案に反対している。

二〇一六年七月一日現在、カリフォルニア州の公立学校の生徒は、ワクチン免除の対象となる内科的疾患がある旨の医師の診断書を入手できない限り、一連のワクチンを接種することが義務付けられている。これは、医療選択の自由、親の権利、そして何よりも人権を明らかに侵害するものだ――なぜならば、ワクチン接種に賛成であろうとなかろうと、すべてのワクチンには有害事象が起こる危険性があるということは否定しようのない事実だからだ。

ワクチンには本来リスクが付き物なのだから、各人の意思に逆らってワクチン接種を強要するなど、決してあってはならないことなのだ。それなのに、現代という科学時代において政府の保健機関は、ワクチンは免疫機能が健全であるために必要なだけでなく、それが機能するためには全員がワクチンを受ける必要があるという概念を受け入れるよう、国民全員を少しずつプログラミングし直しているのである。この考え方はよく「**集団免疫**」と呼ばれる。

集団免疫という概念はまったくの茶番だが、この本の焦点はがんなので、ここではその理由を事細かく述べることはしない。だが、中央集権的な医療制度はワクチンでまたしても人々を騙しているのだということだけは言っておく。これは前述した「壮大な医療デマ」の一部なのだ。そして、ワクチンの義務付けを推進するのに使われる世論操作と同じ方法が、有毒な抗がん剤と放射線をがん治療の唯一の手段として売り込むのにも使われているのである。

お役所仕事のあれこれをうまく切り抜けて、義務とされるワクチンの接種を断ることができたとしても、今度は「育児放棄」で訴追されるか、子どもを取り上げられる可能性すらある。自分の子どもに予防接種を受けさせるのを拒んだ親が政府によって訴追された例には次のようなものがある。

●二〇〇三年、コロラド州に住む若い夫婦は、出産した病院で母親がB型肝炎ウイルス検査で陽性であることがわかると、生まれたばかりの子どもにB型肝炎ワクチンを強制的に接種された。母親は実際には肝炎ではなかった。B型肝炎ウイルスの検査は正直なところ、五〇パーセントほどの正確さしかないのである。信仰と哲学に基づいて両親が反対したにもかかわらず子どもにワクチンが接種された際には、武装した警備員が立ち会っていた。[8]

●二〇一一年、米国各地の小児科医の一群が、米国小児科学会に促され、今後は疾病管理予防センターが定めるスケジュールに沿ってワクチンの接種を受けていない子どもの診療はしない、と発表した。その理由がおわかりだろうか？　これらの小児科医らは「子どもの健康」を懸念しており、ワクチン接種をしていない子どもは他の子どもの健康を危険にさらす、というものだった。[9]

●二〇一二年、ペンシルバニア州に住む母親は郡の保安官事務所に嫌がらせを受けた。彼女が息子にワクチン接種させるのを拒むと、機嫌を損ねた小児科医が、警察と児童保護サービスに通報したのである。母親が「不審な」行動をとっている、と不当に非難した。母親は単に、疑問の余地が残るウィルスの断片や毒性のある化学物質を含んだワクチンを息子に接種させない権利を守ろうとしただけである。[10]

● 周囲のプレッシャーに屈して子どもにワクチン接種を受けさせたからと言って、政府による介入から逃れられるとは限らない。「乳幼児突然死症候群（ＳＩＤＳ）」と「揺さぶられっ子症候群」は、政府によれば原因がわかっていない「謎の」病気であるが、研究の結果は、どちらもワクチンと関連がある可能性を示唆している。

二〇一四年、イタリアのミラノ大学の研究者らが、ＳＩＤＳの原因が六価ワクチンである可能性を示唆する論文を『Current Medicinal Chemistry（最新医薬品化学）』誌に発表した。これはジフテリア、百日ぜき、ポリオ、それにインフルエンザのワクチンを混合したもので、研究の結果、孤束核（脳にある神経細胞の塊）に起こる後天性超急性脳炎と関連があることがわかったのである。論文は、ワクチンの成分が「無防備な新生児の死亡に直接関わっている」可能性を指摘している。[11]

さらに、揺さぶられっ子症候群というのがあるが、この名称はまったくの誤りである。それとわかる症状——硬膜下血腫、網膜出血、脳症など——が子どもに表れると、ほとんど機械的にその子の親は、脳に障害が出るほどひどく揺すぶったためだと言って非難される。

医学界は、いかなる揺さぶられっ子症候群の症状も、児童虐待の印だと言って譲らないが、れっきとした科学的研究の結果はそうではないことを示唆している。開業医であり、American Board of Environmental Medicine（アメリカ環境医学委員会）委員でもあるハロルド・E・バットラム医師がさまざまな症例を詳しく調べた結果わかったことを見てみよう。

私の観察、および限られた医学文献を調べたところによると、揺さぶられっ子症候群の多くは、複数の強力なワクチンの相互作用による副作用を示している可能性がある。それらのワクチンの中には、B型肝炎ワクチン（副作用として出血性血管障害、自己免疫反応、神経障害）、インフルエンザワクチン（過感作）、破傷風ワクチン（過感作）、百日ぜきワクチン（過感作、脳浮腫、エンドトキシンによる血管炎症と過度の血液凝固）などが含まれる可能性がある。[12]

自分の子どもがワクチン接種後にこうした恐ろしい副作用に苦しむのを見るのはそれだけで辛いのに、中には、我が子に危害を加えたのは自分ではないということを証明するために法廷で闘わなければならないという踏んだり蹴ったりの人もいる。裁判に勝てた人もいるが、勝てなかった人も多い。児童虐待で有罪という誤った判決が下り、投獄された人すらいるのである。

そのような悲劇的な事例の一つが、二〇〇二年、フロリダ州で起きた。ブライアン・パトリック・ハーリーの息子［訳注：正確にはハーリヒイのガールフレンドの息子］が硬膜下出血と脳萎縮で死ぬと、彼は息子を殺したとして有罪になったのである。ハーリヒイに不利な証言をした医師は、彼の息子の出生前と出生後の医療記録を評価することをせず、赤ん坊が抱えていた深刻な健康上の問題と接種されたワクチンの明らかな関連性は完全に無視された。ハーリヒイは「ずさんで不完全な医学的調査」が原因で投獄されたのである[13]。

「ワクチン恐怖症」とでも何とでも呼んでいただいてかまわないが、ワクチンの安全性と効果については大掛かりな陰謀がくり広げられており、政府やマスコミの組織には、そのことを取り上げようとする者はほとんどいない。ワクチンによって確実に免疫力が向上したのはワクチンの製造会社だけである（一九八六年に制定されたNational Childhood Vaccine Injury Compensation Program［訳注：ワクチン接種後の健康被害に対して補償を行う制度］は、密かに大手ワクチン製造会社を保護する盾となり、個人に傷害が起きてもワクチン製造会社は法的責任を問われない[14]）ことを考えると、すべてのリスクが親と子どもたちにのしかかっているのだ。

だからこそ、年齢や住んでいる州によって手続きがかなり面倒な場合もあるが、常に攻撃されながらも、ワクチン接種を避ける手段は存在する。全米ワクチン情報センターはワクチン関連のニュースや法規について常に目を光らせており、各州のワクチン免除の選択肢を詳しく紹介しているので、あなたとあなたの家族のために、それをよく把握することを強くお勧めする。[15]

ちなみに、ワクチン肯定派の筋書きに反することは、どうやらそれを口にすることすらご法度らしい。最近、ニューヨークのトライベッカ映画祭が『Vaxxed』[16]という映画の上映を取りやめたのは、言論の自由が弾圧された端的な例である。これは、科学に基づいてワクチンと自閉症の関連性を検証する、非常に示唆に富んだドキュメンタリー映画なのだが、映画祭の直前に実行委員長であるロバート・デニーロによって上映映画リストから外された。デニーロは、この映画を公開しないようにというワクチン製造業界からの圧力に屈したのかもしれない。[17]『Vaxxed』はまた、テキサス州でのワールドフェスト・ヒューストン国際映画祭からも除外された。ヒューストン市長シルベスター・ターナーが、「子どもにワクチンを接種させないよう推奨する映画」に市として資金的な支援をすべきでないという決定を下したからだ。[18]

断っておくが、『Vaxxed』は単に、ワクチンについての真実を包み隠さず語っているにすぎない——疾病管理予防センター内部で起きているとされる犯罪まがいの腐敗について語る、センターの内部告発者ウィリアム・トンプソン医師の証言も交えて。これは、自分の子どもたちにワクチンを接種すべきか否か、あるいはどのような時期にワクチンを接種するかを考えている親たちには与えられるべき情報だ。

◉化学療法に不利な科学的事例

医学界はワクチンを一種の予防薬として位置づけており、感染性の病気から身を守るには自分自身の免疫系ではなく化学薬品を充塡した注射に頼るほかに方法がない、と何十年にもわたって人々を洗脳してきた。したがって、自分たちの行いを精査されるのを避けたいワクチン製造業界が、言論の自由を抑えこむという手段をとったことは驚くに当たらない。がんの化学療法についての筋書きもこれと同様で、ワクチンと並び、その根拠はあやふやで偽りに満ちている。がん専門医たちは、医科大学に入学したその日から卒業するまで、化学療法肯定のプロパガンダに浸っている。栄養学についてはほとんど何の教育も受けず、基本的に、医薬品――この場合はマスタードガスが姿を変えたものだが――だけががんを「手なずける」手段である、と教え込まれる。

がんを根治する方法については彼らは何も語ろうとしない。少なくとも、「いつかはその方法を見つける」と言う以外、少しでも実際的な形でそれが語られることはない――なぜなら根治する方法が見つかってしまえば、彼ら自身がその一部である巨大ながんビジネスは破壊され、がん専門医は不要になってしまうからだ。これからご紹介する、化学療法に関する真実のいくつかは、企業の息のかかったマスコミや標準治療を行う医師からは決して聞くことがないだろう――どちらもそれが実はどういうもので、体にどんな影響を与えるのかについて、人々が知らないままでいるように懸命な努力をしているのである。

1：化学療法はがんの原因になる。

そう、その通り。がんの治療法として最初に行われ、がん患者が合法的に受けられるごくわずかな治療の一つである化学療法は、本質的に発がん性があるのである。化学療法は、実はがん細胞を幹細胞——ほかの細胞が増殖する元となる細胞のこと——に変え、強くしてしまう。化学療法に使われる薬剤は、基本的に、すでに患者の体を破壊しつつあるがん細胞に味方を送り込むのであり、その過程で周りの健常な細胞まで破壊してしまうのである。

二〇〇九年に中国の研究者らが『Bioscience Hypotheses（生物科学の仮説）』という学術雑誌で発表した論文は、化学療法は何の治療もしないでいるよりも実は有害性が高いと説明している。なぜなら化学療法は、いわゆるがんの中核を攻撃せず、むしろがんを強化し、その致死性を高めるからである[19]。

論文によれば、「がん幹細胞はがん治療における障害とされているが、その理由の少なくとも一つに、がん幹細胞が本質的に持っている、治療に対する抵抗性が挙げられる。そのため、化学療法はがん幹細胞を強化することになる。定説とは逆に、私たちは、抗がん剤が十分に送達されない部位においては、化学療法はがん幹細胞を強化するのみならず誘発するという仮説を立てた。腫瘤の一部においては、血管新生の不均衡と血液供給の不足のため、抗がん剤の送達が十分でない」。

だが、本当に重要なのはその先だ。「薬剤が十分に送達されないと、その結果、**がん細胞の多くは死なず、がん幹細胞に変化する**」と論文にはある（強調は私が加えたもの）。

つまり化学療法というのは、チェスで言うプロモーションによく似ていて、ただのポーン（普通のがん細胞）だった駒が、一番奥まで進むとクイーン（がん幹細胞）に変わるのである。化学療法をその媒介、あるいは手引書として、普通のがん細胞ががん幹細胞に「昇格」する。そしてがん幹細胞はあたかも工場のように、普通のがん細胞を作り出し、がんを増殖させるのである。

2：がん専門医のほとんどは、自分自身や自分の家族には化学療法を拒否する。

化学療法が人体にどんな影響を及ぼすかを直接的に知っている人がいるとすれば、それは自分の患者を抗がん剤で治療しているがん専門医にほかならない。二〇一四年、『PLOS ONE』というオープンアクセスジャーナルで発表された調査結果によると、がん専門医の圧倒的多数が、自分自身ががんと診断されても決して化学療法は受けないと言っている。[20]調査に参加した一〇〇〇人を超える医師のうち、驚くなかれ八八・三パーセントが、患者には日常的に行っている「高負荷治療」（がん細胞を一掃し、免疫力を破壊する抗がん剤など、毒性の高い治療法を指す婉曲的な表現）を自分は受けない、と認めたのである。

これはおそらく、こうした治療法が人間の体をどれほど傷つけ、がんの治療には役立たないものであるかが彼らにはわかっているからだろう。「現在は、何かしないと我々の怠慢とみなされますが、どんな深刻な疾病でも必ず、高負荷治療が疾病そのものよりも体に負担をかけるようになる、そういう転換点があります」。スタンフォード大学医学部の臨床学准教授、V・J・ペリヤコイル医学博士は、イギリスのデイリー・メール紙のインタビューでそう語った。[21] ではなぜ医師はそのような高負荷治療を患者に施すのかについて、彼女は加えて言った――「私たちは医師に、患者と対話することを教えませんし、対話に対しては報酬を与えません。医師は治療を施すよう訓練され、治療を行えば報酬が与えられます。この制度を変えなければいけません」

これより先、カナダのマギル大学で行われた調査では、肺がんに詳しい一一八名の医師に、彼らが患者に投与していた抗がん剤を信用しているか、自分自身でそれを使用する意思はあるかと尋ねたところ、七五パーセントが、信用していないし自分ではそれを使用するつもりはないと答えるという衝撃的な結果だった。[22] 六年後に同様の調査が行われたが、調査対象が異なったために化学療法の支持率は上がったものの、それでも半数近くの医師が自分自身（そしておそらくは自分の家族）には化学療法を使わないと答えた。[23]

3：抗がん剤は一大産業である。

抗がん剤が人間の健康を著しく害するものである、とほとんどのがん専門医が知っているなら、いったいなぜ彼らの多くがそれでも抗がん剤を処方し続けるのだろうか？　その答えは金だ。がん治療薬は唯一、医師が患者に直接投与する医薬品である。それ以外の医薬品はどれも、医者が処方箋を書き、薬剤師が患者のためにその薬を調合する、という形をとる。

信じられないかもしれないが、がん専門医は実際に、抗がん剤を患者に処方するたびに手数料を受け取るのである。アフィリエイト・プログラムに似て、これは一種のキャッシュバックであり、たちの悪いがん専門医はできるだけたくさんの抗がん剤を処方しようとする――そうやって生計を立てているのだ。自分の医院を持ち、がんの標準治療を専門にしているピーター・アイゼンバーグ医学博士は、二〇〇六年にNBCニュースのインタビューの中で、「私たちの収入の大部分が、抗がん剤を売ることで得られる利益です」と認めている。[24]「つまり、正直なところ、薬を売って利益を上げなければ、というプレッシャーがあるんです」〔訳注：日本ではシステムが異なる。薬価差益（患者に請求される薬剤の公定価格から納入価格を差し引いたもの）は病院の収入となるが、抗がん剤に限らず、あらゆる薬剤で同じ制度が取られている。外来内服薬については、薬価差益は調剤薬局の収入となる〕

4：化学療法の成功率は非常に低い。

強い毒性があり、がん専門医にとっては大きな利潤を生む抗がん剤が、実は総合的に見るとまったくの非効果的で、抗がん剤を投与される患者のほとんどにとっては約二パーセントほどの成功率しかないことは、くり返し証明されている。二〇〇四年に『Journal of Clinical Oncology（臨床腫瘍学ジャーナル）』で発表された一四年間にわたる調査の結果によれば、オーストラリアとアメリカの、二二種類のがん種、一五万四九七一人の患者において、化学療法を受けた五年後の生存率は、オーストラリアでは二・三パーセント、アメリカでは二・一パーセントだった。[25]

◉有無を言わさぬ化学療法

仮に化学療法が、がん患者に与えられたたくさんの治療法の選択肢の一つにすぎないとしたら、国が認めるがんの治療法として、今ほどは無理強いされた感じがしないだろう。だが、放射線治療と手術を除き、化学療法は現在、治療法として合法的に施行できる事実上唯一の選択肢なのである。しかも患者が未成年ならば、化学療法を辞退するという選択肢すら与えられない場合がある。

コネチカット州に住む少女、カッサンドラ・カレンダーは、ステージⅢ～Ⅳのホジキンリンパ腫と診断され、このことを身をもって思い知らされた。診断後、化学療法を勧められたカッサンドラは、母親の同意を得てセカンドオピニオンを求めることにした。そして、単にセカンドオピニオンを要請するために、私が「力ずくの医療」と呼ぶ醜いやり方を目の当たりにしたのである。

カッサンドラと母親に対し州政府は、化学療法が彼女の「唯一の選択肢」であり、それを受けなければひどい死に方をする、と言った。自分の意思に反して強制的に化学療法を受けさせられることを怖れたカッサンドラは家を出ることにした。だが自分の行為によって母親が投獄される可能性があることを知って家に戻った彼女を待っていたのは、世にも怖ろしい経験だった。

二〇一四年一二月、ハートフォード市の警察とコネチカット州の児童家族局の職員がカレンダー家を急襲し、カッサンドラは力ずくで拉致されてコネチカット小児病院に連れて行かれ、強制的に化学療法を受けさせられた。診療台に縛り付けられ、彼女と彼女の家族の意思に反して抗がん剤を投与されたのである。「もうその時点で、私は自分が人間ではないような気がしました」――ようやく拘束状態から解放された後、私が行った単独インタビューの中で彼女はそう言った。「まるで凌辱されたみたいに感じました。目が覚めたら、足首と手首には痣ができていました」[26]。診断を受けたときカッサンドラは一七歳で、州政府の主張によれば、したがって彼女の身柄は彼女自身の両親ではなく、州政府の保護下にあるのだった。

同じく力ずくの医療による怖ろしい体験をしたのが、四歳で髄芽腫と呼ばれる脳腫瘍の一種と診断されたトーマス・ナヴァロだ。カッサンドラの場合と同じくトーマスの両親も、有毒で、効果はなく、より多くのがんを引き起こしていずれは死を招く可能性が高い治療を、大事な息子には受けさせたくなかった。そこで二人は化学療法の代わりに、スタニスワフ・ブルジンスキー博士が施術している、特に脳腫瘍に対する治療効果が認められている代替医療を受けさせようとしたのだが、二人を待っていたのはカレンダー家と同じ政府の抵抗だった。

「食品医薬品局は、トーマスがこの治療を受けるのを何としてでも防ごうとした。そして、さんざん法廷で争い、大金を費やし、まず標準治療を受けることを強要されたのちにようやくトーマスは、ブルジンスキー博士の治療を受けることを許可されたのである」――私の良き友人であるジョセフ・マーコーラ医師は、この不愉快な顚末を暴露した記事の中でそう書いている。

「残念ながら、許可が出たのが遅すぎた。化学療法によるダメージはあまりにも大きく、トーマスはわずか六歳でがんとの闘いに敗れた。彼の死亡診断書には、死因は『化学療法による慢性的な毒性が原因の呼吸器不全』とある」[27]

このぞっとするような筋書きが、他の多くのがん患者にもくり返し起きているのだ。その加害者にはなんら影響はなく、この状況が変わる気配もない。

唯一、わずかな希望が感じられるのは、この「切り取って焼く」というアプローチに支配されまいとした人たちの努力のすべてが失敗に終わったわけではないということだ。「化学療法に楯突いた少年」として知られるジャレッド・ブーシーは、なぜ私たち全員がはっきりと自分の意見を示すことが――そして何よりも、この本を読んでいるすべての人が手を取り合い、カッサンドラやトーマス、そしてジャレッドのような人たちと連帯して、自分が受ける治療法を自分で選ぶ権利を守ることが大切かを示す、生きた手本である。

カッサンドラと同じく、ジャレッドもステージⅣのホジキンリンパ腫と診断され、一度は化学療法を受けたがその後治療を続けないことに決めた。抗がん剤の毒が体を蝕んでいくのに気付き、「自分の体のスイッチが切れた」ように感じたジャレッドは、代替療法に切り替え、今ではすっかり健康である。[28] ジャレッドはフェイスブックで、オーガニックフードを食べること、野菜や果物を直接搾ったジュース、そしておそらく何よりも、遠赤外線サウナやリバウンダー［訳注：小型トランポリン］を使い、定期的にコーヒー浣腸を行うなどして毒素を排出したことで見事にがんを治した、という驚くような体験談を伝えている。そう、完治したのである。彼が用いたさまざまな治療法は本書の後半でより詳しく紹介するが、ここではそのさわりだけお伝えした――ジャレッドのようなやり方を選ぶ人にはたくさんの障害が待ち構えてはいるが、それでも希望はあるのだから。

第2部

がんの診断・発見・原因・予防

第5章

がんについての基礎知識と統計

仮に、あなたはこれまで車を運転したことがない、と想像してほしい。もちろん、道路を走っている車は毎日目にしているし、遠くから、車が何をするものかをある程度は理解している。だが、車のエンジンがどのように働き、ブレーキがどのように機能するかは皆目わからないし、正しい種類のエンジンオイルを定期的に交換しなければ車は走らないということや、マニュアル車の場合、ギアをチェンジするためにはまずクラッチを踏み込み、アクセルを踏んでスピードを上げながらゆっくりとクラッチを戻さなくてはいけないということも知らない。

次に、あなたはたった今、初めての車を買ったところだとしよう。販売員にキーを渡されたが、この新車をどうやって運転するのか、どうやって手入れするのか、一言も説明はなかった。あなたが車のことを何一つ知らないとすると、おそらくあなたはタイヤの空気圧のチェックの仕方も知らないし、オイル交換、ブレーキパッドの交換、それどころかガソリンの入れ方すらわからないだろう。販売員が運転の仕方について何も説明してくれなければ、たぶんあなたはどうやってエンジンをかけるかすらわからないはずだ。

車の販売店の駐車場を出る前に、あなたはすでに道に迷ってしまう。そして、**自分の体とがんの関係のこととなると、多くの人がこれとまったく同じ状態**なのだ。私たちはみな、がんに「罹る」人がいる、ということは知っている。かつてなかったほどがんに罹る人が多くなっているということを知っている人もいる。だが、**がんとはいったい何なのか、がんはどのように発達するのか、ましてやどうすればがんを効果的に治療し、治すことができるのか**を、本当に知っている人がどれほどいるだろうか？

がん防止キャンペーンが溢れている昨今、これは考えるに価する問いだ。それらのキャンペーンは皮肉なことに、がんとは本当はどういうものなのか、そして何よりも、どうしたらそれを予防できるのかについて何も教えてはくれない。神は私たちの体を、適切な環境と状況が与えられさえすれば自分でがんを阻止できるように作った。だが言わせてもらえば、ほとんどの人はそれがどういうことなのかまったくわかっていない。なぜならそんなことは誰も——とりわけ、化学療法と放射線治療によるがん治療が失敗することが利益につながる輩は——教えてくれないからだ。

がんを車に喩えるとき、医療産業界は厳密に言えば、車のセールスマンでもなければ製造会社でもない。あなたの体はあなたの魂を物質界でA地点からB地点に運ぶ「乗り物」であると考えるならば、あなたの「車」の本当の設計者は神であり、神があなたの体を、何もしなくても最適に機能するように作ったのである——もちろん、あなたがそれを大事にし、故障したりバラバラになったりしないよう適切な扱い方をすることが前提だが。

だが問題はそこなのだ。生まれたときから死ぬ瞬間まで、私たちのほとんどは、病気にかからず健康でいるための知識を奪われている。医療産業界は車の「取扱説明書」をしまいこんで鍵をかけ、その鍵を捨ててしまった。後に残された平均的な市民は、車の使い方が理解できないまま、曲がりくねった道をよろよろと、慢性疾患、あるいはもしかしたら早すぎる死に向かって進んでいくのである。

私の目標は、無知という牢獄から一人でも多くの人を解放し、人間がもともと持っている権利を手にしてもらうことにある。**人間の体はどのように機能するのか、それを最高の状態に保っておくには何が必要なのかをきちんと理解する**こともその一部だ。これ以上、医療制度の犠牲になる人は一人も見たくない。だからこそ私は、聞く耳を持つすべての人に徹底的に真実を伝えるためならどんなことでもするのである。

◉細胞の健康、免疫、がん

人間とは本当に、他のどんな生き物とも違う、驚異的な生命体だ。たくさんの複雑なパーツが完璧に作用し合いながら血液を循環させ、内臓を機能させ、免疫系が年中無休で働くさまは、まさに奇跡にほかならない。細胞の仕組み一つをとってみても、生命の維持にこれほど適切なものは他に類がなく、その機能の最も重要な点は、わずか数段落で正しく説明することなどとてもできはしない。

私たちの体のさまざまな機能を可能にしているのは、数十兆個にもおよぶ細胞である。[1] もしもあなたの体を一つの国と考えると、細胞はその国を繁栄させる全労働人口にあたる。呼吸を司る細胞もあれば、免疫系を司る細胞も、老廃物を集めて排出する細胞もある。そしてそれらの働きをすると同時に細胞は、酸素と血糖を処理してエネルギーに変換している。

以前私が書いた『Cancer: Step Outside the Box（がん：既成概念を超えて）』という本の中で説明したように、健康な細胞は好気性である。つまり、健康な細胞はアデノシン三リン酸（ＡＴＰ）という形で効率的にエネルギーを産生する。これは体全体の細胞が機能するために必須である。ＡＴＰが存在しなければ、細胞の修復、タンパク質や神経伝達物質の合成、酵素やホルモンの産生などができなくなるし、細胞の再生とＤＮＡの修復も然りだ。

自己存続や再生に必要な大量のＡＴＰをあなたの細胞が産生するためには、一定のインプットを維持しなければならない。中でも**重要なのが健康的な食事と有毒物質の排出**だ。それらが欠けると、あるいは「悪いもの」の取り込みが多すぎ「善いもの」が足りずに体の調子が悪くなると、その結果免疫系が働かなくなり、病原の侵襲が起こる。ときにはがん細胞の成長や拡散につながることもある。

がん細胞とは、実は健康な細胞が、病原体や毒素その他、細胞を傷つける有害な因子に暴露することで有害化したものにすぎない。基本的に細胞というものは自己複製するようプログラミングされており、がん細胞も例外ではない。免疫システムによって排除されなければ、がん細胞は分裂して増殖し、最終的にはがんという腫瘍を形成する。

信じられないかもしれないが、**私たちの体は、常にがん細胞の攻撃に曝されている。それは異常でも何でもない**のだ――体が正常な状態にあれば免疫系がきちんと機能して、有害ながん細胞が定着して体に損傷を与えるのを防ぐからである。問題が起きるのは、何らかの形で免疫システムが働かなくなっていたり、あるいはがんを促進する力による攻撃が強すぎるときだ。

正しく機能している体の場合、健康な好気性の細胞組織が酸素と食物から摂り入れたブドウ糖を代謝してＡＴＰを産生し、それが、細胞がさまざまな機能を果たすエネルギー源となる。その過程で、ＡＴＰの産生によって発生する二酸化炭素を使って体はヘモグロビン（肺から細胞に酸素を運ぶ赤血球細胞）から酸素を抽出する。その間ずっと、悪性細胞――するべき仕事をしていない細胞――がはびこって大暴れしないよう、免疫系がすべてに目を光らせている。

体の機能が正常でなくなり、いわゆる本格的な「がん」が発生してしまうのは、あまりにも数が多くなったがん細胞が、ブドウ糖を横取りしてそれを自らの増殖に使うからである。すると健康な細胞はこの、必要不可欠な血糖が使えなくなり、恒常性が失われて、次第に悪性度を強めるがん細胞の大群に圧倒されてしまう。そのような状態を放っておけば、（治療するのがずっと難しい）全身性のがんにつながる。

つまり、きちんと機能している細胞組織にとって普通なら有益なブドウ糖が、がんが優勢な状況では体にとって最も怖ろしいものになってしまうのである。がん細胞はブドウ糖を自分たちの食物にし始め、乳酸を血液の中に排出し、それが肝臓に送られて再びブドウ糖に変換され、がん細胞の食物がさらに増えてしまう。

この悪循環を断つには「正しい介入」が必要だが、それには抗がん剤の投与も放射線の照射も含まれない。くり返すが、これらの標準治療は、がん細胞を増やすだけでなく、すでに存在するがん細胞をがん幹細胞に変えることによって問題をより悪化させる。がん幹細胞とはそもそも、新しいがん細胞を生むのが仕事の細胞である。[2]

健康な細胞が好気的に酸素とブドウ糖を代謝して体のエネルギー源となるATPを産生するならば、一方でがん細胞が嫌気的に機能するというのは理に適っている。この、がん細胞の持つ嫌気性のため、がん細胞はほとんど酸素を代謝せず、したがってATPもほとんど産生されない。また嫌気性の細胞は、ATP産生の副産物として二酸化炭素を作ることもできない――

つまり、ヘモグロビンから酸素を取り出せないということだ。

この弱点によって、体全体に深刻なエネルギー不足が起き、スーパーオキサイド・ディスムターゼ、グルタチオン・ペルオキシダーゼ、カタラーゼ、レダクターゼといった、細胞を保護する抗酸化酵素が産生できなくなる。また全身において、健康な細胞だけでなくがん細胞にも酸素が届かなくなり、がん細胞は、自らの生存に必要な酸素と糖を確保するために自ら新しい血管を作り始める。これが血管新生と呼ばれる現象だ。

嫌気性という性質があるため、がん細胞は自らが生き残るために血管新生というプロセスを起動する。その結果、体の健康な部位では、細胞がエネルギーを産生して生存し続けるのに必要な酸素とブドウ糖がますます不足する。そしてがん細胞が増殖・拡散するにつれ、健康な細胞からはエネルギーがますます吸い取られていく。

このことを、デイビッド・グレッグ博士は非常にわかりやすくこう説明する——「がんによって細胞が嫌気性になるのではなく、むしろ、**好気呼吸に依存する正常な細胞をがん細胞に変えるただ一つの原因（あるいは必要不可欠な条件と言ってもよい）が、嫌気呼吸が安定してしまうこと**なのである」。がん細胞の血管新生については次のように言っている。

嫌気性である腫瘍細胞内の酸素が不足している環境において新しい血管を生成しているのは、がん細胞ではなく正常な細胞かもしれない。腫瘍が成長するためには、大きくなった腫瘍に血液を供給するために新しい血管を生成しなくてはならないということはよく知られている。したがって嫌気的代謝は単なるがんの二次結果ではなく、がんが成長するための要件なのである。

言い換えれば、がん細胞は、まず細胞が嫌気性を帯びない限り、その生存に必要な新しい血管を生成する血管新生というプロセスを促進することはできない。もともとがん細胞は健常な細胞よりも弱いという事実によって、がんが細胞を乗っ取り、細胞代謝の仕組みを構築し直すことは不可能だからだ。

ではいったいがんは、実際にはどこで生まれるのだろうか？　二度ノーベル賞の候補に上がったこともある著名な科学者、ポール・ゲルハルト・シーガーは、一九三〇年代に、その出発点は細胞質であるという仮説を立てた。このゲル状の液体は、エネルギーを産生する「エンジン」ともいうべきミトコンドリアがあるところであり、健常な細胞ががん細胞に変容する舞台の役割を果たす、と言ったのである。

細胞内で、彼が「呼吸鎖」と呼んだ現象が阻害された場合、その原因が酵素不全であろうとあるいは何か別の要因であろうと、好気性の細胞が嫌気性細胞に変化する。シーガーはこの仮説を証明するため、正常な培養細胞に、ある化学薬品を加える実験を行った。その結果、正常な細胞はほんの数日で異常をきたし、彼の仮説を裏付けたのである。[3]

シーガーの研究仲間であったオットー・ワールブルクもまた、がんについてはシーガーと似た見解を持っていた。彼は、がん細胞は通常の細胞代謝がとる経路を変化させて非酸化的にエネルギーを産生し、その結果、細胞の呼吸がダメージを受けたことによる多数のがん細胞、つまり腫瘍が発生する、と正しく理論づけたのである。

一九六六年、「The Prime Cause and Prevention of Cancer（がんの主原因とその予防）」と題された研究論文の中でワールブルクは、がんの本質とは、正常な細胞の呼吸機能が不健全な細胞の「糖の発酵」に取って代わられたものである、と詳細に分析した。[4] 彼が「呼吸機能障害」と名付けたこの変化は現在、悪性がん細胞生成の最も根本的な原因となる代謝の変調と考えられている。

同じ時期にシーガーは、こうした呼吸機能障害は完全に回復させることが可能で、嫌気性（がん性）の細胞が好気性の（正常な）細胞に変質する「回復過程」を実証して見せた。さらに、不活化または破壊された場合にがん細胞の初期形成を引き起こす酵素の特定さえ行った。

医学博士であるセルジュ・ジュラスナス教授がこれに関連して学術誌に発表した研究論文には、「一九三八年、ポール・シーガーは、がんの原因が、呼吸鎖において最も重要な酵素であるシトクロムオキシダーゼ（より正確にはシトクロムa/a3）の不活性化または破壊であることを発見した」と書かれている。

のちにわかったところでは、シトクロムa/a3はミトコンドリア呼吸酵素の中でも突出して重要である。なぜなら体が摂り入れた酸素の九〇パーセント以上をこの酵素が処理しているからだ。この「生物学的触媒」が存在しなければ、ミトコンドリアは酸素を受け取ることができない。きちんと機能するシトクロムa/a3が不足していると細胞の呼吸鎖が崩壊するのは、こういう理由なのである。ジュラスナスはこう言っている。

ポール・シーガーは、三一〇に及ぶ科学的な基礎研究を通じて、数千回もの電気化学実験と数百回にわたる組織学的実験を慎重に行った結果、シトクロムa/a3（シトクロムオキシダーゼ）の不活性化と破壊が発がんの原因である、という以前の研究を裏付けていることを証明してみせた。彼は、赤血球が運ぶ酸素をミトコンドリアが利用できるのは、特定の呼吸酵素（シトクロムオキシダーゼ）が存在する場合に限られることを証明したのである。[5]

細胞呼吸の混乱に対処するためにシーガーと彼の弟子たちが考案した解決法についてはこの後の章で詳しく述べる。だがここではまず、がんとは何なのか、細胞レベルでどのようにがんが発生するのかについての基礎をお話ししておきたかった。そうすればあなたには、この重要な道程をともに歩むにあたり、がんという病気の本質をよりよく理解することができるからだ。

◉がんは現代病である

がんの歴史に関して言うならば、その存在の最も古い記録でもたかだか一七世紀までしか遡れない。歴史的記録物や実際のミイラ化した遺体を見る限り、それ以前は、がんという病気は事実上存在しなかったか、少なくとも非常に稀であったことがうかがえる。その理由について歴史研究家たちは、古代の人々は今よりも汚染の少ないものを食べ、工業化以降の現代に生きる私たちほど有害物質や公害に曝されていなかったからだという意見で一致している。

二〇一〇年、イギリスの研究者らはこの点についてより詳しく検証している。古典文献や化石、ミイラ化した遺体などを丹念に調べ、今からおよそ二〇〇〇年前より以前にがんが存在したというエビデンスを探したのである。何百体ものエジプトのミイラから組織サンプルを採って分析したが、もしかしたらがんであった可能性のある検体が一つ見つかっただけだった。この研究の主任の一人、マンチェスター大学の客員教授であるマイケル・ジマーマンはこれを受け、「古代社会には外科手術という介入手段がなかったので、がんが存在した証拠はすべての症例において残っているはずだ。ミイラの体に悪性腫瘍の痕跡が事実上皆無であるということは、昔はがんが非常に稀であったことを示すものと解釈しなければならない。それはつまり、がんを引き起こす要因の存在は、近代産業化の影響を蒙った社会に限られるということを示唆している」と語った［訳注：二〇一六年、一六〇〇～一八〇〇年前のヒトの足指の骨より骨肉腫が画像解析により発見された。またエジプトのイムホテプ医師による「乳房にできて膨らんだ塊」についての記録は紀元前二六〇〇年頃のものとされている。さらに一九九〇年、ペルーの一〇〇〇年前のミイラの左上腕から悪性腫瘍が見つかっている」。

がんは昔から常に、一部の人にとっては避けられない宿命として存在していたのか、それともがんは現代社会で私たちが何か間違ったことをしている結果なのか、ということについて、この研究の結果をがん専門医の会議で発表したロザリー・ディビッド教授は次のように述べている。

自然という環境の中には、がんの原因となり得るものは存在しません。ですからがんは、人間が作り出した疾病であり、公害や、食事やライフスタイルの変化のせいであると考えざるを得ません。(中略)各時代の社会におけるがんの罹患率については、私たちには総合的な調査結果があり、非常に明確にお話しすることができます。この一〇〇年のことを検証したわけではありません。私たちは数千年の歴史を検証し、膨大なデータを持っているのです。

数千年にまたがるさまざまな時代のデータと、特に古代エジプトの豊富なデータは、現代社会に明確なメッセージを送っています――がんは人間が作ったものであり、私たちはそれに対処することが可能だし、対処すべきなのです[6]。

仮に、アメリカがん協会をはじめとする著名ながん関連の団体が主張するように、大昔からがんというものが存在していたのだとすれば、産業革命以前にがんが存在したという証拠がまったくといって良いほどないのはなぜだろうか？　かつては事実上存在しないに等しかった疾病が、今では先進国での死因の第二位、発展途上国（新興国を含む）では第一位なのである。

国立がん研究所の推定によれば、二〇一六年にアメリカで新たにがんと診断される症例数は一六八万五二一〇件に及ぶ。これはつまり、毎日約四六一七人、一時間に一九二人、毎分三人以上ががんと診断されるということだ。

国立がん研究所はまた、二〇一六年には五九万五六九〇人ががんで――現実的には、化学療法や放射線治療を使ったがんの治療によって――亡くなると推定している。これは、二〇一六年には、毎日一六三二人、毎時間六八人、そして毎分一人以上ががんで亡くなっているということだ。毎年新しくがんを罹患する一六八万五二一〇人のうちの一パーセント近くは一九歳以下である。そして、がんで亡くなる五九万五六九〇人の〇・三パーセント以上が子どもで、そのほとんどが、脳腫瘍、中枢神経または血液のがんを患っている。

現代ではがんは非常に蔓延しており、今や世界中で、最も多い死因の一つとなっている。世界保健機関（WHO）の二〇一二年のデータによれば、年間八二〇万人もの人ががんに命を奪われている。世界全体で見ると、亡くなる人の八人に一人、つまり一二・五パーセントの死因ががんだ。アメリカではその割合はさらに高く、四人に一人ががんで命を落としている。

来年［訳注：二〇一七年］は、一四〇〇万人もの人ががんと診断されることになる。そしてこの数字は二〇三六年になる頃には二倍近い二二〇〇万人にまで膨れ上がると予想されている。それがどういう規模かというと、全人口のおよそ四〇パーセントは一生の間に一度はがんに罹るということだ——二人に一人に近いのである！[7]

あなたが結婚しているとすれば、これはつまり、統計的に考えればあなたかあなたの配偶者のどちらかが遅かれ早かれがんに罹るということだ。あなたが女性ならばおそらくは乳がん、男性ならば前立腺がんの可能性が高い。私はあなたを怖がらせたいわけではなく、この非道な病の発生頻度がどれほど高くなったか、その全体像をお見せしようとしているのである。

「現代女性が乳がんを罹患する危険性は、母親が同じ年齢だった頃と比較して、黒人では五四パーセント、白人では四一パーセント高い。また男性は、父親の世代と比べ、前立腺がんを罹患する危険性が三倍から四倍になっている」——『Annual Review of Public Health（公衆衛生年報）』に掲載された一九九九年の調査結果である。[8]

これはそれほど新しいデータではない。過去数十年間にわたり、状況は悪化の一途を辿っている。二〇〇〇年には、アメリカで新たに乳がんと診断された症例は一八万二八〇〇件だった。[9]そこから一気に飛んで一六年後の二〇一六年、この数字は二四万六六六〇件になると予想されている。三五パーセントの増加率だ。

「ブレスト・キャンサー・アクション」という非営利団体の報告によると、「この半世紀、アメリカにおける乳がんの生涯リスクは三倍以上に上昇している。一九四〇年代には二二人に一人だった罹患率が、二〇〇四年には七人に一人だった。二〇〇七年にはそれが八人に一人に減少した[10]」。

つまり、乳がんの罹患率が若干低下したことも何度かあり、我々は乳がんとの闘いに勝利しているのだという都合の良い宣伝文句に使われることもあるが、本当のところ、全体的な傾向はそれとはまったく違っているのだ。男性における前立腺がんについても同様だし、男女ともに、多くのがんで同じことが起きている。

まさかと思うかもしれないが、アメリカでは皮膚がんに次いで最も罹患率が高いのが前立腺がんである。二〇一二年には二五万人近いアメリカ人男性が前立腺がんと診断され、同年、二万八〇〇〇人が死亡している[11]。

肺がん、大腸がん、直腸がん、膀胱がん、皮膚がん、甲状腺がん、腎臓がん、腎盂がん、膵臓がん、血液がんについても同様の傾向が見られる。どれも着実に増加している——程度の違いはあるし、時折減少することもあるが、増加傾向に変わりはないのである。そして、多数のがん患者にケアと治療を提供するのは、社会にとって大きな負担である。

◉がんほど社会に大きな経済的負担をかけるものはない

あなたが、あるいはあなたにとって大切な人ががんの標準治療を受けたことがない限り、それがどれほど高額なものかをあなたは知らないだろう。「ドラッグウォッチ」という組織がまとめたところによれば、がんの治療に一年間に費やされる費用は一兆ドルに近く、交通事故と糖尿病の治療費を足した金額よりも多い。がん治療に関連するコストの総計は、アメリカの死因の第一位である心臓病の治療費を上回るのである。

患者一人あたりを見ると、現在がんの治療費は年間二〇万ドルを超え、二〇〇五年の一三万九〇〇〇ドルより五〇パーセント以上多くなっている。最新のがん治療薬はさらに高価だ。ブリストル・マイヤーズ スクイブが製造する、食品医薬品局の承認を得た皮膚がんの治療薬は、約六〇パーセントの確率でがんを小さくする（必ずしも治癒するわけではない）が、三か月の治療に一四万一〇〇〇ドル、年間およそ二五万六〇〇〇ドルかかる。

アメリカがん研究所は、がんが治療に最も金のかかる病気であるのは間違いないと言う。治療の費用だけではない。生命が失われ、生産性が奪われることで社会にかかる負担も大きい。ドラッグウォッチはその内容を次のように分類している。

「（がんが与える）最大の経済的影響は余命と生産性の損失によるもので、全世界で国内総生産が蒙る損失の一・五パーセントはがんによるものである。アメリカがん研究所は、二〇〇八年にアメリカでは、がんによって死亡あるいは働けなくなったことにより、八三〇〇万年分の健康寿命が失われたと推定している[12]」

アメリカでは二〇一〇年、がん治療の費用合計が一二四五億ドルに達した。二〇一一年に行われ、『Journal of the National Cancer Institute（国立がん研究所報）』に掲載された研究によると、この費用は二〇二〇年までには一五七七億ドルに跳ね上がる。二七パーセントの増加率だ。これはがんを罹患する人の数が増えていることも一因だが、従来型の、医薬品を中心にした治療の値段が高騰していることもまた原因の一つである[13]。

全米経済研究所がまとめた調査で、抗がん剤の価格が一九九五年以来毎年約一〇パーセントずつ上がっており、その傾向が止む気配はないということがわかった。現在の価格表に基づいて計算すると、物価上昇率と延命効果を考慮して調節した後の治療費は、年間八五〇〇ドルずつ上昇していることになる[14]。

念のために言っておくが、これは実際にがんを治癒させることはほとんどない治療の費用である。中には患者の寿命を数か月、あるいは一年か二年延ばす場合もあるだろう。だがここで言っているのは一年ごとの生存率であって、患者はがんを抱えたまま、ただ高価な薬によって「管理」されているにすぎないことが多い。その管理がアメリカの財政を異常な速度で逼迫させる一方で、がん患者たちは、がんを本当に克服できるという確かな希望を見出せないままなのだ。

「研究者らは、一人の患者の余命を一年延ばすのにかかった平均的な費用を算出し、患者と医療保険会社が支払った金額は一九九五年には五万四一〇〇ドルだったとした。二〇〇五年にはそれが一三万九一〇〇ドルになり、二〇一三年には二〇万七〇〇〇ドルに増加した」とドラッグウォッチは説明している。

これらの数字に含まれるのは治療の費用そのもののみである。現実的には、がん患者とその家族にはその他にも、働けなかったことによる損失や、交通費、特別な食事、子どもの世話、先端医療機器、衣料など、さまざまな費用が必要になる。保険会社は、最近の高額な治療オプションを保険の適用範囲とするのを渋る傾向が強まっており、がん患者とその家族がかかった費用を取り戻すために弁護士を雇わなければならないことも多い。

生産性の損失という形でのしかかる経済的負担も甚大だ。『International Journal of Cancer（国際がんジャーナル）』に掲載された二〇一四年の研究によると、がんに奪われた命が社会に与えた損失は、ヨーロッパだけでおよそ八四〇億ドルと推定された。そのうち、乳がんに関連した死亡例による損失は七八億四〇〇〇万ドルであった。[15]「関連した」と言うのは、先にも述べたように、がんによる死亡というのは実際はがんの治療が原因のものが多いからだ。がんを治そうとして数万ドル、ときには数十万ドルも支払った挙句、がん患者の多くは自分を治してくれるものと思ったまさにその治療法が原因で亡くなり、家族と社会全体にはさらに大きな費用がのしかかる。

この虚しい期待と失敗の際限のないくり返しを、もはやこれ以上支えていくことができないほどの経済破綻であると言ったところで、それは問題のほんの表面に触れただけにすぎない。細胞組織のがんを治療するものだと主張する治療システムが、現代社会における最大の社会的・経済的ながんである、というのはあまりにも皮肉な現実だ。

従来型のがん治療には、経済的支出、社会的損失、肉体に与える負担その他、さまざまな要素が複雑に絡み合っていることは確かである。しかし、その仕組みが機能していない、という単純な事実は否定しようがない。かつてないほどの巨額の金ががん産業に注ぎ込まれているにもかかわらず、がんの罹患率は急上昇している。これまで通りのことを続けていけば避けようのない財政破綻を防ぐためには、何かを変える必要がある——それも今すぐに。今こそプライドを捨て、現在のシステムは機能していないことを認めて、誰にも独占されず法外に高額な費用もかからない、本物のがんの治療法開発に取り掛からなくてはならない。

実のところ、標準治療の費用はすでに平均的アメリカ人には手の出ない金額になっており、どんなに素晴らしい医療保険に入っていたとしても、がんという診断は破産につながりかねない。社会経済階層的には上流中産階級とされる人々でさえそうなのだ。現在地球上で最もがんの罹患率が急上昇している、新興国、発展途上国に暮らす人々の状況を想像してみるといい。

がん治療薬はまた、アメリカでは他の多くの国と比べてはるかに高価である。患者を犠牲にして医薬品業界を儲けさせる、独占的な価格設定制度のせいだ。たとえば、よく知られている白血病の薬でグリベックというのがあるが、アメリカではこの薬の投与には約七万ドルかかる。

インドではまったく同じ薬がたったの二五〇〇ドルである。[16]

もっと近いところで言えば、アメリカで高額で販売されているがん治療薬の多くが、カナダではずっと安価で手に入る。乳がんの治療薬として一般的なタモキシフェンがその一例で、カナダではアメリカでの価格の一〇分の一で買える場合もある。[17] その理由は、アメリカの議会が、国民に果たすべき役割を果たさず、一般市民に代わって製薬会社と交渉を行おうとしないからにほかならない。

「フリーダムワークス」という活動団体のメンバーであるローガン・アルブライトは、「(医薬品の) 価格を吊り上げ、競争を阻んでいるのは、現行の規制である」と書き、食品医薬品局が、同等の効果を有するより安価な薬の輸入を制限していると指摘する。そうすることによって食品医薬品局は、引き続き新薬申請料という収入源を確保できるだけでなく、彼らの「顧客」である製薬会社を海外からの競合から護れるからだ。「薬を流通させるのが今よりも容易かつ安価になり、安全な薬の他国からの輸入を許せば、供給が増して価格が下がり、いかに無慈悲なビジネスマンと言えども、人命を救う市場を独占することが難しくなる[18]」と彼は言う。

私はこれに完全に同意するが、さらに一歩進んで、標準治療以外のさまざまな治療法――その多くは本書でこの後紹介する――に市場を開放することを提唱したい。この独占主義的な医薬品制度に終止符を打ち、本当にがんを治すための方法をできるだけ低額で人々が使えるようにするには、医療に真の意味での競争を復活させるしかないのである。

第6章

がんの原因

がんは遺伝するか?

ではいったい、何が本当にがんの原因なのだろうか? 正常な細胞からがん細胞が生まれ、悪性腫瘍として定着してしまう原因となる代謝異常についてはすでに簡単に触れた。だがそもそもこの代謝異常はどうやって起こるのだろう――さらに、もしもあるとしたらどんな外的要因が、体を正常な状態から逸脱させて、がんの領域に押しやってしまうのだろう?

国立がん研究所の公式の見解によれば、がんとは純粋に遺伝性の疾患である。細胞分裂のしかたを変化させる、ある遺伝子の変化が、さまざまな突然変異や腫瘍の成長を引き起こす、というのが国立がん研究所の立場なのだ。両親や祖父母を通じて祖先から引き継がれた「欠陥」遺伝子が、私たち一人ひとりが生涯のうちにがんを発症するかどうかを決める最大の要因である、と彼らは主張する。

遺伝であろうと後天的に獲得されたものであろうと、遺伝子になんらかの変化があることが鍵となってがんの発生と増殖が起こるのであり、タバコを吸わないことと太陽光を避けること以外、普通の人ががんの発生を阻止するためにできることはほとんどない、と彼らは言う。

――そのとおり。耳を疑うかもしれないが、国立がん研究所は、最大の光源であり私たちの体がビタミンDを作る主要な手立てである太陽光を、人間のゲノムにとっての深刻な脅威だと言うのである。

私たちがよく耳にする、遺伝的「欠陥」ががん発生の原因であるという筋書きは、私たちの集団意識の中にあまりにも広く浸透しており、その結果、健康に対する気遣いなど忘れて好きなように生きる、という人も少なくない――気づかないうちに彼らは、「どうせ何をしてもがんの原因になるのだ」という考え方を刷り込まれてしまっているのだ。私はこれまで幾度となく、がんを防ぐには食事とライフスタイルが重要であることをまったく知らない人たちがそう言うのを聞いているし、きっとあなたも聞いたことがあるのではないかと思う。

これは、いくら毎日健康的な生活を送ってもがんは防ぎようがなく、偶然の結果として防げることがあるだけで、それは幸運にも「良い」遺伝子を持って生まれたかどうかにかかっている、という見解を前提とした、敗北主義的な考え方だ。世界中で最も多い死因であるがんについて、これほど痛烈な誤解はないのだが、多くの人がそう考えている――なぜなら医者は彼らにそう言うし、国立がん研究所のような政府機関が、それががんの性質についての正しい「科学的」理解であると主張するのだから。

実を言えば、遺伝子の異常はがんの原因ではなく、「症状」の一つにすぎない。そして遺伝子異常の多くは祖先から受け継がれたものではなく、劣悪な食生活や有害物質への暴露といった外的要因によって肉体にもたらされるものなのだ。家系が原因のがんはわずか五パーセント程度にすぎない。[1] それ以外のがんは、その人が生きる環境の産物なのである。

◉がんは遺伝性ではなく、免疫不全によるもの

基本的にがんは、一言で言えば、免疫系の機能不全によって、異常な細胞が体内に定着して本格的ながんになる前にそれを排除することができなくなってしまった結果である。私たちの体内では、日々何十万というがん細胞が生まれ、文字通りがん細胞でいっぱいである。だが、免疫系が最適な状態で機能していればこれは特になんということもない。問題は、そうでないときに起こる。

カリフォルニア州アーバインにあるセンター・フォー・ニュー・メディスンの統合医療医、ビタ・バダクシャン医師は、私のドキュメンタリーでのインタビューに答えて次のように説明してくれた。

「人間の免疫系は、がん細胞を排除するのが仕事です。免疫系が完璧に機能していて、やっつ

けなくてはいけないウイルスも特になく、体内にあまりたくさんの化学物質もない状態ならばね。ところがそういうものが体内にあると、がん細胞は成長し続け、数が増えて、腫瘍になってしまうんです」

実際、こんな単純なことなのだ。正常な細胞が常軌を逸し、アポトーシスという正常なプログラム細胞死を起こさずにいると、免疫系がその細胞を破壊するようにできている。ところが免疫系がなんらかの形で不全状態にあると、がん細胞は永遠に増殖をくり返すことが許され、最終的には体を破壊してしまうのである。

初めは標準医療の医師であったバダクシャンによると、センター・フォー・ニュー・メディスンで彼女が診ている患者の多くは、持続感染型のウイルス（パピローマウイルス、ヘルペスウイルス、EBウイルスなど）によって免疫機能が低下しているという。また、ライム病や寄生虫も、がん発症を予測させるものとして一般的であり、がんと診断される患者がこうした症状を同時に抱えているのを無数に見てきているという。

「寄生生物が体内で何をするかというと、免疫機能を低下させるの。医師の中には、寄生虫、たとえばカンジダ菌とか、ある種の真菌や酵母ががんの原因だと言う人もいるわ。私はそれらすべてが関係していると思っています」

前章で言ったことのくり返しになるが、バダクシャンもがんの原因は代謝異常であるという見解の持ち主であり、がんの本当の原因は、正常な細胞に十分な酸素が届かないことによるミトコンドリア機能不全にある、という意見を支持している。その結果としてＡＴＰの産生が不足し、それが免疫機能の停止と相まって、がん細胞の増殖に最適な環境ができあがるのである。

カリフォルニア州サンタクララにあるドクター・ラス医療研究所で研究主任を務めるアレクサンドラ・ニーツウィッキ博士は次のような言い方をする。

「がんというのは私たちの体の中で常に起こっていることなんです。こうして座って話をしているこの瞬間にも、体内では常にがん細胞が生まれています。でもそれが必ずしもがんの発生に至らないのは、免疫系がそれらを異常細胞と判断して排除するからです」

免疫系が壊れていると、「無限に」分裂をくり返すがん細胞が拡散（転移）を始め、他の器官に浸潤していく。そして、がん患者の大多数はこの転移が原因で亡くなる。加えて、がんに脅え、必死ながん患者が、科学に基づいた医療の名のもとに受ける、破壊的な治療法のせいで。

◉殺虫剤、抗生物質、成長ホルモン、汚染による環境的影響

がんについて学んだことの中で私が最もショックを受けたことの一つは、がんによる死のほとんどは、原発がんそのものが原因ではなく、転移したがんによるものだということだ――がんが体じゅうに広く拡散し、生命の維持に必要不可欠な器官やその他重要な領域に定着してしまう場合のことである。がんがこの段階になるまでには、五年、一〇年、いやそれ以上かかる

かもしれないが、そうなってしまえば手遅れである。

だからこそ、がんを予防する、少なくとも初期に検出することが、がんとの闘いにおいては非常に重要なのである。がんの発生を促す要因や影響を知ることが予防の鍵であるが、ではいったいそれにはどんなものがあるのだろう？　その一つが、環境有害物質と分類されるものだ。殺虫剤や除草剤などの農薬、抗生物質、成長ホルモン、その他、酸素の吸収を妨げ免疫機能を損なうさまざまな形の汚染である。

バダクシャンががんの原因に挙げた、ウイルス、細菌、真菌や酵母などは、それらが侵入する体の状態次第で有害性が変わってくる。くり返すが、がん細胞の増殖と拡散が起きる根本的原因は免疫機能不全にあり、生来の免疫機能を破壊するのは、体内に有害物質が増えすぎた結果であることが多い。

環境要因ががんに与える影響に関する調査を推進せよという、一般市民や公共利益団体の長年にわたる要求ののち、「大統領府がん諮問委員会」が二〇〇九年に作成した報告書がある。そこには、環境要因によって引き起こされるがんの重大性は「著しく過小評価」されており、「アメリカ国内市場には八万種類近い化学物質が流通しており、その多くは数百万人のアメリカ人が日常的に使用しているが、研究がまったく行われていなかったり不十分であり、大部分は規制もされておらず、環境発がん物質である可能性があるものに暴露する可能性は広範に及ぶ」と書かれている。

大統領への陳情書の中で委員会は、率直な切迫感をもって次のようにも言っている。

アメリカの国民は、生まれる以前から、無数の組み合わせでこれらの危険物質に大量に曝されている。我々は、大統領がその権限をもって、我々の食物、水、空気に含まれ、不必要に医療費を増大させ、我が国の生産性を損ない、アメリカ国民の生命を奪う発がん性物質やその他の有害物質を除去するよう、強く要請する。[2]

アライアンス・フォー・ナチュラルヘルス・インターナショナルの理事を務めるロブ・フェルカーク博士は、この重大な問題についてのさらなる見識として、都市部に暮らす平均的なアメリカ人は二万種類もの工業化学物質に一日も欠かさず曝されている、と指摘する。これらの化学物質の多くは発がん性があることがわかっており、その大部分は第二次世界大戦後に、特許が取れないために化学薬品産業の有力者にとっては儲からない天然化合物を補填するものとして登場した。「戦後、農薬も医薬品も、特許のある化合物が大々的に開発されて、それが代表的なビジネスモデルになったんです」と、先日私が行ったインタビューに答えて博士は言った。

こうして新たに登場した化学薬品産業は、破壊という名のパンドラの箱を開け、さまざまな発がん物質を野に放った。そしてそれらが、少なくともこの半世紀の、世界中のあらゆる統計モデルが示すがん罹患率の大幅な上昇に大いに影響しているのである。ことの重大さを理解していただくため、私たちの多くが日々曝されている有害物質の最悪のものをいくつかに分類して説明しよう。

◉1：農薬

人間がエデンの園を追放されて以来、人間の生存に必要な畜産や農耕といった営みにおいて、地球は必ずしも快適な場所ではなかった。雑草や害虫は言ってみれば一つの「呪い」であり、歴史を通じて人間の文明は常に、それらの有害な影響を、殺虫剤や除草剤を使って防ごうとしてきた。産業革命以前は、こうした干渉剤はほとんどが天然由来のものだった。たとえば古代シュメール人は昆虫やダニの管理に硫黄を使っていたし、古代のギリシャ・ローマでは煙を使ってうどん粉病や胴枯れ病と闘っていた。農民は藁や生垣を刈り込んだ枝、動物の糞などを燃やして濃い煙を発生させ、それを風に乗せて畑や果樹園に行き渡らせた。苦味のあるハウチワマメやワイルドキューカンバーから抽出した液を使って虫を防ぐのも一般的だった。[3]

多くの植物にはもともと、害虫を寄せ付けないための天然の成分が含まれており、そうした成分を抽出して濃縮し、畑で使う人々もいた。たとえば除虫菊から採れるパイレスラムは、二〇〇〇年以上前から使われている、さまざまな虫に効果のある植物性殺虫剤だ。ボルドー地方で昔から農作物の真菌性の病気の手当に使われてきた、硫酸銅とライムを混ぜたものも、自然を用いた対処法の一例である。

二〇世紀半ば、それまで長い間使われていた有機物・無機物の多くが、石炭と石油の生産で生じる副産物に置き換えられた。産業革命がもたらした恩恵である。合成殺虫剤はほぼすべての作物管理の方法に取って代わり、この時期にしっかりと定着したが、そのことによる代償もあった。ニトロフェノール、クロロフェノール、クレオソート、ナフタレンその他、石油由来の初期の化合物を真菌感染症や害虫駆除に使ったり、硫酸アンモニウムやヒ酸ナトリウムを雑草除去に使ったりするのは、アメリカが抱える農業問題の解決策としては合理的に思えた。だがこれらの化学物質が、環境および人間の健康を破壊するということがのちに分かったのである。

こうした第一世代の農薬は、二〇世紀前半には見境なく使用され、二〇世紀後半になると、第二世代、第三世代の農薬が開発されることとなった。一九七〇年代と一九八〇年代には、グリホサートと呼ばれる除草剤や、バチルス・チューリンゲンシス（BT剤）やピレスロイドなど、多数の殺虫剤が登場した。ピレスロイドは天然の除虫菊を真似た合成化合物である。また、イミダゾリノン系、アリールオキシフェノキシプロピオン酸系、シクロヘキサンジオン系の除草剤、アベルメクチンやベンゾイル尿素といった殺虫剤、ピリミジン、イミダゾール、トリアゾールといった殺菌剤も登場した。これらはいずれも初めのうちはある程度効果があるのだが、時とともに別の問題を引き起こす。

国際純粋・応用化学連合のジョン・アンズワースは、「この時期に導入された農薬の多くはある一つの作用機序しか持たず、選択的に作用したため、耐性という問題が発生した」と言う。耐性というのは、大量の化学薬品を使った作物管理の結果起こるもので、悪くなっていくばかりで好転することはない。そのため化学薬品業界は一九九〇年代半ば、合成殺虫剤によって自ら作り出した問題の解決策として遺伝子組み換え（ＧＭＯ）作物を導入したのである。[4]

だが、蔓延した単一栽培と、何度も何度もくり返し撒かれた殺虫剤は、害虫や雑草の害の解決にはならなかっただけでなく、人々の健康を傷つけることになった。「ペスティサイド・アクション・ネットワーク・オブ・ノースアメリカ」という活動団体は数十年にわたって農薬の使用と慢性疾患の増加状況を追跡調査しているが、そこには粛然たるデータがある。「化学薬品はさまざまな形でがんを誘発します。たとえばホルモンを乱したり、ＤＮＡを傷つけたり、細胞に炎症を起こしたり、遺伝子のスイッチをオンまたはオフにしたりするのです。殺虫剤の多くは、発がん性があることがわかっているか、あるいはそう考えられており、大統領府がん諮問委員会が指摘したとおり、私たちは広くこれらの物質に曝されています」と彼らのウェブサイトにはある。[5]

こうした化学薬品の影響を最も受けるのは子どもたちであり、妊娠中の母親の不注意によって胎内でこれらに暴露させられてしまう胎児である。日常的に殺虫剤に曝されている農業従事者への影響もかなり大きく、前立腺がん（男性の場合）、卵巣がん（女性の場合）、そして皮膚がんの罹患率が有意に高い。

農薬は非常に広汎性が高い――つまり、環境内および人間の細胞内に生物濃縮されるのである。モンサントが所有する、「ラウンドアップ」というブランド名で販売されているグリホサートは、現在世界中で最も多量に使われている農薬だが、『Environmental Toxicology Chemistry（環境毒性学の化学）』誌に掲載された最近の研究によれば、現在では検体の七五パーセントに検出可能なレベルで存在しているという[6]。ちなみにグリホサートはもともと一九六四年に、鉱物、微量元素、特にマグネシウムのキレート剤として開発されたものだ。グリホサートは、撒かれた土壌やグリホサートに曝された人間の体からそれらのミネラルを吸い取る。怖ろしい化学薬品だが、昨今は至る所に使用されており、現代人、そして将来の世代に大きな被害を与えている。

グリホサートやその他の農薬が人体内のマグネシウム量を低下させることは特に憂慮される。マグネシウムは、三〇〇を超える体機能に必須だからである。細胞によるATPとエネルギーの産生にも使われるため、マグネシウムの欠乏は大きな発がん要因となる。

がんを克服した生物学者で、その発言が大統領府がん諮問委員会の報告書にも記載されているサンドラ・スタイングレーバーは嘆く。

「私たちは、生物が共有する環境の隅から隅まで殺虫剤を撒いてしまいました。今では殺虫剤が、羊水にも、血液にも、尿にも、吐く息にも、母乳にも含まれています。食物を育てるシステムの中で毒を使ったことでどれほどのがんという重荷が生まれたでしょうか？　その答えは、もう一つの実験をしてみなければわかりません——つまり、食物連鎖の中から毒を取り除き、今とは違った農業の仕方をしてどうなるか見てみるのです」[7]

◉2：遺伝子組み換え生物（GMO）

化学薬品の毒性は、近代農業を構成する要素が抱える問題の一部にすぎない。問題のもう一つの側面は、遺伝子を組み換えた作物である。公式には「食物」とされているものの、GMOとは基本的に、私たちが手にする食物に、私たちの同意なしにこっそりと加えられた薬品のことだ。独立した調査機関による山のような研究報告が、GMOが健康に被害を及ぼすことを明らかにしているにもかかわらずである。

食品医薬品局はこれまで一度も、GMOに対するきちんとした安全性試験を義務付けていない。なぜなら食品医薬品局は、化学薬品産業と口を揃えて、GMOは事実上、GMOでない作物と何ら変わらないとしているからだ——ただし、GMOには特許権が与えられるという点だけは別である。だが、独立した調査機関による調査の結果を見ると、長期にわたってGMOを食べることに関連する深刻な健康被害があることがわかる。アメリカン・アカデミー・オブ・エンバイロメンタル・メディスンの報告には次のようにある。[8]

複数の動物実験が、遺伝子が組み換えられた食物の摂取と深刻な健康上のリスクの関連を示唆している。リスクの中には、不妊、免疫調節異常、早期老化、コレステロール合成・インスリン調節・細胞シグナリング・タンパク生成と関連した遺伝子の調節異常、肝臓・腎臓・脾臓・消化器系の変化などが含まれる。

自ら内因性の殺虫成分を作り出すGMOも危険性が高い、と指摘するのは、GMOについて詳しく、フィルムメーカーであり、研究者であり、非常勤講師であり、インスティチュート・フォー・レスポンシブル・テクノロジーの代表を務めるジェフリー・M・スミスである。彼は最近私が行ったインタビューの中で、トウモロコシに組み込まれたバチルス・チューリンゲンシス(BT剤)は腸内細菌に影響し、がんになる危険性を高める、と説明した。「BTの遺伝子が腸内細菌に転移し、作用し続ければ、私たちの腸内フローラは殺虫剤工場と化してBTを二四時間作り続け、それによって細胞壁に穴が開いて、炎症や、さまざまな種類の消化器疾患を引き起こし、がんと関連があるとされるリーキーガット症候群の原因となる可能性がある」と二〇一四年のインタビューで彼は語っている。

GMOを、世界から飢餓をなくすために必要なものとして弁護するために、バイオテクノロジー産業は膨大な金と時間を費やしている。だが、その安全性に関する主張と同様に、GMO

が伝統的な作物に比べて効率が良く、収穫量が多い、というのは嘘である。だからこそアメリカン・アカデミー・オブ・エンバイロメンタル・メディスンのような活動団体は、GMOの栽培と食品での使用を即刻差し止めることを求めているのだ。

◉3：環境有害物質

目に見えるとは限らないが、環境汚染物質は至る所にあり、その多くは発がん性である。大きな煙突から空に立ち昇っていたり、排気管から吹き出していたりすればわかりやすいが、環境有害物質の最も怖ろしいものは、土壌や水、さらにあなたが日常的に食べているであろう食品の中に隠れている。天然由来のものもあるし、工業廃棄物の副産物である場合もある。ヒ素のように、その両方である場合もある。以下は、国立がん研究所が、人間の健康に影響を及ぼす可能性が最も高い環境発がん物質として挙げている毒物である。[9]

アフラトキシン（ある種の作物に発生する真菌の一種）によるカビ毒
アリストロキア酸（一部の植物に含まれる）
ヒ素（採鉱や金属の精錬によって発生することが多い）
アスベスト（古い建物）

ベンゼン（化学溶剤・薬剤溶媒）
ベンジジン（衣料用染料の一部に含まれる）
ベリリウム（天然の金属）
1,3-ブタジエン（合成ゴムの製造に使われる）
カドミウム（天然元素）
コールタールとコールタールピッチ
コークス炉排出物
結晶シリカ（吸入が可能なサイズのもの）
エリオナイト（沸石岩に含まれる）
エチレンオキシド（不凍剤に含まれる化学物質）
ホルムアルデヒド（建築資材に含まれることの多い化学物質）
六価クロム化合物
鉱油
ニッケル化合物
ラドン（土壌から放出される放射性ガス）
副流煙
煤（すす）

硫酸
トリウム（放射性金属）
塩化ビニル（ポリ塩化プラスチックの製造に使われる）
木材粉塵

私は、次のような物質もこのリストに含まれるべきだと考えている。

●トリクロサン：ハンドソープによく使われる抗菌性の化学物質
●ペルフルオロオクタン酸（PFOA）：テフロンその他の焦げつき防止加工を施した調理器具に使われる
●揮発性有機化合物（VOC）：カーペットに使われる、非常に毒性の高い化学物質。ホルムアルデヒドやベンゼンのほか、アセトアルデヒド、トルエン、ペルクロロエチレンなどの発がん性化学物質を発生させる。
●パラベン：シャンプーや香水に使われる発がん性化学物質
●アルキロアミド：ハンドクリームやハンドソープの乳化剤として使われる化学物質
●アルミニウム：制汗デオドラントに使われる有毒金属
●オキシベンゾン：市販の日焼け止めの多くに使われている発がん性化学物質

●ポリアクリル酸ナトリウム（SAP）：紙おむつに使われる化学物質

さらに、シトリニン、フモニシンB1とB2、オクラトキシンA、麦角アルカロイド、ゼラレノン、トリコテセンなど、自然界に潜むカビ毒（マイコトキシン）も忘れてはならない。こうした名前を聞いても何のことかわからないかもしれないが、真菌の代謝物質であるこれらの多くが食物の中に隠れており、いずれもあなたの健康にとって深刻な脅威となるのである。

通常のトウモロコシは、腎臓と肝臓の損傷、（人間の胎児における）脳と脊髄の欠陥、そして食道がんと関連があるフモニシンをたっぷり含んでいる。穀物の上で成長するトリコテセンという真菌は、タンパク質の合成を阻害し細胞機能に干渉する――思い起こされるのはがんである。[10]

◉4：ワクチン

人々に健康をもたらすこの「奇跡」には、発がん性があることがわかっている化学保存料や抗原性補強剤がたっぷりと含まれている。生きたウイルスを含んでいることは言うまでもないが、それらは往々にして、免疫力を弱める。ホルムアルデヒド（殺鼠剤）、アルミニウム、水銀（チメロサール）は、ワクチンに含まれる最も有害な物質の一部だが、そのほかにも、石油系食品着色料、アセトン（可燃性の溶剤）、流産した人間の胎児の細胞、アンモニウムなども含まれる。[11]

米環境保護庁と、世界保健機関の外部組織である国際がん研究機関はともに、ホルムアルデヒドを発がん物質に分類している。また研究の結果、ホルムアルデヒドはDNA付加体であることもわかっている――つまりホルムアルデヒドは、新しいがん細胞を作る一種の前駆体の役割を果たし、基本的に、将来本格的ながんになりやすい状態に体を追い込むのである。[12]

ワクチンのパッケージに同梱されている説明書には通常「チメロサール」として記載されている水銀は、その安全性について懸念があり、疾病対策センターが実施する予防接種のリストにあるものの多くから除去されたと言われている。しかし実際には、水銀は現在も、インフルエンザワクチンのマルチドーズバイアル［訳注：複数患者に分割使用可能な医薬品］や、ジフテリア、髄膜炎、破傷風のワクチンの製造に使われているのである。

水銀と自閉症に関係があることは実証されており、水銀が一般的に持つ神経毒性は、言語障害その他、子どもの神経発育の遅れの大きな要因である。また、肝臓、肺、中枢神経系の腫瘍と水銀に関連性があることも研究でわかっている。[13]

アルミニウムもワクチンに含まれる主要な金属の一つだが、何がその目的なのかははっきりしない。水酸化物のようなアルミニウム塩は、ワクチン抗原そのものによって引き起こされる免疫反応を強めるとされているが、研究の結果は、この軟質金属が、自閉症のほか、マクロファージ筋膜炎（MMF）を引き起こす重要な要因であることを示している。

さらに、問題となっているシミアンウイルス40（SV40）だが、これはもともと一九五〇年代に、最初のポリオワクチンを作るためにアカゲザルの腎臓細胞から抽出されたものだ。何十年も前に使用されなくなっていたはずであるにもかかわらず、SV40は、少なくとも一九九〇年代まで、子どもたちに接種されるワクチンに含有されていたと言われている。

悪名高いポリオ用のソークワクチンにはSV40が含まれており、『ニューイングランド・ジャーナル・オブ・メディスン』誌に掲載された論文では、脳腫瘍の危険性を一三〇〇パーセント高めることが示されている。このウイルスはまた、骨肉腫と中皮腫との関連も見つかっている。

◉5：携帯電話と電磁場

おそらく今この瞬間、それはあなたの太腿に押し付けられているか、さもなければあなたの手の中、またはぴったりと耳にくっついているのではないだろうか。そう、あなたの携帯電話のことを言っているのだ――ほとんどの人にとってそれは一日中、眠っているとき以外は自分のそばを離れない相棒だ。いや、眠っているときでさえ、充電器に繋がれて頭から数センチのところにあることが多い。

便利なデバイスとこうして常に接しているのは問題である――なぜなら携帯電話が常に発している電磁放射線は、国際がん研究機関によれば人間にとって発がん性を持っている「可能性がある」からだ[14]。携帯電話は低出力無線通信器に分類されているが、放射線を発し、接触した水分子を熱するという意味で電子レンジに似ている。

電波を発信したりデータを受信したりしている携帯電話を頭部に密着させると、脳細胞が「調理」されてしまう――脳細胞の大部分は水だからだ。それが長期間続いた場合の影響はまだよくわかっていないが、常識的に考えれば、日常的に脳細胞を調理するのは、がん、特に脳のがん（脳腫瘍）をわざわざ作ろうとしているようなものだ。

国立衛生研究所の研究者らが二〇一一年に行った調査によれば、携帯電話から発せられる放射線は、脳細胞を調理していないときにも脳細胞の機能には損傷を与えている。ニューヨークのコロンビア大学で生理学と細胞生物物理学の教鞭を執るマーティン・ブランク博士は、携帯電話と同じ周波数の電波は人間の細胞内にストレスタンパク質を生成すると述べている[15]。

『Journal of Negative Results in BioMedicine（生体臨床医学における負の結果）』誌に二〇一五年に掲載されたドイツの研究は、これまでに発表されている科学論文を検証し、「携帯電話の多用と、脳腫瘍、中でも神経膠腫の発生率増加に関連性があることを示唆する若干の証拠」が存在すると結論づけている[16]。

◉6：フッ素

フッ素は虫歯を予防すると言うが、多くの都市の水道水にも加えられているフッ素は、突然変異誘発物質であることがわかっている。米国国家毒性プログラムは、「優位な証拠によって」、フッ素には変異原性があると結論した。つまり、フッ素が遺伝子に与える損傷は、後になってがんの形成の引き金となる可能性がある、ということだ。[17]

おそらくあなたがこれまでずっと聞かされてきたこととは反対に、フッ素はたとえ公共水道システムに加えられるような「低用量」とされる量でも安全ではない。なぜならフッ素は、脳、骨、重要な臓器といったいわゆる「微小環境」内に徐々に蓄積されるからだ。「フッ素アクションネットワーク」によると、過去三〇年間に発表された少なくとも七つの研究論文が、フッ素暴露に伴う遺伝子損傷の証拠を認めている。そのうちの一つで、二〇〇六年に『Cancer, Causes & Control（がんの原因と制御）』誌に掲載された論文は、男子の骨肉腫に関して次のように述べている。

二〇歳になる前に（骨肉腫と）診断された男子について、成長期の飲用水に含まれるフッ素の量は骨肉腫の発症率増加に関連しており、オッズ比は六歳から八歳で最も高くなることがわかった。このことは使用したすべての統計モデルにおいて際立って一貫して見られ、小児期中期の急激な成長期とも一致している。[18]

フッ素と、有益なミネラルであるヨウ素が、細胞組織内で居場所を争うことを考えると、これは納得がいく。フッ素は甲状腺でヨウ素に置き換わり、これが甲状腺がんの一因になる。フッ素への暴露はまた、皮膚がん、膀胱がん、肺がんにも関連があるとされている。[19]

◉7：プラスチック

プラスチックというものに関しては何一つとして利点を挙げることができない。この石油派生物は、人体にとっても環境にとっても良いことは一つもないのである。プラスチックの種類によっては中でも特に有害で、長期的に使用するとホルモンに変化が起きたりがん発症の可能性につながったりするものがある。

プラスチックに柔軟性と耐久性を与え、さまざまな機能を持たせるために加えられる化学物質は、その多くが非常に有害である。また発がん性のあるものも多い。その中で最も知られているものの一つが、飲料水のボトルに可塑剤として使用されているビスフェノールA（BPA）で、二〇一四年に行われた研究では、ラットを乳がんに罹りやすくするという結果が得られた。[20]

フッ素と同様に、BPAもまた遺伝子の発現を変化させるという意味で変異原性であり、がん発生につながる可能性がある。そしてこのほかにも、プラスチックに含まれる化学物質の中には、同様の発がん性を持つものが多数存在するのである。[21]

- フタル酸ジエチルヘキシル（DEHP）などのフタル酸：プラスチックに柔軟性を与える化学物質で、靴、ビニールの床材、さまざまな医療機器に使われることが多い
- ポリ塩化ビニル（PVC）：食品の包装材、ラップ、シャワーカーテンなどに使われる
- テレフタル酸ポリエチレン（PET）：飲料水のボトル、カーペットなどに使われる化学物質。チューインガムにも使われている
- ホルムアルデヒド：パーティクルボードやベニヤ板に使われる
- ポリウレタンフォーム：枕、クッション、マットレスなどに使われる

◉8：ケムトレイル

通常の飛行機雲とは異なり、ケムトレイルは、飛行機から帯状に放散されたものが消散せずに拡散して空を白っぽい霧状に包みこむ。地球工学の名の下に行われるこの汚染を一部の地域で検査したところ、高濃度のアルミニウム、バリウム、その他健康に有害な化学物質を含んでいることがわかった。だが残念ながら、ケムトレイルに暴露するのを防ぐことは困難だ。

二〇〇四年、ワイオミング工科大学の研究者チームがこの現象の徹底的解明を試みた。カリフォルニア州北部シャスタ郡の、レディングその他数か所で、雨と地下水の検体を分析したところ、発がん性を持つ化学物質の怖ろしい一覧表ができあがった。

検体は徹底的に検査され、バリウム、繊維ガラス、放射性トリウム、カビ胞子、カドミウム、乾燥した血液などが含有されていることがわかった。こうした物質の多くはがんの原因となることがわかっており、シャスタ郡でのがん罹患率は間違いなく上昇傾向にある。一九九八年から二〇一四年の間に、がん罹患率は三倍近くになり、住民はその明らかな関係性に気づいている。

◉9：加工肉

食物にかけては、新鮮なものが一番だと言われる。そして、使われている化学薬品は少ないほど良いということを私たちは知っている。では食肉は――中でも、化学保存料が使われている加工肉食品はどうだろう？　世界保健機関によれば、**ホットドッグ、ビーフジャーキー、ソーセージ、サラミなど、一日にたった六〇グラムの加工肉を食べるだけで、大腸がんの危険性が約一八パーセント高くなる**という。二二名の科学者からなる世界保健機関の委員会が、加工肉とがんの関連性を示す八〇〇以上の研究論文を検証した結果である。加工肉を食べる人たちの間では、胃がん、膵臓がん、大腸がんが多く、その原因には、発がん性のある多環芳香族炭化水素（ＰＡＨ）や保存料として使われる亜硝酸塩への暴露が挙げられる。

亜硝酸塩は、Ｎ－ニトロソ化合物の生成の引き金となる。動物実験でがんの発生と関連付けられた化合物である。また、高温で肉を調理することによっても、発がん性のあるＰＡＨを含む複素環アミン（ＨＣＡ）が生成される。[22]

がんと無縁のライフスタイルを送るには、汚染されていないものを食べることが非常に重要であり、がんの代替療法の多くが、強力な治癒効果を持つ治療法と同等にそれを重視している。「未来の医師は人間の体を薬で治すのではなく、栄養をもって癒し、病気を予防するだろう」と言ったトーマス・エジソンは正しかったのだ。

第7章

がんの発見

するべきこと、してはいけないこと

死が近づくにつれ、私の両親ががんの標準治療で痩せ細っていくのを悲しい思いで見守りながら、他の家族や友人には決してこれと同じことが起こって欲しくない、と考えたのを覚えている。その頃の私は、化学療法と放射線治療の怖ろしい影響や、そうした治療が人体にとってどれほどの打撃であるかをよく理解していなかった。だが、それがどんな病気であれ、発がん性があるとわかっているものや有毒な化学物質で「治療」するというのは論理的におかしいし、がんを固定する可能性がある方法でそれを診断/発見するというのも理屈に合わないということはわかった。

がんを早期に発見しようとするのは、必ずしも有益ではない。ことに、その方法が正確と限らないのであればなおさらだ。なかには、がんを引き起こす方法さえあるのである。その最良の例がマンモグラフィーだ。国立がん研究所は、三五歳未満の女性が定期的にマンモグラフィーを受けた場合、正しく乳がんと診断される人一五人につき、マンモグラフィーによって新たに乳がんが引き起こされる人が七五人いると推定している。[1]

マンモグラフィーの落とし穴についてはこの章の後半でさらに詳しく述べるが、その前にま

ず、すべてのがんの早期発見検査――少なくともがん産業が推薦するもの――は、一般的にリスクを伴うということをはっきり言っておきたいと思う。本当のことを言えば、がん検診は往々にして不正確であることが多く、実際には有害であるものも多い。企業の息のかかったマスコミからは決して聞くことのない、二つの不都合な真実である。乳がんの発見のためのマンモグラフィー、前立腺がん発見のためのPSA（前立腺特異抗原）検査、大腸がん発見のための大腸内視鏡検査その他、生存率を高めるとして一般的に推奨される**多くのがん検診が伴う実際の危険性**について、私たちが耳にすることは滅多にない。がんの早期発見の本当の姿について、あまりにも多くのことを知らされていないということがわかった私は、調査を続け、ある衝撃的なことに気づいた。

がん検診は、より多くの人をがんの標準治療に囲い込むための操作ツールとして使われることが多いのである。

つまり、誤って陽性の結果が出るにしろ、発見しようとしているまさにそのがんを引き起こす原因になるにしろ、がんの早期発見のための検査はたいていの場合、より多くの人に化学療

法と放射線治療を受けさせるための仕掛けなのだ。そして、今ではあなたにもおわかりのように、こうした治療法は、それが実際に何をし、どのように免疫系を破壊するかを本当に理解していない人にとって、死刑宣告にも近いのである。

◉がんを治すのはがんである

この世でがんほど誤解されている病気はないと言っていいだろう。

大部分の人々は、もしも自分にがんができたら、それを排除するためには化学薬品や放射線を浴びせなくてはならないと――それも大急ぎで――思い込まされている。また、がん検診は受ければ受けるほど、がんを予防し、克服できる可能性が高まる、という考え方も広く行き渡っている。だが実際は、体ががん細胞に対処するための自然なプロセスに干渉することで、検査が問題を大きくしてしまう場合もあるのである。

これについては先述したが、がんについて私たちが教えられてきたことのほとんどは完全な誤りである。**がんというのはまったく正常な現象**なのだ。**私たちの体には、自力でがんに対処する力がある**――日々新しく生まれる数万個単位のがん細胞を破壊する、驚異的な能力を備えているのだ。最適な状態で機能している人間の免疫機能は、本当に素晴らしい、驚異的な創造物であり、いくら称賛しても足りないほどだ。

実は**がんというのは、あらゆる意味で、極度の毒性に対する対処法**である。それは、何かに感染した時に限局性炎症が起きたり、風邪をひいたときに熱が出るのと非常に似ている――代謝障害、化学物質への暴露、その他、がんの発生につながる要素によるダメージを体が正常化しようとする手段なのである。

私の親しい友人であるレオナルド・コールドウェル医師は、自然療法医であり、ラジオ番組の司会者であり、またベストセラーの著者でもあるが、このことをこんなふうに説明してくれた。「**がんというのは治療法**なんだ。みんなこのことが理解できない。がんは君の命を救うためにそこに存在する。君の体にあまりにも毒が溜まって、その毒のために死んでしまいそうになると、体は容れ物を作り、そこに毒を全部詰め込んで鍵をかける――それが腫瘍だ」

自分が知っていると思っていたことのすべてと照らし合わせると、これは信じるのが難しいかもしれない。だがそれが真実なのだ。がんというのは、病原体や毒素の侵襲に対する正常な体の反応であり、がん検診は、いくら賛成派が利点を主張しようと、この免疫機構を妨げてがんを手に負えない状態に追い込み、ついには死の宣告にしてしまいかねないのである。

問題は、がん細胞が果たすべき役割を果たさなくなり、勝手な行動を始めた時に起こる。そもそもこの段階でこれをがん細胞と呼ぶこと自体が間違いかもしれない。私たちの体が常にある程度のがん細胞を抱えていることは事実だが、「良い」がん細胞は、自分が損傷を受けたことを知り、自己修復を行うか自殺するかのどちらかだ。これが正常な細胞周期と呼ばれるものである。

「悪い」がん細胞は、悪質であるにもかかわらず複製を続け、体が正常な細胞のために用意したエネルギーと栄養素を奪いながら腫瘍を形成する。こういうがん細胞を検知しようとするのががん検診であり、破壊しようとするのが治療である。こういうがん細胞は決して放置してはいけない——免疫系はすぐに、自然にそれらに対処する能力を失い、外部からの介入が必要となる。

◉マンモグラフィーの危険性

乳がん予防と言えば定期的なマンモグラフィーが常套手段であり、アメリカがん協会は、四五歳以上の女性は全員、年に一度マンモグラフィーを受けるよう推奨している。乳がんを早期発見して早期に治療を受けられるようにし、転移や、最終的に死に至る危険性を最小限に抑えるためだ。

だが、二枚の板で乳房組織を挟んで圧迫するという非人間的なマンモグラフィーの仕組みは、がんを本当に理解すれば、まったく理に適っていないということがわかる。もしもがん性腫瘍が実際に毒素の詰まった容れ物で、その毒を無効化させる、あるいは消滅させるために体が隔離したのだとしたら、その容れ物の存在を検知するだけのためにそれをぎゅっと圧し潰すというのは、がん予防という意味では最悪の行為である。

「もしもすでにがんがあるとしたら、痛いのももちろんだが、マンモグラフィーのために乳房を押して圧迫することでがんが拡散する可能性がある」――『The Blaylock Wellness Report』[2]の著者、ラッセル・ブレイロック医師は言う。

「医師は、いったんしこりが見つかったらそれを圧迫してはいけない、と教えられます。診察の際もです。圧迫するとがん細胞が拡散してしまうからですよ」

私はドキュメンタリーの撮影のために、スペインのヒールー・インスティチュートの創設者でありメディカル・ディレクターでもあるレイモンド・ヒールー医師と話す機会を得たが、彼もマンモグラフィーについては同じ意見だった。がんが存在する可能性のある乳房の細胞を圧迫するのは、周囲の細胞組織や、ときには血液中にがんを送り出してしまう危険性がある。それに、腫瘍が検知される頃には時すでに遅しで、それに対してできることは何もないのだとヒールーは言う。

「マンモグラフィーで早期発見をすることが最良の予防法だ、と言われますが、一般に、**マンモグラフィーに映るようになってからではもう手遅れ**なのです。早期に発見したいなら、こういう方法があります」――マンモグラフィーの代わりに彼が推奨するのは、高解像度血液分析（HRB）と呼ばれる診断ツールである。これは安全で、毒性がなく、血液を最高一万八〇〇〇倍に拡大して、フリーラジカルによる損傷、免疫機能障害、重金属の解毒能力などを調べることができる。

マンモグラフィーはまた電離放射線を発するが、これは、マンモグラフィーに伴う物理的な圧迫とともに、腫瘍から放出される可能性がある細胞を突然変化させる。北米放射線学会は、年に一度のマンモグラフィーが直接の原因である種の乳がんが発生することを認めている。

その一つが非浸潤性乳管がん（ＤＣＩＳ）と呼ばれるもので、マンモグラフィーが初めて導入されて以来、その有病率は三二八パーセント上昇している。統計的分析によれば、この上昇率のうち最大二〇〇パーセントが、マンモグラフィーによる放射線と物理的圧迫によるものである。

信じられないような話だが、**一回のマンモグラフィーで放出される放射線量は、一般的な胸部レントゲンと比べて最大一〇〇〇倍に達する。**何と言っても乳がんの有病率は急上昇を続けているのだから、がん関連の活動団体の中にマンモグラフィーの推奨を控えるところが出ている理由もそれを聞けば理解できる[3]。

誤診率も高い。『ランセット』誌に掲載された研究によれば、マンモグラフィーで陽性と出て医師の診断を受けた人のうち、九三パーセントが偽陽性だった。マンモグラフィーでは、健常組織と悪性組織の区別はつかない。医師がそれを判断できるだけの、明瞭で具体的な情報を提供できないのだ。そうやって多くの女性が偽陽性となり、組織生検といった、さらに痛みを伴う危険な処置を受けることになる。そして、怖れと不安を味わい、さらに不必要な化学療法と放射線治療につながっていく。この悪循環が生み出すのは、勝者ではなく多大な犠牲者だ――ただしそれによる儲けをがっぽりと手にするがん産業は別だが。

コールドウェル医師はこんな風に喩える――「早期発見というのは大腸内視鏡検査と同じだよ。第一に、重要なことを見つけられるほど奥までは入らない。第二に、腸に傷がつく。第三に、検査を行う人は、いわゆる滅菌器具のすべてを、患者に害を及ぼさないまで清潔にすることはできない。金儲けなんだ、治療や、患者を助けることが目的ではないんだよ。患者を治すことのできる医者などこの世に一人もいないんだ」

◉PSA（前立腺特異抗原）検査は男性版マンモグラフィー

近年は、前立腺がんを調べるため、男性がPSA（前立腺特異抗原）検査を受けることが推奨されている。だがマンモグラフィーと同じで、この検査もまた利点よりも欠点が多く、偽陽性を多発し、また最終的には誤った希望を持たせることにもなる。PSA検査は、本当のところほぼ無意味である――なぜならこの検査ががんに対処する方法はまるっきりの見当違いだからだ。

『消費者レポート』誌によれば、ごく一般的に行われているこの血液検査については、多くの専門家が「利益よりも危険性の方が大きい」と言っている。たとえば米国予防医療専門委員会は、がん産業がPSA検査についてとっている公式の見解に真っ向から反対し、すべての男性に対する検査を中止することを医師に推奨している。「検査と、検査で発見されたとされるがんの治療による害を蒙る男性の数の方が、検査の恩恵を受ける男性よりも多い[4]」からである。

PSA検査の値が高いのはがん以外にもさまざまなことを意味する可能性があるにもかかわらず、ほとんどの人が前立腺の生検を受けるよう勧められる。これは非常に侵襲的な処置で、女性にとってのマンモグラフィーと同じく、腫瘍かもしれない部位から体の他の部位へとがん細胞が拡散する可能性がある。

実を言えば、ほとんどの男性は前立腺に自然に生じるがん細胞を持っている。同じことが女性の乳房についても言える。人間の免疫系は、こうしたがん細胞に対処する能力を備えているのだ。**放射線や圧迫や生検などでがん細胞を刺激するのは、蜂の巣をつつくようなものだ**——決して良い結果は生まないのである。

マンモグラフィー、生検、CT（コンピューター断層撮影法）をはじめ、一般的に行われるがんのスクリーニングや検査の多くは、がんの扱い方という点で決定的な欠陥があり、受ける人にとっては有害だが、がん産業にとっては利益にかなう。新しい患者を——もっと正確に言えば顧客を——無尽蔵に提供し、利権者の財源を潤してくれるのである。

◉検査の押し売り

　やや余談になるが、私たちがここに至った経緯を振り返ると、がんに関する啓発運動と、すべての人ががん検診を受けるべきだという昨今の圧力とが直結しているということを理解することが重要だと思う。そしてその出処を辿ればそれは、「乳がん啓発月間」〔訳注：毎年一〇月に行われるキャンペーン月間〕を考案して人々を検診に駆り立て、最終的には治療を受けさせた、化学薬品産業にある。

　乳がん啓発月間を始めたのは、元はインペリアル・ケミカル・インダストリーズの一部門で、現在はアストラゼネカと呼ばれ、世界で最も普及している乳がん治療薬タモキシフェンを製造する巨大製薬会社である。アストロゼネカは、アメリカがん協会と手を組み、一九八五年に、マンモグラフィーを「乳がんとの闘いにおける最も効果的な武器」（ウィキペディアから引用）として宣伝する方法を考案した。

　私の親しい友人、GreenMedinfoのセイヤー・チーによれば、がん検診促進運動は、人々を騙しているだけでなく、実際にがんを予防することから人々の目を逸らしている。マンモグラフィーを受けることとがんの予防には、実は何の関係もないのである。

「乳がんをビジネスにしている企業は、マンモグラフィーを使ってがんを『早期発見』することとがんの『予防』が同じことであるかのように強調するが、アロパシー医学〔訳注：医師など医療従事者が手術等を用いて症状や疾患を治療していく医療体系。対症療法」の病的なイデオロギーがこれほど歴然としている例は他にない。乳房組織の病変部を特定するために使われる電離放射線そのものが乳がん発生の危険因子の一つであるだけでなく、『予防』という言葉と『早期発見』を同一視するのは、この技術を使えば、防ぎようのないその存在をより早く知ることはできるが、乳がん「予防」のために私たちにできることは何もない、ということをごまかそうとしているにすぎない[5]」とチーは言う。

◉従来型がん検診に代わるもの

当然、正しく行われるならば、がんのスクリーニングを行うべき状況もある。だが、がん検診という名目でがんの原因になり得る放射線を浴びたり、がんのバイオマーカー（それは同時にがんでない状態のバイオマーカーでもあるわけだが）を定期的に精査するのは、あなたの体にとっては最も避けるべきことだ。あなたはおそらく、「でも現在の医療制度が提供しているやり方とは違った方法があるはずだ」と考えているだろう。嬉しいことに、そういう方法は存在している。

以下に紹介するプロトコルは、がん産業に正式に認められたものではないが、マンモグラフィーやPSA検査よりもはるかに安全だし正確だ。その多くは、過去数年間、私が世界各地を旅する中で見つけたものだ。あなたやあなたの愛する人ががんのスクリーニングの仕方を誤り、最悪の場合には命を落とす結果にならないよう、ここでこれらを紹介できて嬉しく思う。以下は、がんの診断に関して、従来の「してはいけないこと」に代えて私がお勧めする方法である。

◉1：サーモグラフィー測定

乳がんが本当はどういうもので、何が原因であるかについては、誤った情報が巷に溢れている。乳がん啓発活動に対しては衆目が集まるのと対照的に、乳房の健康についてはほとんど注目されないが、それには健康的な食事、定期的な解毒、エネルギーのバランス、ストレスの軽減その他が関係していることがわかっている。この「その他」の中には、マンモグラフィーという形で乳房に放射線を浴びせ、乳がんの危険性を高めないようにすることも含まれる。

カリフォルニア州アーバインにあるセンター・フォー・ニュー・メディスンに勤めるマーティン・ベイルズ医師は、認定鍼師であり、東洋医学博士であり、認定サーモロジストである。彼は長年、マンモグラフィーに代わるものとして最もよく知られているものの一つ、**サーモグラフィーによる検診**を患者に施している。名前が示すとおり、サーモグラフィーは遠赤外線の力を利用して、乳がんの存在を示している可能性のある生理的な異常を検知する。この技術を開拓したのはベイルズの父親で、彼は一九七〇年代の終わり、戦争中にミサイル感知に使用された世界初のデジタル遠赤外線カメラを開発した。ミサイルを熱で感知するこのカメラの能力は、一九八〇年代になると医療の分野に応用され、最終的にサーモグラフィーを使った医療機器ができたのである。

ベイルズは先日、インタビューの中でこう言った。

「一九八〇年代初め、数人の医師から父に連絡があって、『人間の体には血が流れているから、どこが温度が高くてどこが低いかを見れば色々な病気を診断できると聞いたんだが』と言ったんです。父は、『わかりました、医療用のカメラを作ってあげましょう』と言いました」

これが開発の経緯である。この後、乳房で温度が高いところを識別するサーモグラフィー機器が販売され、一部の医師やクリニックによって、マンモグラフィーに代わる安全で副作用のない検査方法として使用されている。「サーモグラフィーの最も期待できる点は、マンモグラフィーが検知できるようになる何年も前にがんを検知できるということです」――サーモグラフィーを使うメリットについて、女性の健康に詳しいクリスチャン・ノースラップ医師は言う。「サーモグラフィーを使って定期的にスクリーニングしていれば、食事や信条やライフスタイルを調節して、細胞ががん性にならないようにその状態を変化させるチャンスが与えられます。それこそが本当の予防です[6]」

◉2：抗マリグニン抗体の血清濃度（AMAS）検査

先ほど、マンモグラフィーとPSA検査は高い偽陽性率を生む傾向があるという点が問題だと述べたとき、私はすぐにでもAMAS検査について紹介したかったのだが、とっておきの検査は最後に残しておくことにした。AMAS検査は、一度の検査で、どんな種類のがんでも九五パーセントの正確さで発見できる、非常に効果的なスクリーニング手法である。二度検査すれば精度は九九パーセントになる。

抗マリグニン［訳注：マリグニンは悪性腫瘍の意］**抗体**は血清中で自然に産生される抗体で、いかなる種類であろうと**がんが増殖・拡散を始めるとその濃度が上昇する。**他のどんな抗がん抗体よりも早く検出される、ということはつまり、最も初期にがんを検出できるツールだということだ。AMAS検査は毒性がなく、極めて正確で、発見と診断後のモニターのどちらにも使用できる。

ティム・スミス医師は著書『The GcMAF Book (2.0)』の中でこう書いている。

「すべてのがんは抗マリグニン抗体を作る。人間の免疫系は、マリグニンの存在を感知すると、抗マリグニン抗体を産生し始める。（中略）治療によってがんが小さくなると抗マリグニン抗体の血清濃度も下がる。（中略）通常は、健康な免疫系（活性化マクロファージが存在する）が、がん細胞をできるそばから破壊していく。抗マリグニン抗体の血清濃度が正常値である一三五を上回った場合、それは免疫系が新しく生まれるこれらのがん細胞を迅速に排除できておらず、その結果がん細胞の数が増加しているということを示す。つまり、がんが成長しているということである」[7]

ＡＭＡＳ検査キットを無償で提供しているOncolab社が、複数の施設で二重盲検臨床試験を行ったところ、ＡＭＡＳ検査はがんの早期発見においても、患者が治療を受けたり食事やライフスタイルを変化させたりしてＡＭＡＳの値を正常値に戻そうとする、その経過を追跡するのにも、非常に効果があることがわかった。[8]

◉3：ヒト絨毛性ゴナドトロピン（ｈＣＧ）の尿イムノアッセイ

ｈＣＧ尿イムノアッセイは、妊娠検査と似た仕組みで、尿中にヒト絨毛性ゴナドトロピン（ｈＣＧ）が存在するかどうかを判定する。ｈＣＧというのは、フィリピンのナヴァーロ・メディカル・クリニックのがん専門医だった、故マニュエル・Ｄ・ナヴァーロ医師が一九五〇年代にがんのバイオマーカーであることを発見したホルモンである。これは通常、妊娠すると胎児から放出されるが、がん細胞もまた、免疫系から身を隠すためにこのホルモンを放出して身に纏うのである。つまり尿中のｈＣＧ濃度が高ければ高いほど、現在存在する、あるいは近い将来発生するがんの悪性度が高いということになる。

ｈＣＧを検査するというアイデアが生まれたきっかけは、研究者たちが、人間の胎児に栄養を提供する胚盤胞の外側の層を形成する栄養膜細胞の異所性発現とがんには関連性があるのではないか、という仮説を立てたことだった。この栄養膜細胞は、本来あるべきでないところに発現するとｈＣＧを放出し始め、それは血清と尿で容易に識別できる。ナヴァーロ・メディカル・クリニックはこのうち、より正確な結果がわかる尿を検査に使う。

一九八〇年代に行われた検査で、ｈＣＧ尿イムノアッセイは、約九八パーセントという非常に優れた成功率を持っていることがわかった。脳腫瘍は、最初の症状が現れる二九か月前に検知できるし、腹部の線維肉腫なら二七か月、皮膚がんならば二四か月、骨肉腫なら一二か月前に検知する。ナヴァーロ・メディカル・クリニックによれば、「これまで何千人ものがん患者が、寛解に成功した治療の効果を記録し、がんの再発がないかどうかを確認するのにこの検査を使って」きた。

「患者は簡単な指示に従って尿から乾燥抽出物を作ります。このパウダー状の抽出物をナヴァーロ・メディカル・クリニックに郵送し、そこでｈＣＧ検査が行われます[9]」

◉4：オンコブロット・テスト

おそらくあなたには、あるパターンが見え始めたのではないだろうか――がん細胞には、正常な細胞との識別を可能にする独特の性質があって、進んだ考え方をする人たちは、その性質がどういうもので、どうすればそれを特定できるのか、そしてその知識をどのように使えば人々ががんを予防したり克服したりするのを助けることができるのかを解明しつつある。そして、オンコブロット・テストはこのパターンにぴったりと合致する。ただし、尿中のホルモンや血液中の抗体を探すのではなく、オンコブロット・テストが探すのは、特定のがん細胞の外側に存在するタンパク質だ。

インディアナ州にあるパデュー大学の研究者、ジェームズ・モレ博士は最初、ミズーリ大学に在学していた一〇代の頃にこのアイデアを思いついた。卒業後最初に就いたのは、2,4-Dと呼ばれる枯れ葉剤の派生物を農作物に吹き付ける仕事だった。手に負えない雑草はほんの数日で姿を消したが、農作物は枯れなかった。そこで彼は、「これと同じことをがんに応用したらどうだろう?」と考えたのである。

この除草剤は、特定の物に対してだけ毒性を持つ。つまり、狙った雑草だけを枯らすのだが、そのために雑草に「がん」を発生させるのである。雑草の中の細胞を無制限に分裂させ、増殖させて、やがて殺してしまうのだ。モレ博士は、人間のがん細胞にも独特の印があって、それだけを選択的に狙うことができる――少なくともそれだけを特定することができる――ことに気づいた。そういう印の一つがNOXと呼ばれる一群のタンパク質であり、これはモレ博士が最初に発見したとされている。

博士はその後、さらに研究を進めてこれをたった一つのNOXタンパク質に絞り込み、tNOXタンパク質と名付けた。現在はENOX2と呼ばれているこのタンパク質は、悪性のがん細胞の外面にだけ存在する。そしてこの発見の最も素晴らしいところは、がんは種類によってそれぞれ、異なった形のENOX2を持っている、ということだ。そのため、ある患者が罹患しているのがどういう種類のがんかを正確に特定するのが非常に容易なのである。ヘルス・サイエンス・インスティチュートのミシェル・ケイガンは、「このタンパク質は、最初にがんが発生したのがどこかによって分子量が違います。ですからモレ博士が開発した検査は、患者ががんに罹っているかどうかがわかるだけではなく、それが最初にできたのはどこかがわかるのです」と説明している。[10]

先に紹介したAMAS検査の弱点の一つは、正確にどこでがんが発生しているのかを特定できず、体のどこかでがんが発生している、ということしかわからないという点だ。それだけでもある程度役には立つが、オンコブロット・テストの場合、がんが最初に発生した臓器を約九六パーセントの精度で明らかにできるのである。

臨床診断で確認された二六種類のがんに対して行われた八〇〇件を超えるオンコブロット・テストの結果を分析したところ、精度は九九・三パーセントで、偽陽性はゼロ、偽陰性は一パーセント未満だった。カリフォルニア州アーバインのキャンサー・センター・フォー・ヒーリングで八五〇ドルで受けられる（価格は変動する場合がある）**オンコブロット・テストは、一般**

の人々が受けられるがん検診の中で最も シンプルで正確なものの一つである。

「オンコブロット・テストは、ステージ〇の段階でがんを検知することがわかっています」と、キャンサー・センター・フォー・ヒーリングは説明している。[11]

「検出限界は、マンモグラフィーで陽性が出るのががん細胞数十億個であるのに対し、二〇〇万個（二ミリメートル以下、ピン先ほどの大きさの腫瘍塊）と推定されています。各種のENOX2はそれぞれ、ブロット上で決まった位置（分子量と等電点）を持ち、それがENOX2の存在を示し、発生した組織を特定します」

◉5：チミジンキナーゼ・テスト

ここまで、がん早期発見の方法として、がんと関連する抗体（AMAS）、ホルモン（hCG）、タンパク質（ENOX2）を特定するものを紹介した。では酵素はどうだろう？

チミジンキナーゼ・テストが注目するのは、チミジンキナーゼ1（TK1）である。これは体内の傷んだDNAを修復する酵素で、『Cancer and Clinical Oncology（がんと臨床腫瘍学）』誌に掲載された二〇一三年の研究によると、一般に、悪性のがん細胞の増殖と関連性がある。[12]

すでに説明した検査方法と同じく、チミジンキナーゼ・テストもまた、がんの発見だけでなくその進行を監視して、特定のがん治療の効果についての情報を患者や医師に提供する。チミジンキナーゼ・テストの最初のバージョンが検出できるのは血清中のＴＫ１だけだったが、最新の技術では腫瘍組織の中のＴＫ１も検知できる。『Expert Review of Molecular Diagnostics（分子診断の専門家レビュー）』誌に掲載された論評は、チミジンキナーゼのことを、「細胞周期に依存するマーカーであり、さまざまな種類のがん患者で血清中の存在を検知することができる」と説明している。[13] この中には、乳房、肺、大腸、皮膚、消化管、血液のがんが含まれる。

ＴＫ１検査は現在、犬をはじめ、人間が飼育する動物のがんを検査するのに使われているが、一般的に人間には使用されていない。だが、さまざまな哺乳動物でこの検査が有効である証拠を示し、現在のこの状況は変わるべきだと結論する研究は多数ある。

新しいところでは、二〇一四年に『Anticancer Research（抗がんの研究）』誌で発表された論文が、ＴＫ１を肺がんの発見と管理に使うことを提唱している。この論文ではＴＫ１を、「安定したがんのバイオマーカーであり、さまざまな血液系腫瘍と固形がんにおいて、患者の血清および腫瘍組織での増加が見られる」としている。[14]『Cancer and Clinical Oncology（がんと臨床腫瘍学）』誌はＴＫ１について、「多様な固形がんに対する有益な腫瘍マーカーであり、普遍的な腫瘍マーカーとみなすこともできるかもしれない」としている。

『Expert Review of Molecular Diagnostics』誌は非常に率直に、「チミジンキナーゼ・アッセイのキットが安価で提供されれば、人間のさまざまな種類のがんを発見しその進行を監視するのに効果的である」と言っている。

◉6：ナガラーゼ・テスト

人間の免疫系にはがんを粉砕する力がしっかりと備わっているのは事実だが、そのためには一定の条件が整うことが必要だ。がん細胞を調べ、攻撃して排除するマクロファージがそのような免疫反応を起こして効果を発揮するためには、まずGcMAF（Gc protein-derived macrophage activating factor の略）によって活性化されなくてはならない。それが起こらないことが多い理由の一つは、がん細胞がナガラーゼという物質を産生してそれがGcMAFの生成を阻害し、マクロファージを無能化してしまうからだ。スミス医師は『The GcMAF Book (2.0)』の中で、GcMAFが欠落したマクロファージはいわば「ゾンビ」であり、冬眠状態にある、と説明する。

ナガラーゼというのは基本的に、がん細胞が腫瘍を形成する過程で分泌する酵素のことだ。ナガラーゼはGcMAFの細胞外マトリックスを攻撃し、浸潤してくるがんに対して適切な免疫反応を起こせなくしてしまう。「GcMAFは、マクロファージを活性化し、免疫反応全体を開始するタンパク質である」とスミスは書いている。

「免疫機能を妨害し、マクロファージを眠らせるため、すべてのがんやウイルスは、GcMAFの生成を阻害する酵素であるナガラーゼを産生する。GcMAFがなければ、がんやHIV

その他のウイルスの成長は妨げられない」[15]

興味深いのは、がん細胞とウイルスの両方がナガラーゼを産生するという点で、これは特にがん検診にナガラーゼを使用する際の欠点だと言う人もいる。だがこの問題を回避するのは難しいことではない。ウイルスは一定の時間が経てば減少してナガラーゼの量は正常値に戻るが、がんは時間の経過とともに、ねずみ算式の増加率でナガラーゼの産生を続けるからだ。数週間、あるいは数か月にまたがって数度のナガラーゼ・テストを行えば、その患者の問題がウイルスなのかがんなのかは明らかになる。また、ナガラーゼが出現するのはがん細胞が転移するはるか以前の非常に早い時期なので、早い段階でがんを検出して除去するためには計り知れないほど有益なツールなのである。「もしも定期的にナガラーゼ・テストを行うことで新たにできつつあるがんを早期に発見できれば、GcMAFを使って、レントゲン検査ががんを発見するよりずっと早い段階でがんの成長を逆転させ、がんを完全に根絶やしにすることができる」とスミスは言っている。

ナガラーゼへの対処法についてはこの後さらに詳しく説明するが、単にGcMAFを体内に注射するだけである。最近の研究では、ヨーグルトに含まれるある種の菌がGcMAFを生成し、注射針を使わずとも体内のGcMAFを増やせる可能性を示唆している。

◉7：高解像度血液分析（HRB分析）

聖書のレビ記第一七章一一節には、「生き物の命は血の中にある」と書かれている。今では、それがなぜなのかを科学的視点からはっきり説明できる。血液こそ、酸素、栄養素、免疫因子を細胞に運び、同時に細胞組織から二酸化炭素を取り除いて、私たちの体を生かしておくものなのだ。

体内で何か問題が生じた場合、それはまず血液中で始まった可能性が高い。現代的なテクノロジーのおかげで、現在では私たちは、血中のビタミンやミネラルの量、含まれているタンパク質、それに化学組成を詳しく調べ、病気の診断に役立てることができる。

先進的な血液分析はがんの早期発見にも有益で、スペインのマラガにあるヒールー・インスティチュートのレイモンド・ヒールー医師は二〇〇八年からそれを実践している。ドキュメンタリーのためのインタビューで彼は私に、彼が使う高解像度の血液分析（HRB分析）がどのように正確に血液の構造を解読し、がんの存在を示唆するある種の異常を特定するのかを説明してくれた。

「これは血液の細胞を高解像度で分析する手法です。指先から血液を二、三滴採れば十分です。採った検体を、最大六万五〇〇〇倍に拡大するので、細胞の内側で何が起きているかが見えるんですよ。血液中で起きている平衡失調、欠乏症、不規則形態、そして血清の成分までがよくわかります。ですから、それがどんな問題であろうと、そこに注目してそれを正常に戻そうとする。たったそれだけの単純なことなんですよ」

もともとがんの診断のツールとして開発されたものではないのだが、HRB分析は複雑な細胞組織のメカニズムについて非常に正確な情報を提供し、その読み解き方を学んだ医師ならば、その情報を使って予備的診断を行う機会を与えられることになる。この手法は、がん細胞が本格的な腫瘍を形成するずっと以前にその存在を検知するのに非常に効果的だ。ヒールー医師はこの、細胞内に見られる平衡失調を、がんが転移する前の、早い段階で治療することが可能な「前がん状態」と呼ぶ。

「どんな疾病も始まりはそこなんです」。HRB分析は、場合によってはがんが実際に発生する五年前にその可能性を検知できる、とヒールーは言う。

「異常はまず、細胞レベルで始まります――だから顕微鏡は非常に有益なツールなんですよ。実際に病気が発症する前に異常を見つけることができますから、がんも、何年も前に検知できます。ですからがんの発症を防ぐことが可能なんです」

すでに進行したがんがある患者でも、HRB分析はその原因となった細胞内の特定の平衡失調を特定できるので、その患者に合わせた治療計画を立てるのがそれだけやりやすくなると博士は言う。また博士によれば、HRB分析はがんの予防と治療の両方が可能である。

「もちろん、すでにがんに苦しんでいる患者の場合、その原因となっている平衡失調や腫瘍を悪化させている要因がわかりますから、それらを正常に戻そうとします。ですから治療にも役立つんですが、私はこのツールを主にがん発生を予防するために使うことを好みます[16]」

これらは、おそらくあなたがよく知っている従来型の放射線によるがん検診を補助する、さらにはそれに代わるものとして、最新の科学によってもたらされたツールのうちのほんの数種類にすぎない。私がここでご紹介した診断方法は、安全で効果的であり、非常に正確だ。

病気を治そうとする過程で自分が自分の体に有毒なものを使っていない、とわかれば安心していられる。そのためにこれらのツールが存在するのであり、私はあなたもこの情報を、愛する人たちと共有してくださることを願っている——その人たちが、病気の治癒に役立つよりもむしろ体に害を与えることの方が多い、放射線や手術を使った診断方法の犠牲にならないために。

第8章

どうしたらがんを防げるか？

少々使い古された言い回しに聞こえるかもしれないが、**がん治療の最良の方法はそもそもがんにならないことである**、というのは本当だ。ここで私が「がん」と呼ぶのは、本書のここまでで説明したように、免疫系が単独で対処できる範囲を超えて増殖・転移しており、なんらかの外側からの介入を必要とするがんのことである。

防ぎたいのはこういう種類のがんであって、それを避ける、あるいは積極的に予防するためには、がんになりにくい、ホリスティックな暮らし方をすることが重要だ。人間を形作る、マインド、ボディ、スピリットという三つの要素を健康に保つ生き方である。おそらくあなたは、私がこの章で取り上げるのは食べ物と運動だけだと思っただろう。だが実のところ、**あなたの考え方や信念はがんの予防において、あなたが何を食べ、どれほど活動的であるかということ**

と同じくらい重要なのである。この章の一番の焦点はもちろん、がんを予防するための食事、エクササイズ、それにサプリメントについてなのだが、同時に、総合的な健康における感情的、精神的な側面についても少々触れたいと思う。どちらも肉体の健康とは切っても切り離せないものだからだ。

全般的に言って、がん予防において最も重要なのは栄養である。食べ物は文字通り、私たちの体が細胞を維持・修復したり、免疫力をつけたり、エネルギーを産生したり、病気を防いだりするのに使う「燃料」だからだ。適切な食べ物を十分に摂っていなかったり、摂るべきでない物を食べ過ぎたりしていると、体は徐々に故障が起きやすくなる。常識で考えればわかることだ。

人間の体は非常に複雑ではあるが、それぞれに異なったたくさんのパーツが集まって機能する一つの生き物であるという点で、単に複雑なのとは異なっている。頭は手よりも偉大なわけでもないし、心臓が肝臓よりも素晴らしいわけでもない。人間の体が一つの完全な生命体として、本来そうあるべく適切に機能するために、体の各器官はそれぞれが極めて重要であり、それら個々のパーツと体全体の橋渡しをするのが栄養素であることは言うまでもない。

だが、あなたの感情的・精神的な健康もまた、この橋渡しを助けているのである。有名なイギリスのブリストル・キャンサー・ヘルプセンターの創設者で、現在はメディカル・ディレクターを務める統合医療のスペシャリスト、ロージー・ダニエル医師は、人間という存在を形作る、ボディ、マインド、スピリットという三つの側面すべてを考慮したがんの予防法を固く信じている。私はこのアプローチを「**ホリスティックがん予防**」と呼びたいと思う。

ダニエル医師は、「ヘルス・クリエーション」と呼ばれる健康のためのユニークなコーチングプログラムを開発した。これは、心臓病、肥満、そしてがんを含む、事実上あらゆる慢性病の真の原因と彼女が考えるもの、すなわち体に有害なライフスタイル――彼女はこれを「健康を左右するふとどきな行動[1]」と呼ぶ――を解消するためのものだ。もちろん、健康を左右する行動には食習慣の他にもさまざまな内容が含まれる。

ダニエルのプログラムでは、思考パターンと精神的な成長という二つのことに大きく焦点が当てられている。彼女は著書『The Cancer Prevention Book（がん予防の本）』の中で「元気がなかったり、打ちひしがれている人、生き方を見失ってしまった人には、薬はあまり効かなくなってしまいます」と書き、進化・発展し続ける精神神経免疫学（PNI）の重要性を強調する。これは、精神と肉体の切っても切れない関係に着目する考え方だ[2]。

「逆に、何かにワクワクしてやる気があり、生きる目的を持って、自分で人生の舵を取れると感じている人は、重篤な病気の有病率が低く、治療の成功率が大きく高まるのです」

言い換えれば、あなたが食事にいくら気をつけても、あなたの考え方や精神的な状態によっては病気の予防にあまり効果がないこともあるし、逆もまた然りで、あなたが何を食べどれくらい体を動かすかが、あなたの精神的・霊的成長を促進もすれば邪魔もする。なぜなら食べ物と運動は脳の働きに直接的に影響するし、精神的なことを理解するには脳が非常に重要なのだから。

◉精神的、感情的なグラウンディングとがん予防

わかりやすい例でご説明しよう。私と私の家族の健康と幸福は、私たちが何を食べるかということと同じくらい、キリスト教という信仰に依っている。私たちの精神的な支えとなっている信仰が、人生の辛い時期にも私たちの足を大地に着け、頭での理解を超えた心の平安を与えてくれているのだ。そしてこの心の平安があるがゆえに私たちのストレス・レベルは低くてすみ、それによって、あまり量が多ければ免疫系に損傷を与えることもあるアドレナリンやコルチゾールも、過剰に放出されなくて済む。

私たちにとって、この地上での苦しみは、つかの間の、些細なことにすぎず、一時的な目的を超越したもっと大きなことのためにあるのだということを理解することで、生活に精神的な安定感が生まれる。そしてこの安定感が感情的にも肉体的にも良い影響を与えるのは、不安、心配、ストレスを減らしてくれるからだ——そういうものを抱えた精神状態は、あなたは気づいていないかもしれないが、体内に炎症を引き起こすストレス・ホルモンを放出させ、それが体を傷つけて慢性疾患につながりかねないのである。

精神世界に足を踏み入れさえすれば肉体的な問題のすべてを魔法のように回避できるなどと言っているわけではない。むしろその逆で、真実に基づいた、本当に健全な精神状態でいることが、感情を安定させ、それによって肉体的な健康も増進されるのである。それができない肉体は往々にして、不安感、悩み、ストレスその他の負担を抱え込む。

一九九三年に『Health Progress（進化する健康）』誌に掲載された研究論文にはこう書かれている——「精神的な健康とは、私たちの幸福の一側面であり、価値観、人との関係、人生の意味や目的を体系化する。患者や医療従事者の間では、精神的な健康が肉体面での健康と幸福の礎であるという認識が広がっている[3]」。

同様に、感情的な傷は肉体に負担をかける。だからこそ、統合医療やホリスティック医療の医師たちの多くは、患者と緊密な関係を保ちながら、そうした有害な障壁を乗り越えるのを助けるのである。「Breast Cancer Conqueror（乳がんに勝った人たち）」という団体は、emotion（感情）という言葉を「energy in motion（動くエネルギー）」になぞらえるが、たしかに一理あると私は思う[4]。不健康な感情に捕らわれて動けなくなっていると、体のエネルギーが損傷を受けたり邪魔されたりする、というのである。

不安やストレスを感じていると、私たちの体には緊張が蓄積していく。リラックスした状態から緊張して不安な状態への移行はあっという間に起こり、放っておくと、体にはっきりとした形でダメージが表れる。「感情を溜め込む」という言い方を聞いたことがあると思うが、不健康な感情にあまりに長いことしがみついていると、その影響が実際に形になって表れる。溜め込まれた感情が肉体の病気を引き起こすのである。「Breast Caner Conqueror」はこのことをこんなふうに説明する――「何かに対してひどくストレスを感じているとき、首の筋肉や顎が硬直しているのに気づいたことはありませんか？　みぞおちのあたりが不快だったり、ソーラー・プレクサス［訳注：太陽神経叢］に痛みを感じたりしたことはありませんか？　それがあなたの『e-motion』、つまり『動くエネルギー』が動けなくなっている状態です。（中略）今では、あなたの気分に反応してDNAが収縮したり弛緩したりすることがわかっています」

こんなことはこれまで聞いたことがなかった、という人がいたら、それはあなただけではない。私にとっても、頭の中や心の中で起きていることと私の肉体に起きていることのつながりに初めて気づいたときは、目からウロコが落ちる思いだった。そして、私という存在のこうした側面がどのようにつながりあっているかということをよりよく理解していくにつれ、自分がある感情を抱くのはなぜなのか、よくわかるようになっていった。

◉運動――細胞の酸素化とデトックス

これは、卵が先かニワトリが先か、という例の問題なのだが、心の中、頭の中に問題があるから体が病気になるのだろうか、それとも、もともと体に何か問題があるとそれが心や頭の問題につながるのだろうか？　運動はどうなのだろう——体を動かさない生活は、心と頭の問題の原因なのだろうか、それとも結果なのだろうか？

色々な意味で、私はそのどれもがある程度正しいのだと思う。その理由と、有害な悪循環を断ち切るためのヒントをいくつかご紹介しよう。

◉1：汗をかいて、精神変容作用のある化学物質を排出する

規則的に運動することががん予防において非常に重要な武器である主な理由の一つは、運動すると汗をかくからだ。汗は、体が有害物質を排出する主な方法の一つなのである。発がん性があるかもしれない、ということに加え、有害物質は脳の神経化学的な性質に直接影響し、私たちの思考や、周囲の世界に対する認識を変容させる。

頭がモヤモヤしたり物忘れをしたりするのは、認知症などの深刻な精神性の問題が含まれている場合もあるが、体の中に溜まっている毒素と関係があると考えられるようになっている。化学有害物質は本来汗が流し出すべきものなのだが、それが行われないと、いずれ病気につながるのである。

人間の体には二種類の汗腺がある。一つは体全体に分布しているエクリン汗腺、もう一つは、頭皮、脇の下、外陰部だけに存在するアポクリン汗腺である。あなたの体にはおよそ三〇〇万

個の汗腺があって、自律神経系を調節し、体温を調節し、そしておそらく何よりも重要なこととして、毒素を排出している。

また、汗をかくとダームシジンといった抗菌物質が放出されて、皮膚微生物叢を守り、皮膚の感染を防ぐ。そう、その通り。汗というのは免疫系の重要な要素なのだ。定期的に汗を流して体を病気のないきれいな状態にしておくことが重要なのはそれが理由である。『Journal of Environmental and Public Health（環境・公衆衛生ジャーナル）』誌に掲載されたある論文にはこう書かれている。

「昔から、汗をかくことは、運動による汗だけでなく熱による汗も含めて、健康に良いこととされてきた。世界各地の伝統や習慣には、ローマの公衆浴場、先住民のスウェットロッジ、北欧のサウナ（ドライ熱、湿度四〇～六〇パーセント）、そしてトルコ式サウナ（蒸気式）などがある」

この論文には、ヒ素、カドミウム、水銀、鉛などの毒素を排出するということについて、「汗をかくことで、当論文の関心である有害物質の排出が促進されるだけでなく、多様な毒性物質、特に排出されにくい難燃剤やビスフェノール-Aも排出量が増加する」とも書かれている。[5]

◉2：血行を促し酸素を体内で動かす有酸素運動

私は以前ボディビルダーだったので、筋力トレーニングと有酸素トレーニングはどちらも心臓血管に良いということをよく知っている。体に激しい運動をさせると心拍数が上がり、酸素摂取量が最大になって、心臓、肺、血管に良い効果がある。好きなことならなんでもいいのだが、自転車に乗ったり、歩いたり、走ったり、泳いだり、競技スポーツをしたり、あるいは踊ったりして、一日に最低二〇分間、週に三回、最高心拍数の六〇パーセント以上を保って運動すると、気分も良くなるし、よく眠れるし、思考能力も高まり、生活の質がはるかに向上する。

一般には、一週間に、早足で歩く、泳ぐ、芝生を刈るといった適度な有酸素運動なら少なくとも一五〇分間、サッカー、バスケットボール、ジョギング、ズンバ[6]などの激しい有酸素運動なら七五分間行うことが必要とされている。

疾病予防という意味では、あなたの年齢に見合った目標心拍数に上昇させるのが理想である。年齢に見合った心拍数というのは、たとえば二〇歳の人なら一三〇〜一五〇BPM［訳注：一分間の拍動数］、六〇歳なら一〇四〜一二〇BPM[7]だ。

体の中の、酸素を届けるべきところ全部に酸素を届けるためには、規則的に運動して心拍数を上げることが絶対に必要であることを忘れないように。細胞が栄養素を取り込み、エネルギーを産生し、老廃物を分解して排出し、解毒し、栄養素を代謝し、体のpHバランスを保ち、免疫系を保護するためには、酸素が必要である。健康を目指すならば、酸素の重要性を軽視してはいけない。

◉3：リバウンディングでリンパ系を活性化する

心拍数を上げ、毒素を排出する、その両方が完全に、かつ同時にできる運動を一つ挙げるとしたら何か、とよく訊かれる。私は、すべての有酸素運動は効果的だけれど、特に効果があるのはリバウンディングだと答える。なぜならリバウンディングはリンパ系を活性化し、有害物質とがん細胞の両方を最大限に排出できるようにするからだ。

リバウンダーというのは要するに**ミニ・トランポリン**のことである。リバウンダーを使った体の動きは、リンパ系の働きを最大限に引き出すのに非常に効果がある。リンパ系の主要な構成要素であるリンパ球は、白血球の約二五パーセントを占め、がんになる細胞を含め、異常のある細胞を体から排出する。

あなたの体の活動レベルにかかわらず常に体の中を循環して、体組織や細胞から毒素を取り除いてくれている血液とは異なり、リンパは、あなたの体が活動している時にしか機能を発揮しない。だから現代人のほとんどが送っている座りっぱなしの生活は、文字通り彼らを死に追いやろうとしているのだ――平均的な人のリンパ液はその役割を果たしておらず、それは病気に罹ったり寿命が縮んだりすることを意味する。

以前私が書いた『Cancer: Step Outside the Box』でも説明したが、毎日一〇〜二〇分間「リバウンディング」を行うだけで、リンパ液の動きは三〇倍に、リンパ球の動きは五倍になる。非常にローインパクトな有酸素運動で、これほどの効果的なエクササイズは他にない。リバウンダーは、かける費用と時間に対して得られる効果が最大だと言えるだろう。

◉4：筋肉を鍛える

私はまた、サーキット・トレーニングも大好きだ。ボディビルディングをしていた時に私が学んだことの一つは、有酸素運動と筋力トレーニングを正しく組み合わせて行えば、筋肉をつけ脂肪を落としながら、同時に心臓、肺、免疫系を強化することができるということだった。

サーキット・トレーニングとは、読んで字のごとく、一定の時間内に一連の筋力トレーニングを順番に行うことで、通常は一巡するのに四五分を超えることはなく、負荷は軽めにして動きをくり返す回数を増やし、エクササイズごとに二〇回ずつが目安である。一つひとつのエクササイズはゆっくりと、その動きの「ネガティブ」な側の動きにフォーカスしながら行う――たとえばダンベルカールなら、ダンベルを上げる動きよりも下げる動きに気をつける。一言で言えばサーキット・トレーニングは、ハードではあるが負担は軽めのトレーニング・プログラムで、重要臓器への血液と酸素の流れが低下すること（低酸素状態）による酸化的損傷を最小限に抑えながら、心拍数を高め、筋肉を鍛えるためのものである。

身体能力が高い人なら、もっと高い負荷をかけた低酸素トレーニングをしても必ずしも有害ではない、という結果が、『Immunology and Cell Biology（免疫学と細胞生物学）』誌に最近掲載された論文で報告されている。[8] だが普通の人ががんその他の慢性疾患を予防するのが目的なら、低負荷でくり返し回数を多くすることをお勧めする。

◉5：がんの原因になる有害物質をできる限り避ける

人間の体は有害物質を排出できるようになっているからといって、普段何気なくそうした有害物質に触れることを気にしなくていいというわけではない。そういう意味で、あなたが口にする食べ物や飲み物は、あなたの健康そのものにとって非常に重要である。

だが悲しいことに現実はというと、普通の人が「食べ物」として口にするものの多くは、実は加工された化学物質が寄せ集められて一見食べ物であるように見えるだけで、体の本来の生理に合わず、栄養学的に問題がある。食べ物として売られているものの中には、文字通り何万種類という化学物質が含まれており、その中にはきちんとした安全性の検証が行われていないものも多い。つまりそれらが体にどんな影響を与えるかを私たちはほとんど知らないのである。

その一方で、独立調査機関や研究所によって、最も一般的に使われている化学物質の相当数、なかでも発がん性が疑われているものについて調査が行われている。あなたが普段、健康的な食事に気を使っているとしたら、その多くはすでにお馴染みのものだと思うので、以下に挙げるリストは、決して食べてはいけないものの再確認リストとして役立てていただきたい。

1：水素添加された、あるいは部分水素添加された植物油

液状の油は、人工的に水素分子を注入することで固体にすることができ、パームオイル、ココナッツオイル、バターやラードといったもともと固体の油のように、賞味期限が長くなる。だが、水素添加された、あるいは部分水素添加された油にはトランス脂肪酸が含まれ、LDL（悪玉コレステロール）を増やして心臓病の危険性を高める。「トランス脂肪酸の問題は、人間の体はそれをどのように処理すればいいかを知らない、ということです」と、アイオワ大学病院で内科の教授を務めるブライアン・オルシャンスキー医師は言う。[9]

「トランス脂肪酸は食品の味が落ちないように保存料の役割を果たすかもしれませんが、人間の体はそれを分解して適切に使うことができません。普通の脂肪は柔軟性があって柔らかいのですが、トランス脂肪酸は柔軟性がなく、体の中に蓄積して問題を引き起こします。トランス脂肪酸を化学合成するには、水素原子を本来あるべきでないところに加えます。プラスチックを作るようなものです」

トランス脂肪酸は酸素と結合することができない。細胞を取り囲んでこのプロセスを可能にしている電子雲を破壊してしまうからだ。その結果、トランス脂肪酸は動脈を詰まらせ、血液やリンパ液の流れを阻害し、心臓の組織に損傷を与えるほか、さまざまな悪影響を及ぼす。スナック菓子、袋入りのパン、揚げ物、マフィンなどにはトランス脂肪酸や水素添加油が使われていることが多く、シリアルにも入っていることがある。

2：精糖

私が最初の本を出版した頃、ブドウ糖果糖液糖（HFCS）はほとんどあらゆる食品に入っていた。今でも入っている製品は多いが、食品業界はようやく、加工度が高くて非常に甘い、べとべとの砂糖を避けようとする人がかつてなかったほど増えているという事実に気づき始めている。その結果、多くの食品会社が「天然サトウキビ糖」に切り替えるようになった。

サトウキビ糖は、HFCSに比べて有害度が低い。膵臓のインスリン産生を阻害しないからだ。それでもサトウキビ糖が加工された糖であり、体に大きな負担をかけるものであることに変わりはない。カリフォルニア州立大学サンフランシスコ校の研究者らによると、毎年世界中でおよそ三五〇〇万人の死亡に糖が寄与している——これは驚異的な数字であり、世界保健機関の統計によれば、心臓病、脳卒中、慢性閉塞性肺疾患（COPD）、下気道感染、HIV/AIDS、下痢性疾患、糖尿病、高血圧性心疾患、気管支炎、そして肺がんによる死を合計したよりも多い[10]。

砂糖はまた、嫌気性で発酵を好むがん細胞の格好の餌でもある。インターナショナル・メディカル・ヴェリタス・アソシエーションのマーク・サーカス医師(Ac., O.M.D)は、砂糖とがんは「死神が握手」するようなものだと言っており[11]、そして科学がこれを裏付けているのだ。二〇〇九年には『米国科学アカデミー紀要』に、一〇〇年間近く埋もれていた科学的なデータを紐解いて、砂糖が腫瘍の「餌」になることを初めて示して見せた研究が掲載された。「がん細胞が正常な細胞と比べてはるかにたくさんのブドウ糖を代謝するということは、一九二三年からわかっていたのです」——ハンツマンがん研究所の研究員で、ユタ大学腫瘍学科教授のドン・エイヤー博士は言う[12]。

だからこそ、信頼できるがん治療のプロトコルはどれも、砂糖を摂るのを控えるようにアドバイスする。そうすればがん細胞を飢えさせることができるだけでなく、がん細胞が死に至る代謝的な連鎖反応が起きるからだ。砂糖にはまた炎症作用があるので、がんの原因にもなる。

3:アスパルテーム、グルタミン酸ナトリウム(MSG)、興奮性毒

中華系のファストフードチェーン店の窓に、「MSG不使用」という貼り紙がしてある

のを見たことがあるかもしれない。グルタミン酸ナトリウムと呼ばれる化学物質をこの店では料理に使用しない、と顧客に伝えているのだ。これが添加されているとひどい反応を起こす人が多いためである。ＭＳＧは、アミノ酸の一種であるグルタミン酸の派生物で、食べ物をより新鮮に、より風味豊かに感じさせる働きがあるのだが、これには落とし穴がある。ＭＳＧほど体に有害な物質はないのである――アルコールやニコチンよりも、また多くの医薬品よりも有害なのだ。

一九〇八年に発明されたＭＳＧは、海藻からの派生物の一部が持つ、食べ物の旨みを引き出す性質を模倣するものだが、同時に血液脳関門の弱点である視床下部を攻撃し、興奮性毒が脳に侵入して細胞に損傷を与えることを許してしまう。ラッセル・ブレイロック医師は著書『Excitotoxins: The Taste That Kills（興奮性毒：命を奪う味）』の中で興奮性毒について詳しく書き、この「トロイの木馬」のような化学物質がどのようにして脳の防御機能をすり抜けてニューロン受容体に結合し、あまりにも激しく受容体を興奮させるために受容体がやがて死んでしまうかについて説明している。興奮性毒を摂取した人の多くに、頭痛、うつ、心臓の問題などが起きると言う。

ＭＳＧはまた、肥満との関連性も指摘されている。膵臓が通常の三倍ものインスリンを分泌する原因となるからだ。食品会社の中には、ＭＳＧを別の名称で呼び、製品にＭＳＧが含まれていることを隠そうとするところもある。たとえば以下のようなものだ。

●グルタミン酸のほか、「グルタミン○○○」という名称
●「加水分解」を含む名称
●「タンパク質」「タンパク質強化」「繊維状タンパク質」など
●カゼインカルシウムおよびカゼインナトリウム
●「〜酵母」
●「〜酵素」「酵素処理〜」
●「発酵〜」または「プロテアーゼを含む」
●ゼラチン
●醤油または醤油エキス
●天然調味料

さらに、ほとんどあらゆるものに入っている人工甘味料アスパルテームについては、世界中の人々が騙されて、砂糖よりも健康的で太らないと信じ込んでいる。だがアスパルテームはMSGと同様の興奮性毒であり、しかもMSGよりもはるかに広範囲に脳を損傷する。食品医薬品局のデータは、報告された有害反応のうち、食品にまつわるものの七五パーセント以上がアスパルテームの摂取が原因であることを示している。

もともとは細菌戦争兵器として開発されたアスパルテームが神経毒であることは以前から周知の事実である。ところが巧妙なロビー活動のおかげで、なぜか食品医薬品局は一九八〇年代にこれを甘味料として承認し、現在ではソフトドリンクやチューインガム、ミント、キャンディ、ソースその他さまざまな食品に含まれているのだ。[14] メタノール（木精）と、アスパラギン酸とフェニルアラニンという二種類のアミノ酸で構成されるアスパルテームは、一風変わっている。天然のアミノ酸を成分の一部に含むにもかかわらず、アスパルテームに含まれるメタノールは体内で分解されて、発がん物質として知られるホルムアルデヒドになるのである。「NutraSweet」「Equal」「Equal Spoonful」「AminoSweet」「Equal-Measure」といった商品名で販売されているアスパルテームは、認知症、糖尿病、精神遅滞、多発性硬化症、慢性疲労症候群、先天異常、パーキンソン病、線維筋痛症のほか、脳腫瘍およびリンパ腫との関連性が科学的に示されている。[15]

4：GMOと殺虫剤

一九九六年に初めて開発されて以来、GMOは常に論議の的になっているが、その理由は、それがラベルに表記されていないというだけでなく、安全性そのものに疑問があるからだ。GMOの摂取と消化器疾患および免疫不全の関連性を示す動物実験は無数にあり、GMO技術の中にはバチルス・チューリンゲンシス（BT剤）のように、消化管の中でいつまでも再生を続けると言われるものもある。

GMOについて決定的にわかっていることは次の通りだ。これを読めばあなたも立ち止まって考えざるを得ないだろう。

①最初のGMOが発売されて以来、三種類以上の慢性疾患を抱えたアメリカ人の数は、一〇年足らずで二倍以上になった。慢性疾患には、食物アレルギー、自閉症、生殖障害、消化器疾患なども含まれる。[16]

②ラウンドアップ（グリホサート）をはじめとする殺虫剤や除草剤が噴霧されたGMO作物の摂取は、体の内側の腫瘍（臓器がん）および外側の腫瘍（皮膚がん）の成長に関連があるとされている。[17]

③GMOに導入される外来遺伝子には細菌成分やウイルス成分が含まれるが、事実上そのどれ一つとして、食べ物と組み合わせた形で人間を対象にした試験が行われたことはない。DNAや遺伝子発現の突然変異が原因で作物そのものの内部で起こるさまざまな損傷、ましてやこれらの物質が人体にどんな影響を与えるかについては、誰にもわかっていないのである。[18]

④アメリカ国内で栽培されているトウモロコシ、大豆、綿の大部分（それぞれ九二パーセント、九四パーセント、九四パーセント）がGMOであるほか、菜種、甜菜、パパイヤのほとんどや、それらからの派生物もGMOである——たとえば砂糖のラベルを見ると、遺伝子組み換

えをした甜菜が原料であることが多い。

ジェフリー・スミスが率いる、世界でも指折りのGMOの研究所、インスティチュート・フォー・レスポンシブル・テクノロジーによれば、GMOに関連した疾患のモニターも行われていないし、長期にわたる動物実験も行われていないという。「高額の資金を注ぎ込んだバイオテクノロジー企業は、金儲けのために、アメリカ人の健康を賭けた賭博をしている」のである。[19]

その他、避けた方がよい毒物には以下のようなものがある。

●テフロンやペルフルオロオクタン酸で加工してあるものや合成ポリマー製の、焦げつかない調理器具。コレステロール値を上昇させ、甲状腺に損傷を与え、免疫を低下させ、肝臓に炎症を起こすことがわかっている。[20]

●電子レンジ。ハンス・ハーテルが行った研究によれば、電子レンジは食べ物を変性させ、栄養素の分子構造を傷つける。[21]

●漂白、精製、「強化」された小麦粉。もともとの栄養素をすべて取り除いた後に人工の栄養素を加えられたもので、葉酸とは似て非なる、毒性のある合成葉酸も含まれている。[22]

●発がん性のある除草剤や殺虫剤などの農薬を使って栽培された農作物。エンバイロメンタル・ワーキング・グループが作成している、最も殺虫剤汚染がひどい農作物の一覧には、従来型栽培によって育てられたイチゴ、リンゴ、ネクタリン、モモ、セロリ、ブドウ、サクランボ、ホウレンソウ、トマト、ベルペッパー、チェリートマト、キュウリなどが含まれる。[23]

●毒性のあるパーソナルケア製品。あまりにも製品数が多いのでこの項目だけで一章書けるほどだが、エンバイロメンタル・ワーキング・グループの「Skin Deep Cosmetics Database」を見ると、具体的に避けるべき含有物は何か、どのようなブランドがより安全な原料を使っているかがわかる。[24]

●大豆。ウィリアム・ウォン（N.D., Ph.D）によれば、大豆は毒である。繁殖性が高く、大豆から作られるさまざまな製品はエストロゲン様作用があるだけでなく、栄養素を破壊する。[25]

●プラスチック。ポリカーボネート、ビスフェノールA、ポリ塩化ビニル、その他、石油由来のプラスチックおよびプラスチック化合物のいずれも、体に有毒である可能性が高い。

●亜硝酸化合物。肉の保存料として使われるが、同時にがん細胞の栄養源となる。避けよう。

●フッ素。多くの自治体で公共水道水に添加されているハロゲン元素の一つで、骨、膀胱、肺のがんと関連があるとされている。[26]

●有機塩素化合物。水を塩素処理することで生じる派生物。飲み水をろ過したり、塩素処理した水ではなく塩水のプールで泳ぐなどすると、有機塩素化合物を避けることができる。[27]

◉正しい栄養と健康的なライフスタイル

何を避けなくてはいけないかについてはよくご理解いただけたことと思うので、今度は、がん予防を念頭に置いた健康的なライフスタイルの一部として積極的に取り入れるべきものをご紹介したいと思う。その中心となるのは栄養だ——栄養こそ、がんとの闘いにおいて最も重要な要素である。それと同時に、休養と水分摂取の重要性についても簡単に触れたいと思う。

基本的には、正しい栄養というのは、ビタミンとミネラルを豊富に含み、有害物質に汚染されておらず、できるだけ自然に近い食べ物のことだ。つまり、有機栽培された、遺伝子組み換えでない農作物や、野生の動物と近い形で育てられた（穀物ではなく、牧草を飼料として育った）家畜の肉などである。より具体的に言えば、**体内環境のバランスを整え、がんやその他の慢性疾患の発症に不向きな状態を作るのに役立つことが科学的に示されている、抗がん作用のある食べ物や薬草を積極的に摂る、**ということだ。

「がんが発達するには、細胞核と遺伝物質が突然変異を起こす必要があるわけですから、これは栄養の摂り方と緊密に関連しています」と、栄養を中心としたがん治療に焦点を当てているダニエル医師は言う。

「これはつまり、とりわけ正しい植物性食物を摂っていないということです。そのために私たちは体内に植物因子を取り込むことができず、その結果細胞の遺伝物質に突然変異が起こる危険性があるのです」

クリス・ウーラムスが提唱する「**レインボー・ダイエット**」はこの考え方を具体的にしたもので、基本的には、風味豊かで色とりどりの果物と野菜、さまざまなナッツとシード類、エキストラバージン・オリーブオイルをたっぷり、そして脂の乗った魚を中心とした、伝統的な地中海料理である。オリーブオイル以外にも、健康に良い脂肪分を大量に摂るし、肉食が好きな人なら肉と一緒に適度のワインも飲む。ただし、安上がりの炭水化物と精製砂糖は食べない——どちらも健康には有害だからだ。[28]

もちろん、レインボー・ダイエットにも少々手を加えたい点はある。たとえば、赤身の肉は恣意的に制限しているが、放し飼いで牧草を食べて育った動物の肉には、植物から十分な量を摂ることが難しいオメガ3脂肪酸その他の栄養素がたっぷり含まれている。私はまた、生乳——特にヤギの乳と、手に入る場合はラクダの乳——が大好きだ。生乳は、食物の消化、栄養素の吸収、そして、がんの予防には非常に大切な、腸全体の健康を助長するプロバイオティクス細菌や酵素が豊富である。

また、フッ化物も塩素も入っていないきれいな水を毎日たっぷり飲むことも必要だ。『Journal of Clinical Oncology』に掲載されたある研究論文では、がんに罹る危険性は水分摂取量と反比例している。つまり、**水分を摂れば摂るほど、がんになる確率は下がる**のである。[29]

同じことが、健康を維持するために最も重要な過程である睡眠についても言える。概日リズムとも呼ばれ、ホルモンのバランス、エネルギーの産生、細胞や組織の修復、老廃物の排出などを司る健全な睡眠覚醒周期を持続するには、適切な休息が必要なのである。シカゴ大学で行われたある研究では、睡眠が不足すると正常なインスリン産生が阻害されることがわかった。それが代謝異常と糖尿病につながる要因であることは周知の事実だ。[30]必然的に睡眠不足はインスリン抵抗性を生むことがあり、多くの研究がそれをがん発生の要因と特定しているのである。

◉酵素も忘れずに

薬用植物から作られたサプリメントと食事については次の章で詳しく述べるが、その前に、がん予防においてもう一つ、なくてはならないものについて説明しておきたい。酵素である。酵素は、私たちが食べたものを分解して消化しやすくする。酵素がなければ人間の体はうまく栄養素を吸収することができないのだが、残念なことに、今私たちの手に入る食べ物の多くは酵素が奪われてしまっているというのが現実だ。

あなたに必要な栄養素を三本足のスツールになぞらえるとしたら、三本の足のうちの一本は酵素、残りの二本はビタミンとミネラルである。ビタミンとミネラルが効果を発揮するには酵素が要る。同様に、酵素が栄養素に触媒作用を及ぼして吸収されやすくするためにはビタミンとミネラルが必要だ。「The Doctor Within（あなたの中の医者）」というウェブサイトのティム・オシー医師はこう言っている。

狂気じみた昨今の栄養補助食品（サプリメント）市場では、あたかも四方から人々が「ビタミンはいかがですか?!」「ミネラルをどうぞ！」「酵素をどうぞ！」と叫んでいるかのようだ。まるでその一つひとつが、それだけでどんな病気も癒せる特効薬だとでも言いたげである。だが本当に重要なのは協調であり、相乗効果であり、補因子の存在なのだ。補因子がなければ酵素は酵素活性を持たない。酵素は非常に具体的な役割があることがわかっており、ある錠にぴったり合わなくてはいけない鍵にも似ている。[31]

酵素はさまざまな食べ物の中にもともと存在するが、高温、化学薬品、加工、その他の要因によって壊れやすい。だからこそ、汚染されておらず化学薬品も使われていない食べ物を生で食べることが非常に重要である。**最も多く酵素を含んでいるのは生来の性質に手を加えられていない食べ物**であり、それが土地と調和しながら栽培、調理されたものであれば、含まれるビタミンとミネラルの量も、酵素と相乗作用を発揮するために最大になる。

酵素は私たちが口にする食べ物に生命を与える。酵素がなければ食べ物は文字通り「死んで」

おり、私たちの体に栄養とエネルギー、強さ、免疫力を提供して強化することができない。この後ご紹介する治療法の多くは、酵素がなければまったくの役立たずである。それほど酵素は重要なのだ。このことは――抗がん効果のある食事法について考える際には特に――よく覚えておいていただきたい。

第3部

効果のあるがんの治療法

第9章

薬草、解毒、食事

ここまで読んで、**がんへの対処で極めて重要なのはがんを予防すること**だとお分かりいただけたことと思う。そして予防のためには、見てきたとおり、あなたのマインド、ボディ、スピリットを大切にする積極的な意志が必要である。三つの方向から健康を目指すこのアプローチは、感情面や精神面の問題を解決して心を平安に保つこと、食事を改善して栄養不足を解消すること、生活のあらゆる場面でできるだけ有毒物質への暴露を避けること、適切な休息と水分補給によってホルモンのバランスを保つこと――それらを互いに調整しながら行えば非常に効果的だ。

こうしたことはどれも、がんに罹る危険性を最小にしつつ生活の質をできるだけ高く保つために重要である。だが、**もしもあなたがすでにがんだと診断されているとしたらどうすればよ**

いだろうか？　当然だが、第一に、そもそも何が原因でがんになったのかを知り、その原因を悪化させないようにライフスタイルを改める必要がある。だがもちろん、がんにあなたの体を占領させないために、がんそのものへの対処も積極的に行わなければならない。本書第三部では主に、その方法についてお話ししよう。

ここまでで説明した予防のための戦術も、もちろん重要である。だが、あなたのがんの種類によっては、もっと積極的な治療のアプローチが必要かもしれない。いずれにしても、あなたには、化学療法と放射線治療以外にも選択肢があるということを忘れないでほしい。体を傷めつけることなく効果的にがんを治療する方法が他にあるのに、がんを怖がって化学療法や放射線治療を受けるべきではない。

これからご紹介するがんの治療法は、基本的に**薬草**を用いるものであり、したがって、患者にとっては一番実行しやすい。病院で診察を受けたり医師の診断がなくても、自由に買ったり栽培したりできるものだからだ（ただし、発達中のがんの治療プロトコルは、薬草を使うものも含めてどれも、最善の結果を得るためには、資格を持った医師の指導と監督のもとに行うべきであることを忘れないことが重要だ）。

薬草について説明した後は、音、光、酸素、熱、電磁波、エッセンシャルオイル、酵素その他を用いて、世界中でたくさんの人のがんを治してきた進歩的ながん治療法の数々をご紹介する。これらの治療法で必ず治るという保証はないが、科学的なエビデンスはある。治療を受けた患者の腫瘍および関連するバイオマーカーが高い確率で消滅したことを証明する実際の臨床例の数々は、がんの治療ということにかけてはこれらが現在利用できるベストな選択肢であることを示唆している。

◉エシアック・ティー

今は亡き私の祖母、ヘレン・ケイドが末期がんと診断されたのは一九八八年のことである。敬虔なキリスト教徒である祖母が、自分の台所で薬草を使って調合薬を作るのを手伝ったことを、私は決して忘れない。祖母はその調合薬をがん治療のために一日数回に分けて飲み、医師に告げられた余命よりもずっと長生きした。

祖母は自ら進んで熱心にイエス・キリストの福音を広めようとしていたが、布教活動をしていないときは台所でこの、どこぞからレシピを見つけてきたエシアック・ティー（Essiac Tea）と呼ばれるお茶を作るのに忙しかった。私が今でもはっきりと覚えているのは、この魅惑的な飲み物がストーブの上でぐつぐつ煮えるのを見ていたこと、それから二人で茶色の瓶にそれを移して冷蔵庫で保存したことだ。

祖母はそのお茶が効くことを知っていたし、私にもそれはわかっていた。祖母はいつでも元気溌剌としていたが、もしも化学療法や放射線治療を選んでいたら、おそらく気分が悪くてベッドから起きることもできなかっただろう。それから一〇年間、エシアック・ティーを飲んで祖母は元気に過ごしたが、あるときこのお茶を飲むのをやめた。今でもなぜそうしたのかわからないのだが、その後祖母は最終的には老齢で亡くなった。だが、およそ一〇年間にわたって祖母がそのお茶を信じて飲み続けたことが私にとっては非常に刺激になり、がんの代替治療法について興味を持ったのもこのことがきっかけだった。薬草を使ったこの療法について、祖母は人づてに聞いたに違いないが、これはもともとは一九二二年に、カナダのレネ・ケイシーという看護婦が患者の一人から教わって普及させたものだった。

その患者は乳がんと診断されたのだが、ネイティブアメリカンのメディスンマン［訳注：伝統的なヒーラーのこと。呪医とも呼ばれる。薬草の知識が深く、病気の治療や心のカウンセリングのほか、透視や儀式のセレモニーを行うこともあった］ががんの治療法としてこの薬をくれた、とケイシーに説明した。それを聞いたケイシーは、末期の胃がんで余命六か月と宣告されていた自分の叔母にその薬を試すことにした。エシアック・ティーは魔法のように効き目をあらわし、ケイシーの叔母はその後二〇年生きた。同じように、肝臓がんで余命二か月と言われていたケイシーの母親のがんにも効果があり、母親はその後一八年生きたのである。

噂は広がり、ケイシーはまたたく間にその一帯で一番人気のある医師になって、一週間に多いときは六〇〇人もの患者を診ていたが、医学界からの執拗な嫌がらせのためにやがて診療所を閉鎖してしまった。だが閉鎖の前にケイシーは、シカゴのノースウェスタン大学医学部の医師五人の監督のもと、三〇人の末期がん患者を治療する機会を与えられた。五人は自分たちが目にしたことをもとに、エシアック・ティーは「寿命を延ばし、腫瘍を小さくし、痛みをやわらげる」と結論した。[1]

エシアック・ティーの人気は高まり、一九三八年にはケイシーの支援者五万五〇〇〇人が、カナダでエシアック・ティーを公式のがん治療法に指定することを求めて署名した。だがそれは実現せず、ケイシーは長年、このお茶の調合を鍵をかけて保管していたが、やがてとうとう、親友であり相談相手であるチャールズ・ブラッシュ医師に開示した。ブラッシュは、名門ブラッシュ・クリニックのディレクターであり、ジョン・F・ケネディ大統領の担当医だった人物だ。

自身が大腸下部のがんに苦しみ、エシアック・ティーでその治療に成功したブラッシュは、ゲーリー・グラム医師によるインタビューの中でこの治療法について「エシアック・ティーにはがんを治癒する可能性がある。患者の症状をやわらげ、制御し、治癒することも可能だ」と語っている。

ケイシーは薬のレシピを、トロントにあるレスペリン・コーポレーション［訳注：現在はResperin™ Canada Limited］に引き渡し、この薬を試験・製造し、必要とする人に届ける責任を彼らに託した。以来レスペリンはこの責任を果たし続け、現在も「レスペリンズ・オリジナル・ケイシー・フォーミュラ・ティー」を販売し続けている。[2]

ケイシーにとって金儲けは重要ではなく、患者にはほとんど無償でエシアック・ティーを分け与えるというもっぱらの評判だった。他の者が欲に駆られて利用することを怖れ、調合は決して公表しなかった。ようやく近年になって、ばらばらの情報を公共の利益のために慎重に繋ぎ合わせてくれた熱心な歴史研究家のおかげで、この神聖な調合が私たちの目にも触れるようになった[3]。

簡単に言えばエシアック・ティーは、わずか四種類の材料でできている。だがその四つの名前を挙げる前に、作り方が調合と同じくらい重要であることを断っておく。エシアック・ティーは、通常のお茶のように茶葉からエキスを浸出させるのではなく、原料の植物の根、皮、種子を煮沸してエキスを煎じ出す。その中には、無機塩類、苦味成分その他、煮沸して徹底的に浸漬しなければ抽出できない「硬質」成分も含まれる。

浸出や抽出というのは、葉や花などの「柔らかい」植物材料からビタミンや揮発性のオイルを引き出すことだが、煎じ薬はそれとは異なる。煎じ薬と抽出薬にはそれぞれに医薬品としての位置付けがあるが、エシアック・ティーを作ろうとする場合は、それが煎じ薬であることを理解することが重要だ。

それではお待ちかねの、エシアック・ティーの材料と作り方をご紹介しよう。

〈材料〉

ゴボウ（豆粒大に刻んだもの）七・八カップ［訳注：日本の計量カップ（二〇〇ミリリッ

トル）を使った場合。以下同様」。ゴボウは昔から世界各地で、血液を浄化する薬草として、体内の毒を中和し排出させるために使われてきた。[4] ゴボウに間違いなく抗腫瘍活性があることは数々の研究で示されているし、日本の科学者は、ゴボウの持つ突然変異抑制効果を特定して「B因子」と呼ぶ。[5] 世界保健機関も、ゴボウがHIVの治療に効果があることを認めている。

ヒメスイバ（根を含む全草）を粉末にしたもの四五〇グラム。ヒメスイバは「謎の雑草」である。現役を退いたある医者がケイシーに、誰もがみなヒメスイバを摂れば「世界にはがんがほとんどなくなる」と言ったことがある。エシアック・ティーの成分のうち、腫瘍を溶解させる作用が最も強いのがヒメスイバであり、ヒメスイバにはアロエエモジンという、白血病に治癒効果のある物質が含まれている。また、さまざまな抗酸化物質がたっぷりと含まれており、ベースライン・オブ・ヘルス・ファウンデーションのジョン・バロンによればこれは「人類が知る最も強力な抗酸化ハーブの一つ」である。[6]

スリッパリー・エルム（アカニレ）の樹皮を粉末にしたもの三分の一カップ。昔から、喉の痛み、下痢、泌尿器系の疾患の治療に使われてきた、強力な抗炎症作用と鎮静効果を持つ薬草である。また、コレステロール吸収を調整し、がん発症のリスクを下げるという研究結果がある、β-シトステロールという植物性のステロールを含んでいる。[7]

トルコ大黄の根を粉末にしたもの二八グラム。トルコ大黄は、高血圧、更年期障害、胃腸障害、発熱その他さまざまな症状を緩和することが知られ、中国の漢方薬には欠かせないものの一つである。アントラキノン、タンニン、シュウ酸カルシウム、脂肪酸などの成分も含まれ、強力な抗炎症および抗酸化物質として作用する。同時に、大黄の根に最も高い濃度で含まれるエモジンが、高い抗がん作用がある可能性を示唆している。[8]

〈エシアック・ティーの正しい作り方〉

ステンレススチール製の蓋つきの鍋に、材料の薬草を混ぜ合わせたもの五分の三カップ（＊）と、塩素処理していない純水四リットルを入れ、一〇分間煮る。

火を止めて一二時間そのままにしておく。

一二時間経ったら再び加熱して、湯気は立つが沸騰しない程度で数分間、薬草を落ち着かせる。

煎じたお茶が熱いうちに殺菌したガラス瓶に漉して移す。

煎じ終わった薬草は薬効のある湿布として利用できる。できたお茶は冷蔵庫で保存する。

長期保存したいときは、ジャムを瓶詰めにするときの要領でお湯の中で煮沸密閉し、冷暗所で保存する。

がんの予防のために使う場合は、三〇〜六〇ミリリットルほどのエシアック・ティーを一二〇ミリリットルのお湯で薄めたものを一日に一回飲む。必ずたっぷり水分を補給（最低でも一日に二リットル）して、毒素を体内から排出すること。

もしもあなたがすでにがんを罹患しているならば、同量を一日三回飲む。エシアック・ティーを飲む前後一時間ずつは何も食べたり飲んだりしないこと。エシアック・ティーは、がんの代替医療のほとんどと併用することができる（ただしプロトセルは例外である）。エシアック・ティーを作り、治療に使うことにしたならば、マリ・クラインが書いた『The Essiac Book（エシアックの本）』を一読することをお勧めする。

（＊）このレシピを使うと、乾燥ハーブの状態で調合したものが一〇〜一二カップほどでき、六〇〜七五リットル分のエシアック・ティーを作ることができる。調合した乾燥ハーブを後日使うために保存しておく場合、密閉ガラス容器に入れて冷暗所で保存する。乾燥ハーブは日光に反応するので、直射日光を避け、紫外線をカットする茶色いガラス瓶で保存するのが最適である（できあがったエシアック・ティーも同様）。

エシアック・ティーには緩下剤効果があり、通常より頻尿になる可能性があることに注意しよう。これはもちろん、エシアック・ティーの解毒効果によるものだ。頭痛、扁桃腺肥大、皮膚の発赤や炎症、インフルエンザ様の症状などが起きる人もいるが、これらはすべて解毒の過程では自然なことである。

◉ホクシー・トニック

第2章で、ハリー・ホクシーの生涯について、また彼が開発した有名なホクシー・トニックについての背景を説明した。ホクシー・トニックはその目的と機能がエシアック・ティーとよく似ているが、第三章ではその作り方を説明しなかったので、ここでそれをお教えしようと思う。ホクシーの場合、患者が患っているがんの種類に応じてホクシー・トニックをカスタマイズするのが普通だったが、基本となる調合は標準化されており、カスカラサグラダ（学名 *Rhamnus purshiana*）の樹皮を粉末にしたものとヨウ化カリウム――人間の体が必要とし、甲状腺の健康を保ち、ホルモンのバランスを整え（これはがん予防のために他ならない）、放射線によるダメージを軽減させるヨウ素の提供元として広く認識されている必須ミネラル――の二つが必ず原料に含まれている。

伝統的なホクシー・トニックの一回分の用量には、その他に、次のような薬草成分が含まれる。[9]

ヨウシュヤマゴボウ（学名 *Phytolacca americana*）**の根**――一〇ミリグラム。ヤマゴボウには、免疫機能を高め、リンパ球を増やし、免疫グロブリンを増加させる働きがある。

ゴボウ（学名 *Arctium lappa*）――一〇ミリグラム。ゴボウは変異原性を弱め、かなりの抗がん作用を示す。

メギの根の樹皮――一〇ミリグラム。メギには、強力な抗がん作用を持つリクベタインという物質が含まれている。

クロウメモドキの樹皮（学名 *Rhamnus frangula*）――二〇ミリグラム。クロウメモドキは白血病に治癒効果があり、前述したように、強力な抗腫瘍作用を持つさまざまなアントラキノンを含有している。

スティリンジア（クイーンズ・デライト）（学名 *Stillingia sylvatica*）**の根**――一〇ミリグラム。スティリンジアには、抗炎症作用と麻酔作用がある。

アメリカサンショウ（学名 *Zanthoxylum Americanum*）**の樹皮**――五ミリグラム。アメリカサンショウは血行を良くして体を温めると同時に、胃や消化管の問題を軽減させる。

ムラサキツメクサ（学名 *Trifolium pratense*）**の花**――二〇ミリグラム。ムラサキツメクサは、ある種のがんを防ぐ効果があることで知られるイソフラボンを最も多く含む植物の一つである。

エヴァ・アーバニアック医師（N.D.）は右の調合に、さらに甘草の根二〇ミリグラムを加える。甘草の根は皮膚や粘膜を柔らかくする働きがあると同時に、炎症を抑え、筋肉を弛緩させる。また、副腎の働きを助けるほか、去痰作用があり、鬱血を解消するのに役立つ。[10]

パメラ・ケルシーは、一度ならず二度までも、ホクシー・トニックを使ってがんの治療に成功した。一度目は進行性の膵臓がんで、医師には「治らない」と言われた。二度目は肝臓がんだった。驚異的な彼女の体験談は、彼女自身の言葉で聞いていただこう。

「痛みがひどくて……一年ほどの間は、低血糖と腹痛を抱えて寝たり起きたりの生活だったんだけれど、だんだん痛みが強くなっていって、しまいには、胸の真ん中から背中にナイフを突き通された感じがするほどだったわ。

そんなとき友人が、がんが治った友だちがいる、手術ができない大腸がんで、メキシコにあるクリニックに行き、がんが消えて五年経つ、と言ったの。それを聞いて、夫も私も躊躇しなかったわ。

私たちはすぐさまメキシコに行き、ホクシー・トニックとサプリメントを持ち帰ったの。指示された通りの食事を摂り、医師に言われたことには全部、宗教的なくらい真面目に従ったわ。そうしたら、一年もしないうちに――クリニックでは、三か月くらいで症状が良くなり始めるはずだと言われたんだけど、まさにちょうど三か月後に痛みが軽くなり始めたのよ。

偏頭痛の起きる頻度が減り、痛みもそれほどひどくなくなったわ。それからだんだんと――毎月少しずつ、お腹の痛みが消え始めたの。食べ物を消化できるようになり、具合が良くなったわ。そして一年後には、膵臓のがんが消えてしまったの」

数年後に肝臓がんを患ったとき、パメラは再びバイオ・メディカル・センターに行って同じ治療を受けた。その結果、肝臓の半分を覆っていた二二か所の局所性病変は、三か月経たないうちにわずか三か所に減った。それからほんの数週間で、この三か所も消えてしまい、パメラのがんは寛解した。

「私の知る限り、膵臓がんを克服した患者で私は一番長生きしているわ。四〇年経ってもこうして元気に生きているんですからね。先生たちによれば、私の体の中にはがんの気配もないそうよ。私はとても幸せよ、だってこの治療法が効くということを私は知っているんだし、標準治療を受けていたらきっと生きてはいなかったでしょうからね」

エシアック・ティーと同様にホクシー・トニックも、下痢や、場合によっては脱水症状の原

因になることがあり、それが電解質不均衡を引き起こす可能性がある。トニックに含まれるクロウメモドキとカスカラサグラダは、体内のカリウム濃度を低下させる場合もあるので、きちんとした医師の監督のもとで、栄養状態をチェックし、治療中また治療後に栄養のバランスが崩れないようにすることが重要である。

◉カンナビス（大麻草）

世界で最も多様な病気に治療効果がある、と多くの人が考えるカンナビス・サティバは、大麻草、マリファナ、ウィードなど使用場面によって色々な呼び方があるが、近年、がんの治療に関連して大いに注目を集めている。大麻草の葉をジュースにしたり高濃度のカンナビス・オイルを摂取したりしてがんをはじめとする慢性病が治ったという報告はいたるところにあり、そうした医療目的の大麻草利用には明確な科学的裏付けもあるということを知ると、あなたは驚くかもしれない。

カンナビスががん細胞を選択的に破壊するという事実は、少なくとも一九七〇年代から記録されているが、アメリカ政府の公式の見解は、この植物には医療効果はないというものであり、それが今でも大麻草が連邦法では違法とされている理由である。積年の禁止政策によって、カンナビスによる治療の可能性に関する研究は今でも厳しく制限されているものの、現存する研究結果だけを見ても、政策を根本的に、しかも今すぐに変える必要があることはわかる。

カンナビスに、産業利用・医療利用を含めると二万五〇〇〇を超える用途があるというのは事実である。植民地時代のアメリカでは、初期の大統領の数名が大麻草を栽培していたし、世界中で何千年も前から薬として用いられてきた。大麻草の評判が特定の利益集団によって貶められたのは、過去わずか一〇〇年のことなのである。

政府の嘘が露見し、大麻草は有害なものでもなければ、麻薬取締当局が主張してきたような「悪魔の雑草」でもないということを人々が知りつつある今、大麻草の医療利用についての関心が再び高まっている。中でも、がんの対症療法および根治療法としての大麻草利用への注目度は高い。

昨年私は、キャンサー・トリートメント・センターズ・オブ・アメリカで栄養学の副部門長を務めた経験があり、著述や講演も行うパトリック・クイリン博士（Ph.D., R.D., C.N.S.）の話を再び聞くことができた。クイリン博士は自宅に自分の「薬局」を持っている。博士が庭で育てている何十種、何百種という薬草については、この章の後半、食事についての項でお話しするが、博士は大麻草について非常に興味深いことを話してくれた。

栄養面から言うと、ヘンプ（スーパーマーケットなどで合法的に販売されている種子や食用オイルについて話をする場合、原料である大麻草はそう呼ばれることが多い）には、オメガ3脂肪酸、不純物のないきれいなタンパク質をはじめ、非常に重要な栄養素が豊富に含まれている。また、ヘンプオイルには最大五パーセントのガンマリノレン酸が含まれる。これは私たちが知る植物の中で最も高い濃度だ。

これらの栄養素はそれ自体が抗がん効果を持っているが、それに加えて大麻草には、人体に備わっているエンドカンナビノイド・システムと結合する、さまざまなカンナビノイド化合物が含まれている。エンドカンナビノイド・システムというのは基本的に、体と脳のコミュニケーションの拠点であり、思考、感情、運動、反応を含む人体の重要な機能の多くを制御している。「産業用」ヘンプ（向精神作用を持たない大麻草）から作られた栄養食品には、これらの医療効果のあるカンナビノイドはほとんど含まれない。一方、医療用に使われる大麻草（嗜好製品として喫煙されるものも含む）には、抗がん物質であるテトラヒドロカンナビノイド（THC）がはるかに多く含まれている。THCはよく、人々を怠け者にする精神作用があり依存症になりやすいという「濡れ衣」を着せられる。だが実際には、THCには抗がん作用があることが証明されており、化学療法や放射線治療が過去のものになってしまいかねない、とてつもない可能性を秘めているのである。数十におよぶ研究論文が、THCはがん細胞に自殺を促すということを示している。そして、脳腫瘍[11]、肺がん[12]、胆管がん[13]、皮膚がん[14]、血液がん[15]その他、多くのがんでその効果が観察されているのである。

ロンドン大学セント・ジョージ校のがん専門医で、『Anticancer Research（抗がんの研究）』誌の二〇一三年号に掲載された、大麻草の抗がん効果に関する論文の共著者の一人であるウェイ・リューは、「大麻草に含まれるこれらの化合物に良い反応を示すがんの種類は多いはずだ」と言う。カンナビノイドは「強力な抗がん作用」を示し、がんの成長の原因となる特定の経路を「狙いをつけて遮断する」と言うリューは、さらにこう付け加えた。

製薬会社は、これらの経路を選択的に狙う新薬の開発に巨額を注ぎ込んでいますが、大麻草は――正確には、大麻草に含まれるある成分ですが――それとまったく同じことをするんです。つまりこの、自然が生んだ成分は、何十億ドルもかけた素晴らしい製剤が作用するのと同じ経路に作用するわけです。[16]

それだけではない。他にも、THCがALS（ルー・ゲーリック病：筋萎縮性側索硬化症）、アルツハイマー病、不安神経症、関節炎、化学療法の副作用、クローン病、慢性痛、線維筋痛症、HIV関連の末梢性ニューロパシー、ハンチントン病、失禁、不眠症、多発性硬化症、掻痒症、睡眠時無呼吸、トゥレット症候群などにも医療効果を発揮することが、多数の研究で明らかになっている。[17]

さらに、CBD（カンナビジオール）がある。大麻草の成分の一つだが精神作用がなく、THCが引き起こす「ハイ」な気分を相殺する。THCによる作用は、結合するカンナビノイド受容体タイプ1（CB1）が主に脳にあるため、頭で感じる場合がほとんどである。それに対しCBDは、炎症性の疾患と関連が深いCB2受容体に作用し、もっと「体で感じる」効果を引き起こす。

どちらも重要な医療効果を持っているが、CBDにはストレスへの適応力を高める効能があり、特にストレスによる副腎のバランスの乱れを整え、ホルモンの産生と分泌を調節する。ストレスというのは病気を左右する大きな要因であることがわかっているので、THCとCBDを組み合わせて使えば、炎症を鎮めがん細胞を殺すのと同時に、体にいわゆる休息の時間を与えることができるのである。

ユナイテッド・ペイシェンツ・グループはCBDについて次のように言っている。

> CBDは、にきび、注意欠陥障害（ADD）、不安、関節炎、がん、慢性痛、うつ、糖尿病、ドラベ症候群、てんかん、緑内障、ハンチントン病、炎症、気分障害、多発性硬化症、神経性疼痛、パーキンソン病、統合失調症、そしてアルツハイマー病などの神経変性疾患の症状を緩和させるために使われる。またCBDには、がん細胞の転移を止める働きがあることが示されている。[18]

大麻草にはこの他にも、それぞれ異なった医療効果を持つさまざまな成分が含まれている。たとえば、未加熱状態のTHCであるTHCAとTHCB、CBN、CBCなどがそうだが、ここでは触れないものもたくさんある。大麻草には非常に強力な医療効果があり、一日も早く現在の「スケジュールI」という指定が変更されて合法化されることが人々の健康にとって有益である、と言えば十分だろう［訳注：スケジュールI薬物とは、アメリカ食品医薬品局（FDA）が一九七〇年に制定した薬物分類のうち、「現在、容認された医療的用途がなく、乱用の危険性が高い」と定義されるもの］。

麻薬取締局の行政法判事を務めたことのあるフランシス・L・ヤングは、一九八八年に大麻草をスケジュールIから外すことを求めた請願に答えて「ほとんどすべての医薬品には、有害で、ときとして致命的な影響がある。ところがマリファナにはそれがない」と明言した[19]。ヤングはさらに続けて、ほとんどの人が知っている医薬品と比べて実は大麻草がどれほど安全かを説明した。

「豊富な医学文献に照らしても、大麻草の摂取によって死亡したことが証明された事例は一例も記録されていない。それに対し、ごく一般的に使われている市販のアスピリンは、毎年数百に及ぶ死亡者を出しているのである」

人々が定期的に口にするほとんどのものと比較して、ヤング判事はこうも言う。

厳密に医学的観点から言って、マリファナは、私たちが普段口にしている食べ物の多くよりもはるかに安全である。たとえば、生のジャガイモを一〇個食べれば毒性反応が出ることがある。それに比べて、死亡の原因になるほどの量の大麻草を食べることは物理的に不可能である。大麻草は生来、人間が知る治療効果のある物質の中で最も安全なものの一つだ。理論的分析の結果を見れば、どのように考えても、医師監督のもとで行われる所定の医療行為の中で大麻草を安全に使用することは可能だ。疾病に苦しむ患者と大麻草による医療効果の間に麻薬取締局が立ちはだかるのは、理不尽であり、独裁的であり、気まぐれな行為である。

大麻草を食べるのも、その治癒効果を利用する方法の一つだ。カンナビス・インターナショナル・ファウンデーションの創設者であるウィリアム・コートニー医師によれば、およそ一〇ミリグラムの摂取で精神作用が現れるTHCに対し、非加熱の、THCのカルボン酸体であるTHCAならば、数百ミリグラムという用量を摂ることができるという。[20] コートニーはTHCA（テトラヒドロカンナビノール酸）とCBDA（カンナビジオール酸）が持つ抗酸化作用、抗炎症作用、神経保護作用をその目で目撃している。彼の妻、クリスティン・ペスクスキーが毎日カンナビスを摂るようになって、数々の慢性病が改善されたからだ。「毎日大麻草をジュースにして飲み始めてから四週間〜六週間経つと、背中の痛みが消えました」――狼瘡、関節炎、子宮内膜症に慢性的に苦しんでいたクリスティンは言う。[21]

コートニーはさらに、「大麻草は独特の機能食品で、自然の状態で毎日摂れば、単なる栄養以上のベネフィットがあります」と付け加え、大麻草は「地球上で最も大切な植物」であると主張する。博士が勧めるのは、一日に大麻草の葉一五枚と花穂二個をジュースにして、他の果物や野菜で味を整えて飲むことだ。

「大麻草には非常に消化されやすい球状タンパク質が含まれており、すべての必須アミノ酸のバランスが取れています。また、必須脂肪酸オメガ6とオメガ3の割合も理想的です。決定的に重要なのは、人間が知る限り、必須カンナビノイド酸が含まれているのは大麻草以外にはない、ということです。大麻草を優れた機能性食品として摂れるようになれば、地球上の人間七〇億人全員が恩恵を蒙りますよ」[22]

では、私たちのほとんどにとって一九六〇年代の思い出とともにおなじみの、「ポット」と呼ばれる大麻草はどうなのだろうか？　大麻草の花穂の喫煙や大麻草から作ったオイルにも、医療効果はある。カリフォルニア州では一九九六年、アメリカで最初に医療大麻が合法化され、痛みを緩和したり、吐き気を抑えて食欲を増進したり、不安を鎮めたり、その他さまざまな目的で利用されている。人々は、合成の医薬品が生まれるはるか以前から、そうした目的のために天然の大麻草を使ってきたのだ。

がんの治療において最も有望なのは、「フェニックスの涙」と呼ばれる高濃度のカンナビス・オイルで、リック・シンプソンというカナダ人が開発（再発見と言ってもいいが）した。彼は自分の基底細胞がんをこのオイルで治したのである。リックは、自分の周囲、そして世界中の人々が自宅で「フェニックスの涙」を作るのを助けているが、この治療法が素晴らしい成果を上げているため、今では医療大麻のディスペンサリーが「フェニックスの涙」を製造して直接患者に販売するようになっている。[23]

大麻草は今も多くの州では違法であり、生の大麻草の葉、乾燥させた花穂、「フェニックスの涙」のような抽出オイルなどは入手が難しい場合もある。ただし現在ではアメリカの二九州とワシントンDC［訳注：二〇一七年一一月現在］に医療大麻全般を合法と認める法律がある。[24]これからの数か月、あるいは数年で、医療大麻合法化運動に加わる州はさらに増えるだろうと私は思っているが、この貴重な薬が違法物質のリストからいつの日か除外されるよう、私たちは声を大にして訴え続けなくてはならない。

カンナビス・オイルに命を救われた一人、トレヴァー・スミスは、二〇一二年、ステージT2aの膀胱がんと診断された。彼は食生活を根本から変えて、加工食品は一切口にせず、オーガニック飼料で育てられた鶏肉と野菜、ナッツ類、シード類、それに新鮮なジュースをたっぷり摂った。そして、エシアック・ティーと高濃度のカンナビス・オイルを定期的に摂取することで、がんの克服に成功したのである。

トレヴァーの妻キャロルは二〇一四年、トレヴァーの治癒への道程について書いた記事を公表した。記事には、この天然のハーブをベースにした治療法がどのようにして、化学療法と放射線治療を受けなければ生き長らえる望みはないと言われたトレヴァーのがんを完全に治したのかが語られている。[25]「食べるものを変え、ビタミンC、ビタミンD、カンナビス・オイル、ビタミンB17——それら全部を摂ると同時に、常に前向きな考え方をすること」。私がドキュメンタリーのために行ったインタビューで、キャロルはそう話してくれた。

CBDにもTHCにも有害な副作用はないが、THCには、不安や陶酔感といった、軽度の精神変性作用がある。医療用に高用量を用いる場合、また使用される品種によっては、大麻草や大麻草抽出物は眠気を誘うことがあるので、大麻草による治療を始める際には、体を徐々に慣らしていくことが大切だ。

◉デトックス（解毒）

あなたがどれほど厳密に、汚染されていないものだけを食べ、水分を十分に補給し、運動し、たっぷり休息を取り、抗がん作用のある「スーパーフード」を補充しているとしても、がんの原因になる化学物質へのある程度の暴露は防ぎようがない。そこで私はみなさんに、定期的に体をデトックスすることをお勧めする。ここで私が言っているのは、積極的に特定の臓器をターゲットとしてその臓器内の老廃物を除去する浄化法のことだ。

もちろん人間の体には、リンパ腺、肝臓、腎臓など、独自の解毒機能が備わっている。だが、その人がどれくらい有毒物質に曝されているかによって、これらの臓器に過剰な負担がかかる場合がある。もしもあなたの体に取り込まれる有害物質の方が排出されるよりも多量ならば――汚染された現代社会ではそういうことが多いのだが――その結果、細胞への酸素供給が減り、腸の働きが悪くなり、細菌やウィルス、真菌や寄生虫に対する抵抗力が弱まる。望ましくない状態だ。

毒素はあなたの血液のpHを低くし、酸性にする。そうなると細菌――消化を助ける善玉菌のことではない――が増殖しやすくなる。体外から侵入した病原菌は、健康な好気性の細胞を、がん性の嫌気性細胞に変え、そうやってがんが発生するのである。毒素はまた、あなたのエネルギーを奪い、体臭や口臭の原因ともなる。血液が汚染される病気、毒血症にも関係があるのは言うまでもない。

体が徐々に毒に侵されていく過程を、私は「**ドミノ作用**」と呼ぶが、これはすなわち、臓器が毒されていく順序のことだ。すべてはまず、腸の粘膜が傷ついてそこから血液の中に毒素が漏れ出すことから始まる。血中に漏れ出した毒素は血液を汚染するだけでなく、肝臓に過剰な負担をかける。処理できる量を上回る毒素が肝臓に流れると、溢れた毒素は腎臓に、それからリンパ節に、そして最後には膀胱に届く。そうなれば、体は全身毒に侵された状態となる。

グローバル・ヒーリング・センターの代表であるエドワード・F・グループ三世（D.C., N.D）は、通常がんが最初に発生するのはどこかという質問にこう答えてくれた。

「長年の研究の結果、最初の暴露点は腸の粘膜であることがわかりました。化学物質や毒素が腸粘膜を透過して血流に入り込まなければ、体内にがんができることはないと思います。いったん毒物が血流に入り込み、肝臓を通過してしまうと……がん患者はみな、全身に毒素が蔓延しており、肝臓にも毒素が溜まっていて、腸の働きも悪く、肝臓の機能も低下していました」

私が定期的な解毒をお勧めするのは、誰にもこういう状態に陥って欲しくないからだ。ラシード・バターは、体のあらゆる臓器の解毒を専門に診療を行っている医師であるが、彼の治療法は、彼が「七つの毒素」と名付けたものの排出がその核にある。

バター医師によれば七つの毒素とは「重金属、残留性化学物質、日和見感染細菌（バクテリア、ウイルス、スピロヘータ、マイコプラズマ、酵母）。四つ目は、電磁波、マイクロ波、外気に満ちる携帯電話の電波などの波動です。私が最も重要だと思うのは五つ目で、感情的・精神的な毒。六つ目が食べ物で、七つ目は霊的な毒です。ですからここでお話ししている毒素はまず最初の一歩ですが、当クリニックでは七つのすべてに対処します」。

ベッツィー・ディックスはバターの患者で、彼のデトックス・プロトコルを使って病気を治すことに成功した。以下、彼女の言葉をご紹介しよう。

「最初は二〇一四年に、ノースカロライナ州シャーロットのがん専門医にがんと診断されました。ステージⅡの卵巣がんでした。それから五か月半後には、同時に発生していたけれど医者は気づかなかった、二つ目の原発性がんである乳がんが見つかりました。私の場合、標準治療は手術しかしませんでした。原発性がんが発生したのが生存に必要な臓器でなかったのは幸運だったと思います。私は子宮を全摘出し、それによってがんの主要な部分はなくなりましたし、転移も見られず、リンパ系にも拡がってはいませんでした。問題は、医師に勧められた化学療法でした。ポートを一つ埋め込んで抗がん剤を注入する、という単純な話ではないんです。胸郭にも二つ目のポートを埋め込んで、『腹腔内化学療法』というのをやりたい、と言われました。毎週月曜日に抗がん剤を注入してお腹を妊婦みたいに膨らませ、それから通常の抗がん剤注入を行う、というんです。ちょっとやり過ぎなくらいに攻撃的な化学療法をやると言われて私は縮み上がりました。手術の後、化学療法のことを考えるだけで体重が一〇キロ減ったほどです。体重は四八キロになり、生理も止まり、とにかく最悪でした。それなのに担当のがん専門医は私の体に毒を注入すると言うんです。『私には無理』と思いました」

そんな時、ベッツィーはバター医師を見つけた。

「バター先生はさまざまな方向からがんを治療しようとしているんだと思います。『The Nine Steps to Keep the Doctor Away（医者いらずになるための九つのステップ）』という本で先生が説明している七つの毒素については、あなたも誰かから聞いたり本で読んだことがあるかもしれませんね。私はそうした毒素をたくさん体内に持っていたのだと思います。重金属だけではなくて、汚染物質や、感情的・心理的な毒素も含めてね。私はそれまで、次女と三女を妊娠しようとする間に三回流産していました。そして流産の悲しみが、その年に卵巣がんと乳がんと診断されたことに大きく影響したと思っています。バター先生の治療は、その全部の毒素に効果があるんです。キレーションもあるし、バター先生が行う色々な点滴が、患者の体から毒素を排出するのを助けてくれます。自宅で行うかなり厳しい治療でも、先生の診療所で行うキレーションでも、私の体から多くの毒素が出て行くのを私はこの目で見ています。今、私の血液検査の結果は、健康な三〇代の血液並みです。これはすごいことです。エネルギーもあるし、顔色も良いし、肝臓と腎臓の機能も申し分なくて、健康な人のようだと言われます」

デトックスは、正しい順序で行うことが大切だ。医師や医療従事者の多くが同意する、解毒

の正しい順序とは次のようなものである。

◉コロン・クレンジング（大腸のデトックス）

あなたの免疫システムの大部分、なんと九〇パーセントが、腸内に存在する。腸はまた、有毒な廃棄物が最初に居着くところでもあり、小腸の内壁に宿便となってこびりつくことが多い。すべての病気は腸から始まるとよく言われるのはこういう理由だ。最高に健康な状態を手に入れたいなら、定期的なコロン・クレンジングは欠かせない。エピジェネティック研究所は、Optimoxxという腸とリンパ系のクレンジング用製品を提供しており、www.epigeneticlabs.com/optimoxxで購入できる（情報開示原則に従ってお伝えするが、私はこのエピジェネティック研究所の協同経営者である）。

腸を健康に保つには日頃から常に心がけが必要で、だから私は質の良いプロバイオティクスで食事を補完することもお勧めしている。お腹の中を掃除しても、その次に腸を実際に修復しないのでは意味がない。プロバイオティクスという「人に優しい」微生物叢は、腸内に棲みついて、環境有害物質はもちろんのこと、ウイルス、バクテリアその他の病原菌を撃退するようにできている。

◉寄生虫の除去

これはデトックスの過程で見過ごされがちだが、寄生虫は、毒物性のものの中で最もがんの引き金になりやすい要因である。なぜなら寄生虫は糖分や単純糖質、ジャンクフード、それにあなたの血液を餌にして、がん細胞が繁殖するのに必要な環境を作るからである。寄生虫はまた、食べ物にカビとして生えるアフラトキシンなどのマイコトキシン（カビ毒）も餌にする。

ヘーゼル・パーセルズ医師がこう言ったことがある――「確実に言えることですが、寄生虫は人間の体内で最も毒性の高いものです。病気の主要な根本原因の一つですし、免疫機能を低下させる最も根源的な原因です」

体内から寄生虫とその卵を効果的に取り除くには、次の三つのものが必要だ。

- クログルミの殻
- ニガヨモギ
- クローブ

クログルミの殻とニガヨモギは、知られている一〇〇種類以上の寄生虫の、成虫および発達段階のものを殺し、クローブは卵を殺す。またニガヨモギに含まれるアルテミシニンという成分は血管新生を阻害し、悪性腫瘍への血液供給を遮断して腫瘍を殺す。

余談だが、マイコトキシンへの暴露を最小限に抑える効果的な方法は、食べるものをオゾン処理水で洗うことだ。オゾン処理水は毒素を中和させるだけでなく、寄生虫の卵その他、食べ物に入り込んでいる生物を殺す。

◉腎臓の解毒

あなたの腎臓はあなたの血液のろ過装置だ。だから腎臓の解毒は腸に次いで重要である。二つある腎臓を合わせると、一日に一四二リットルの血液がろ過され、一・九リットルの尿が生成される。有害物質が溜まって腎臓に過剰な負荷がかかると腎臓結石ができ始める。そして最悪の場合、腎臓は完全に機能停止してしまう。

普段から腎臓を健康に保つためには、スイカをたくさん食べ、セロリシード茶を飲むと良い。もっと積極的に腎臓の解毒をしたければ、ダニエル・ヌズム医師（N.M.D., D.O., D.N.）が調合した、腎臓と肝臓の解毒のための製品を www.epigeneticlabs.com/optimoxx/ で入手することができる。

◉肝臓と胆嚢の解毒

腎臓の次は肝臓と胆嚢だ。どちらも、腎臓と同じく血液をろ過し、細菌やウイルスを果敢に攻撃する。肝臓は六週間ごとに自己再生する――それほど重要な臓器なのである。だが、肝臓に問題が起きても、その症状は気がつきにくい。肝臓が健康ならば、体を占領できる病気はほとんど無いと言ってよい。そう聞けば、ほとんどの人の肝臓がどんな状態か想像がつくだろう。シンプルな材料を使って自宅でできる肝臓と胆嚢の解毒方法をご紹介しよう。

- 有機栽培のリンゴを絞った生ジュースを、一日一リットル、三日間続けて飲む。リンゴの果汁にはリンゴ酸が豊富に含まれ、付着物を分解して肝臓と胆嚢から廃棄される小球を柔らかくし、排出しやすくする溶媒の役割を果たす。
- 三日目の夜、有機栽培されたコールドプレスのエキストラバージン・オリーブオイルを二四〇ミリリットル飲む。レモン一個分の絞り汁を混ぜて、一気に飲み干す。
- 右側を下にして、胎児のように体を丸くした姿勢で三〇分じっとする。このクレンジングで起こり得る副作用として吐き気があったときのために、小型の容器を近くに置いておく。
- 翌朝の排泄時に、小さな黒と緑色の小石のようなものが大便に含まれている。これが胆石である。

肝臓のデトックスで非常に効果的なもう一つの方法は、コーヒー浣腸である。信じられないかもしれないがコーヒー浣腸は、一九七〇年代までは『メルクマニュアル』〔訳注：医師や薬剤師向けの医学マニュアルとして、アメリカの製薬会社 Merck & Co. によって一八九九年に初めて出版され、世界で最も広く活用される医学書として定番的な存在。日本では『MSDマニュアル』として日本語版が公開されている〕にも肝臓デトックスの最も効果的な方法として掲載されていた。

◉血液のデトックス

腸からの漏出が原因であまりにも多くの有害な老廃物が血中に流れ込むと、血管は柔軟性を失って硬化する。無機質の老廃物は循環系臓器の内壁に蓄積してその機能を低下させる。したがって、「生命の川」とも呼ばれる血流を浄化し、栄養素と酸素を体内に供給できるようにしておくことが絶対に必要である。

そのためには、ホクシー・トニック、エシアック・ティー、さらにリチャード・シュルツ医師が開発した調合薬にも含まれる薬草（ムラサキツメクサ、ゴボウ、シャパラル〔訳注：カリフォルニアの暑く乾燥した夏と冷たく湿った冬に対応した、常緑の低木から成る生物群系〕、ヨウシュヤマゴボウ、ヒメスイバ）から作られたデトックス用の飲み薬が役に立つ。ジョン・バロンは、体内の汚染度によって一日にスポイト四〜一二回分を摂る、薬草から作られたティンクチャーを販売している。[26]

自然療法を支持する人々の間では一種の伝説となっているのが、「化学療法に楯突いた少年」ことジャレッド・ブーシーである。化学療法で苦しみ、死にかけた後、代替療法を選んだ少年だ。ジャレッドはがんと戦う武器としてデトックスに狙いを定めた。そしてそれは正解だったと私に語った彼は、現在では生き生きと、がんとは無縁で暮している。以下は彼の言葉だ。

「がんや化学療法についてはあまり知りませんでしたし、がんを治癒する方法があるとは思っていませんでした。がんと言われて、死ぬしかないんだと思ったんです。化学療法は一度、一コースを完遂しましたが、色々な副作用がそれはひどくて…。消化器系全体にびらんができ、骨がものすごく痛んで、立つことも歩くこともできませんでした。両親に助けてもらわなければトイレに行くこともできなかったんです。骨の痛みで手がけいれんしていたので、携帯電話やテレビのリモコンを使うのもやっとでした」

ジャレッドには、化学療法が自分を傷つけていることがわかっていたが、担当の医師はそれでもとにかく化学療法を続けるようにと言って譲らなかった。もしも彼が化学療法のコースを完遂しなければ、ゆっくりと、まるで溺れ死ぬような苦しい死が待っているだろう、と、恐怖感を煽ることとさえした。

だが若くて賢明なジャレッドは、自分でリサーチを行い、別の道を選んだ。そしてそれは最終的には、彼の命を救ったのはもちろん、彼の担当医師が間違っていたことを証明したのだ。「とにかく僕は、ビタミン、サプリメント、遠赤外線サウナ、オーガニック・ジュース、それに生野菜たっぷり、と代替療法でできることは全部やったんです」と彼は私に話してくれた。現在の彼はこれまでなかったほど健康だ。

くり返しになるが、デトックスのプログラムを始めるときは、それがどんなものであれ、体に非常に大きな変化が起きるということ、その結果色々なものが排出されたり好転反応が起きることがあるということを覚えておこう。好転反応には、頭痛、発熱、胃のむかつき、下痢、

湿疹その他、よくある不愉快な症状が含まれる。

◉ゲルソン療法

どんなデトックス方法でも、その効果のほどは、同時にどんな栄養を摂っているか次第だということは忘れてはならない。だからこそ、**最も効果的な治療法は、包括的な癒しのためにデトックスと食事療法の両方を含んでいる**のだ。ゲルソン療法は、こうした考え方を非常によく示し、積極的なデトックスと密度の高い栄養療法を組み合わせることによって、体が生来持っている自己治癒力を最大限に引き出し、慢性病を治そうとするものだ。

一九三〇年代、故マックス・ゲルソン医師が自身の慢性偏頭痛を治すための自然療法として開発したゲルソン療法は、現在では皮膚結核、糖尿病、自己免疫系疾患やがんの治療にも使われている。これは、変性疾患の主要な原因の二つ、体内の毒性と栄養素の欠乏という問題に取り組むため、包括的に体を活性化するプログラムであり、非常に幅広い健康問題に対して驚くような効果を発揮する。

ゲルソン・インスティチュートはこう説明している。

ゲルソン療法は、有機栽培された野菜や果物を中心とした食事、生ジュース、コーヒー浣腸、天然由来のサプリメントを使って、体が持つ驚異的な自己治癒力を活性化する自然療法です。毎日、七～一〇キログラム分の有機栽培された果物と野菜から摂れる栄養素で体を満たして必要な代謝要求量を満足させ、体を健康な状態に生まれ変わらせます。これらの果物と野菜の大部分は新鮮な生ジュースを作るのに使われ、毎時間ごとにコップ一杯、一日に最高一三回それをくり返します。生、または加熱調理された食品もたっぷり摂ります。それによって血液の酸素吸収量は二倍以上になります（血中の酸素欠乏は、多くの退行性疾患の一因です）。

甲状腺製剤、カリウムその他のサプリメントを加え、大量の動物性脂肪や過剰なタンパク質、塩分、その他の有害物質の摂取を避けることで、新陳代謝も活発になります。

ゲルソン療法はまた、徹底的なデトックスを行って体内に溜まった老廃物を取り除き、あなたの体が持っている主要な解毒器官である肝臓を蘇らせ、免疫機能を高め、体に生来備わっている病気予防の兵器である三つのメカニズム、すなわち酵素、ミネラル、そしてホルモンを健康な状態に戻す。「高品質な栄養を十分に摂取し、酸素利用率を向上させ、毒素を排出して代謝を向上させることにより、細胞、そして体全体が健康に生まれ変わり、将来の病気を予防できるのです」とウェブサイトにはある。

現在、認定された医師と専門のスタッフの監督のもとでこの治療を受けられる入院施設は、メキシコのティファナ市にあるゲルソン・クリニック[27]と、ハンガリーのブダペストにあるゲルソン・ヘルスセンター[28]の二か所である。

ゲルソン・インスティチュートは、自宅で家族や友人の助けを借りてゲルソン療法を実践したい人のために、インターネット上で無料の情報を提供している。[29]

光栄にも私はこれまで、ゲルソン療法を使って、多くの医者が治療不可能と言う慢性病を治すことに成功したたくさんの方々にお会いしている。その一人が、ロンドンの赤十字社で看護師を務めるフェリシティ・コービン＝ウィーラーだ。彼女は、ゲルソン療法を使って膵臓がんから回復した驚くべき体験を話してくれた。

コービン＝ウィーラーは医療界で豊富な経験を持ち、ロンドンで指折りの腫瘍外科医のもとで働いた経験があって、現代医学にまつわる政治的な駆け引きにも詳しい。また、彼女の娘を含む家族の数名をがんで亡くしており、がんがもたらす悲劇も痛いほど知っている。やがて自分も膵臓がんと診断された彼女は――その原因は、長年にわたって飲んでいる一家の農場の井戸水が化学物質に汚染されていることだと彼女は考えていた――がんの標準治療を受け始めていた。そんなとき、消化器科の看護師だった経験のある教会の牧師が彼女に代替療法のことを教えたのだった。

「神は言われた。『見よ、全地に生える、種を持つ草と種を持つ実をつける木を、すべてあなたたちに与えよう。それがあなたたちの食べ物となる』」。創世記第一章二九節にあるこの言葉が、コービン＝ウィーラーをビタミンB17（果物の種から採れるレトリール）とゲルソン療法に導き、彼女の人生を変えることになったのである。

「私は横たわって苦痛にのたうっていました。吐き気がし、本当に最悪の気分で、『デトックスしなければ』と思ったんです。それから色々調べました。ゲルソン療法を始め、メキシコのフランシスコ・コントレラス医師からビタミンB17を入手しました。そして治ったんです」と彼女は私に言った。

◉一生続ける食習慣

ときには、食習慣を変えるだけでがんが治ることがある。だからこそもう一度、慢性病を克服するためには体に取り込む栄養素がどれほど大切かを強調したい。あなたの体は、あなたが与える「燃料」をもとにして、常に自己再生している。無鉛ガソリンが必要な車のタンクに軽油を給油してばかりいれば、車はうまく走らないし、最終的には故障してしまうだろう。

がん治療のための食事メソッドは星の数ほどもあるように見える。だが私がここで注目したいのは、それらすべてに共通する基本的な考え方だ。**あなたが体に取り込むものはすべて、がんを助長するかがんを抑止するかのどちらかだ。**だからその考え方を分かりやすくするために、この二つの分類に沿って説明しよう。

がんを助長する食べ物というのは、体のpHを下げ、栄養的に不十分で、毒素に汚染され、がん細胞の成長を促すもののことだ。たとえば精製された砂糖や小麦粉、トランス脂肪酸、MSG、亜硝酸塩、アスパルテーム、それに、加工の度合いが高く、たくさんの材料名がずらっと並んでいるもの。こういう食品は、スーパーマーケットの中央部の棚に並んでいることが多い。

それに対し、がんを抑制する食べ物というのは、pHのバランスを整え、がん細胞を殺すもののことで、そのほとんどはビタミン、ミネラル、酵素が豊富である。たとえば、有機栽培された農作物、牧草を飼料として放牧飼育された家畜の肉と乳製品、アブラナ科の野菜（ブロッコリ、カリフラワー、芽キャベツなど）、ナッツ類とシード類、飽和脂肪酸、ハーブ、汚染されておらずミネラルが豊富な水などがこれにあたる。

以下に挙げるのは、それらの中でも特に強調したい食べ物、ハーブ、栄養素である。

ターメリック（クルクミン）。がんと闘うハーブの中でも最上位のもので、傷んだDNA

を修復し、外因性エストロゲン（がんの原因となることが多い）から体を守り、フリーラジカルを破壊し、食べ物に含まれる壊れやすい栄養素を保護することができる。人類が知る最も強力な抗酸化物質の一つであり、解毒、抗がん、消炎作用ではターメリックに勝るものはない[30]。三種類の発酵ターメリック、ビタミンD3、アシュワガンダ、生姜を調合した、Turmeric 3Dという優れた製品があり、https://organixx.com/turmeric-3d/で購入できる。

アップルサイダー・ビネガー。発酵させたアップルサイダーから作られるアップルサイダー・ビネガーは、ヒポクラテスの時代から、消化不良、肺炎、壊血病をはじめさまざまな疾病の治療に使われてきた。アップルサイダー・ビネガーには驚くほどの解毒・浄化作用があり、殺菌・抗菌性のあるアミノ酸を豊富に含む。普段の解毒習慣に加えれば、溜まった粘液や痰を取り除き、腎臓、肝臓、膀胱をきれいにし、血中の酸素を増やしてサラサラにし、血行を促してくれる[31]。

酵素。酵素がなければ地上で最も健康的な食べ物も役立たずであるということは先に説明した。タンパク質を消化するにはプロテアーゼが、炭水化物を消化するにはアミラーゼが、脂肪を消化するにはリパーゼが必要なのである。残念ながら、昨今の食品の多くは酵素が不足しており、そのためほとんどの人は、健康を保つためにはそれらをサプリメントで摂るとよいだろう。

お勧めできる製品としては、World Nutrition Inc. の Vitälzym Cardio[32]、Global Healing

Center のVeganZyme[33]、Garden of Life のWobenzym[34] などがある。

生ジュース。搾りたての新鮮なジュースは当然ながら酵素が豊富であり、バイオダイナミックな土壌で殺虫剤や除草剤を使わずに栽培された果物や野菜が手に入れば、吸収しやすい栄養素も豊富に含まれている。我が家では、ニンジン、セロリ、キュウリ、ビーツ、リンゴをジュースにするのがお気に入りで、そこに好みでショウガ、パセリその他、薬効のあるハーブを加える。私が昨年、「ジュース・レディ」ことシェリー・カルボムにインタビューしたとき、彼女はジュースを作り始めた頃のあるびっくりするような話をしてくれた。

「五日間のジュース断食をすることにしたの。五日目に、これは本当に本当なんだけれど、私の体からゴルフボール大の腫瘍が出てきたのよ。青く見える静脈が付いていたわ。誰かがたった今それを切り取ったみたいにね。何よりも私はそれですっかりジュースに興味が湧いたんです」

生ジュースの中でも特に素晴らしい――そして意外に美味しい――のが、ウィートグラス（小麦若葉）のジュースだ。葉緑素含量が多いので、体に酸素を送り込む効果が最も高いスーパーフードの一つである。またセレニウムとレトリールも豊富だ。レトリールは桃の種に含まれ、オアシス・オブ・ホープ・ホスピタルでがん治療に使われている[35]。

薬用キノコ。キノコ類は何千年も前から、医療用として、また食品として大切にされてきた。薬用キノコのほとんどには、「グルカン」と呼ばれる多糖類が含まれ、これが、免疫細胞（マクロファージとT細胞）を作る骨髄のDNAとRNAを増やす。霊芝（れいし）はアジアで四〇〇〇年以上前から薬として使われている。中国では舞茸の抽出物が、胃がん、肺がん、白血病の患者に抗がん作用を示したという研究結果がある。日本では、椎茸（しいたけ）から見つかったレンチナン（グルカンの一種）の臨床試験が行われた。その結果は、進行がん患者にレンチナンを点滴投与したところ、キラー細胞の数が増えて活性も強まり、生存期間が延びた。国立衛生研究所が出資して七年間にわたって行われ、二〇一〇年一一月に発表された調査では、カワラタケが、乳がんの治療を受けた女性の免疫機能を大幅に強化することがわかった。

七種類の薬用キノコを発酵させたものが調合された、7M+ という優れたサプリメントがあり、https://organixx.com/7m-plus/ で購入できる。

発酵食品とスプラウト。スプラウトというのは、食べられる植物の種子が発芽し始めた状態、つまり成熟した植物になる過程が始まったもののことである。他の野菜と同様に、スプラウトも味や質感はいろいろだ。あなたも、近所のスーパーや健康食品店で簡単に手に入るモヤシやアルファルファを知っているかもしれない。

種子は、水に浸すという行程を媒介として、体が吸収しやすいビタミンやミネラル、タンパク質、さらに体に良い酵素や植物化学物質を含む、小さいながら栄養たっぷりの食べ物に変容する。自然界では、植物が地中から養分を吸い上げるために根を生やしたときに発芽が起こる。発芽によって、種子の外皮に含まれ、発芽が早すぎたり捕食者に食べられたりしないように種子を守っている、アンチニュートリエントと呼ばれる天然成分が分解される。そうしたアンチニュートリエントの一つがフィチン酸で、これは人間の消化器系に作用する。

食べ物が持っている自然の力を解き放つもう一つの方法が発酵だ。意図的に細菌、酵母、真菌、黴などを増殖させて、人工的あるいは自然に食べ物を酸化させるのである。昔から行われてきた、食べ物を長持ちさせる方法だ。有史以来、果物、野菜、乳製品、肉は、発酵させない限り賞味期間が非常に短かったのである。

だが野菜や果物の発酵保存には、単に日持ちをよくするという以上の利点がいくつもある。発酵の過程で、野菜や果物に含まれたでんぷん、糖、タンパク質が、多様な細菌、酵母、真菌によって酢酸や乳酸などの有機酸に変換されるのだ。こうして普通の食べ物がスーパーフードとなり、栄養価も高まり、消化・吸収がしやすくなる。昔から土着文化が発酵について知っていたことに関して、近年は現代科学による研究が盛んになり、また受け入れられるようにもなりつつある。

飽和脂肪酸。過去半世紀ほど、飽和脂肪酸は正当に扱われてこなかった。健康への害という点で、政府は飽和脂肪酸とトランス脂肪酸を一緒くたにしたのである。だが、ココナッツオイル、バター、ギー、ラードなどに含まれる飽和脂肪酸は脳に栄養を与えるし、ホルモンの産生にも必要である。

飽和脂肪酸はまた、代謝とインスリン分泌における神経細胞間の信号伝達を促進する。最も健康的な飽和脂肪酸の一つであり、中鎖脂肪酸を豊富に含むココナッツオイルは、食欲を刺激し、エネルギーレベルを引き上げて体重の減少を促す。中でもココナッツに含まれるラウリン酸は、病原菌、酵母(カンジダ)、黴を除去する効果があるので、前述したデトックスの方法に加えるのにも最適だ。

また、フィッシュオイル、アボカド、エキストラバージン・オリーブオイルも忘れてはならない。これらは飽和脂肪酸ではないが、いずれも健康と活力には欠かせない脂肪である。

- フィッシュオイルは、オメガ3脂肪酸であるEPA(エイコサペンタエン酸)とDHA(ドコサヘキサエン酸)を豊富に含む。これらは体内で、プロスタグランジンと呼ばれるホルモン様の物質に変換され、心臓血管系の健康に影響を与え、細胞活性を調節する。
- エキストラバージン・オリーブオイルは抗酸化物質が豊富で、一価不飽和脂肪酸がコレステロール値を整える。
- アボカドにはオレイン酸が多く含まれ、乳がんの予防に効果がある。また、トコフェロールや、ルテイン、ゼアキサンチン、アルファカロチン、ベータカロチンなどのカロテノイドを含み、前立腺がんの予防に役立つ。

◉覚えておこう

- がんをはじめとする慢性病は、予防することが一番であり、予防に最も効果があるのは有毒物質への暴露を最小限にすることである——汚染されていないものを食べ、定期的に運動して汗をかき、ストレスをできるだけなくし、健全な人間関係を保つことだ。
- あなたがすでに慢性病を抱えているなら、エシアック・ティー、ホクシー・トニック、大麻草などの、高い薬効を持つ薬草を使った治療法で症状が改善される可能性がある。特に、積極的なデトックス・プログラムと併用するとよい。
- 慢性病は普通、二つの要因が関わっている。体内に蓄積する毒物と、栄養素の欠乏である。ゲルソン療法のような治療法は、病気の原因となっているものを体内から排除し、積極的に栄養素を取り込むことで、両方を適切な状態に整える。
- 何よりも大切なのは食習慣であり、それには質の高い栄養素を含む食べ物とサプリメント（医師の監督のもとで摂取するのでない限り、できれば加工されていない食材を材料としたもの）を摂ることも含まれる。

第10章 音、光、電気、波動、熱

私がこの本でご紹介しているがんの「代替療法」と、おそらくほとんどの人が知っている「標準的」な治療法の違いは唯一、それらが置かれた「立場」が違うこと（前者は政府機関によって公式に「承認」されておらず、後者は同じ政府機関によってがん治療に効果がある「唯一の」方法とされている）、そして、代替療法は実際に、健康な細胞組織やＤＮＡを傷つけることなくがんを治すが、化学療法や放射線治療ではそうはいかない、ということだ。

私は昔から、実用的な医療法を指して「代替療法」と呼ぶのが好きではない。これは軽蔑的な呼称であり、まるで、信頼できる標準的な治療法は一つしかなく、それ以外のすべての治療法と対照をなしているかのように聞こえるからだ。実際には、「代替療法」と呼ばれるものは、今日「標準的」とされる治療法ができるはるか以前から、定番の治療法として受け入れられていたのである。私たちが真実として教え込まれていること、つまり、標準医療は科学に基づいた医療である、ということと、実際の真実が大きくかけ離れていることによって、なかには大儲けをした者もいる。だがそれは、一般の人々の健康には深刻な被害を与えた。それによって命を奪われた人も多い。

事実関係を明確にし、あなたが標準医療という罠にはまるのを避けるお手伝いをするために、私はこの本を書いている。そしてあなたがこれらの重要な事実に関心を寄せてくださっていることを光栄に思う。ここからは、音、光、エネルギーの力について、また私たちが生きる宇宙が持つこれらの物質的機能に比類のない癒しの力が備わっていることについてご説明するが、それはおそらくあなたを驚愕させることと思う。私も最初に聴いた時には本当に驚いたが、それは私たちの目の前に――そして私たちの周りじゅうに――天地創造以来ずっと存在していたのである。

ギリシャとローマの古代神話では、医学と癒しの神であるアポロが、燃え盛る二輪の馬車（太陽）に乗って毎日天空を駆け抜け、世界に光と暖かさを届けた。その物語によれば、太陽のエネルギーは傷つける力と癒す力の両方を持っているとされる。癒す力については、今では現代科学に基づいて、この古代神話には一抹の真実以上のものが含まれていることがわかっている[1]。

少なくとも過去一世紀にわたって医療従事者の主な関心は、太陽光に露出することによる「害」に向けられていた。この害というのは、健全な科学の主張するところでは、太陽のエネルギーを適切に受け取る能力がその人にあるかどうかによって決まる。別の言い方をすれば、もしもあなたの体や皮膚に抗酸化物質が欠乏していると、ビタミンDを生成する太陽光からエネルギーを受け取るよりもそれによって火傷を負う可能性が高くなるのだ。

これは色々な場面に当てはまることなので、よく納得していただくために何度でも強調したい。ルイ・パスツールが死の床で、病気の本質について認めたのがまさにこのことなのだ。つまり、病原菌が問題なのではなく、問題は環境なのである——ただしここで取り上げているのは、病原菌ではなくエネルギーではあるが。そしてそのエネルギーに正しい環境を与えさえすれば、ことにがんに関して言えば害を及ぼすよりも癒しのエネルギーとして働くのである。

◉「エネルギー」療法の癒しの力

「エネルギー療法」という言葉はさまざまな意味で使われる。最も形而上学的な意味合いで使われる場合には、タッチ、エネルギーポイント、チャクラ、オーラ、その他のいわゆる「ニューエイジ」的な概念を意味するかもしれない。それとは対照的に、より具体的なエネルギーの力の使い方を指す場合もある。光、熱、さらに音を利用して、特定の医療効果をあげようというものだ。

概念的には、こういうタイプのエネルギー療法は、標準医療での診断に用いられる技術と同じものを多用する。たとえばPETスキャン（陽電子放出断層撮影法）、MRI（核磁気共鳴画像法）、CTスキャン（X線断層撮影法）、超音波などだ。これらの方法は通常、病気の診断（エネルギーを使って、体内の悪性腫瘍や異常を探す）には役立つものとして受け入れられているが、なぜか治療の手段としては受け入れられていない。

それは実は残念なことだ。なぜなら、これからご説明するように、これらは**強力で効果的な治療法にもなり得る**からだ。メキシコのバハ・カリフォルニアにある、有名なホープ・フォー・キャンサー・インスティチュートを含め、何十年もこれらを使用している病院は世界中にある。ホープ・フォー・キャンサー・インスティチュートでは、光（光線力学療法）と音（音響力学療法）を組み合わせてがん患者を治療する。がんの種類によって、どちらか一方、あるいは両方を用いて最大限の効果を引き出すのである。この病院のウェブサイトには、「私たちの基本的な戦略は、腫瘍が存在する、または存在する可能性が高い部位を、半局所的な光線力学療法と音響力学療法で集中的に治療し、体全体にはもっと弱い全身性の光線力学療法を行うというものです」とある。[2]

ホープ・フォー・キャンサー・インスティチュートの創設者でメディカル・ディレクターであるアントニオ・ヒメネス医師とゆっくり話をする機会があったとき、彼はこの治療法の仕組みを私に詳しく説明してくれた。簡単に言うと、まずがん患者の体内に特殊な感作物質を注入し、この物質が「トロイの木馬」よろしくがん細胞に侵入する。がん細胞内に侵入した感作物質は、光あるいは音、またはその両方からの指令を待ち、酸素分子を放出して、接触した細胞を殺すのである。

ヒメネスによればこの感作物質には、がん細胞を好む普遍的特性があり、がんとの闘いに巻き込まれる正常な細胞はごく少数である。そして感作物質を飲み込んでしまった少数の正常細胞は、一日〜二日するとそれを吐き出す。それによって医師らは、治療を実施するタイミングを知るのである。ヒメネスのチームが使う感作物質は天然のもの(海藻から派生したクロロフィル誘導体)で毒性がまったくなく、患者は、がんの治療の過程で体が有毒な化学物質に汚染される心配をせずに済む。

「私たちが提供するのは感作物質と呼ばれるもので、患者の体重に合った量を舌下投与します。感作物質は、70：1の割合でがん細胞に吸収されます——つまり、七〇個のがん細胞がこの物質を吸収するごとに、一個の正常細胞がその粒子を吸収するのです。感作物質を投与後、二四〜三六時間待ってから治療を始めます。こうすると、ほとんどのがん細胞が感作物質を吸収し、正常細胞はそれを吐き出しているわけです」

ヒメネスには、この治療法が効くことがわかっている。なぜなら彼のクリニックはこの方法で、驚くような治療成功率を達成しているからだ。けれども彼は謙遜家で、どうしてこの方法でがんが治るのか、その仕組みは未だ謎のままだと率直に語る。「神様の仕業だと思いますけどね、でもほら、それはまた別の話ですから」とヒメネスは私に言った。

ただ、これだけはわかっている。ホープ・フォー・キャンサー・インスティチュートで使用されている、「SP-Activate」と呼ばれる感作物質は正電荷を持っており、正常な細胞が好気性であるのに対して嫌気性であるがん細胞は、正の電荷を持つ物質に引き寄せられるのである。

では、ヒメネスの治療法では実際には何が起こるのだろうか？　彼のクリニックでは、音と光の両方のエネルギーを使って体内の SP-Activate を作動させる。音の場合は特定の振動数、振幅、強さを使って感作物質を「目覚め」させ、感作物質はがん細胞内で自らを活性化させて活性酸素を産生する。この活性酸素は「O－マイナス・ラジカル」とも呼ばれ、アポトーシス（プログラム細胞死）を引き起こす。

光による治療のからくりもこれとほぼ同じで、光線——赤、青、遠赤外線に近い不可視光線——を使って感作物質を作動させ、がん細胞を殺す。このプロセスはまた、局所的な炎症を起こして体の免疫反応を高め、それががん細胞の排除を助ける。

「使うのはフル・スペクトル光です。水銀は放出されませんよ。蛍光灯ではありませんよ、擬似光としては太陽光に最も近いものです。そして、歴史の記録を見ると、太陽が多くの疾病を治したことがわかっているんです」

SP-Activate が一番効くのは、前立腺がん、乳がん、皮膚がんなど、比較的浅いところにでき、光、音、レーザー光線が最も届きやすいがんだ。だが、この治療に熱を加えて「温熱・音響・光線力学療法」と呼ばれる療法にすれば、大腸がんや卵巣がんなど体の深いところのがんにも効果がある。

ホープ・フォー・キャンサー・インスティチュートでは、光線力学療法を体全体にも半局所的にも使う。通常、患者は特別な機械の中でうつ伏せに横たわり、一度のセッションは三〇分で、その間彼らの体は治療用のフル・スペクトル光を浴びる。事実上、体全体が治療を受けているようなものなので、体の広い部分を効果的に治療できる。

音響力学療法も、さまざまな振動数を半局所的に使って多様ながんを治療するという意味でこれと非常に似ている。使用される音は、SP-Activate の反応が最大限になるように調整されており、そのためこの療法も非常に効果が高い。ホープ・フォー・キャンサー・インスティチュートでは、効果を最大にするために両方の手法を使うことを好む。そして調査の結果を見ると、音と光の両方を利用するのは、がんにワン・ツー・パンチを食らわせるようなものであることがわかる。

前述したが、SP-Activate が実際に機能するには、占領したがん細胞を殺すために使う酸素が必要だ。そこで高圧酸素室の出番になる。「高圧酸素室とは何かと言うと、患者がその中に横になるんです。とても快適です。そして気圧を、一・二七〜一・三〇気圧まで上昇させます」と、クリニックで機械を見せながらヒメネスが説明してくれた。「がんと酸素は相容れないということがわかっています。だから、患者はここに一時間入って、細胞を酸素で飽和させるんですよ」

どうやら患者はこの酸素室の中に横になっているのが気持ちいいらしい——酸素が体内に入り、体の機能を強化し、活性化してくれるのが実際に感じられるからだ。「患者に『二〜三時間ここに入っていてはいけませんか？』と訊かれることがあります。それは可能ですよ、酸素を吸収しすぎるということはありませんからね。でも治療は一時間です」治療全体を最初から最後まで順を追って知るうち、私はその単純さと分かりやすさに魅了された。明らかに、ほとんどのがんは、光、音、そして酸素さえあれば殺せるのである。がんを治すのに必要なツールはすべて私たちの目の前にあり、ホープ・フォー・キャンサー・インスティチュートがしている治療はまさにそれを完璧に体現しているのだ。

カリフォルニア州からやってきた医療従事者、トリナ・ハマックは、ステージⅣの卵巣がんでホープ・フォー・キャンサー・インスティチュートの治療を受けたときの経験について話してくれた。彼女は、化学療法と放射線治療を辞退し、ヒメネスのもとで音響・光線力学療法（ＳＰＤＴ）を受けることにした。彼女はそれまで長年にわたり、自分の患者を博士のところに送っていたのである。「ヒメネス先生は私の希望でした。もともと彼のことを長年知っていましたし、私の患者に彼を紹介して治療が上手くいったのを見ていま

したからね」と、インタビューで彼女は言った。

骨盤の検査と血液検査の結果、トリナの卵巣にはメロンほどの大きさの腫瘍があり、手術と音響・光線力学療法を組み合わせれば治療が可能であることが確認された。「音響・光線力学療法を始めて最初の数週間で、CA－125（腫瘍マーカー）が激減したんです。私の担当医は全員、検査の結果やCTスキャンをモニターしていたんですが、検査するたびに結果は良くなっていきました。そして間もなく、がんはすべて消えてしまいました」[3]とトリナは語った。


チャールズ・ダニエルも同じような経験をしているが、彼の場合は進行した膀胱がんだった。医者には手術のみで治る確率が九〇パーセントと言われたが、その後、がんはリンパ腺と肝臓に拡がっていることがわかった。担当のがん専門医の指示でチャールズは化学療法一コースに立ち向かい、それによって三つあった肝臓の腫瘍のうち二つは消え、三つ目もかなり小さくなった。続けてもう一度手術を受け、さらに抗がん剤の投与と栄養補給を受けて、チャールズはがんが完全に治癒したことを願った。

がんがさらに勢いを増して再発したとき、チャールズはまたしても新しくできた腫瘍を手術で摘出したが、もう化学療法は受けられないと言われた。体が耐えられなかったのである。何とか別の治療法を見つけたいと必死の思いで、チャールズと彼の妻、弟とその妻は代替療法について調べ始め、やがてホープ・フォー・キャンサー・インスティチュートに辿り着いた。「ここに来て、入院患者用のプログラムを完了した後自宅でのプログラムを続けました。とても嬉しいし、誇らしいことですが、それ以降、検査やスキャンの結果はすべて、がんが消えたことを示していますよ」と、インタビューでチャールズは語っている。[4]「私のがん専門医は、膀胱がんが肝臓に転移した人の平均余命は九か月だと言いました。一二か月以上生きた人は見たことがないそうですよ。ホープ・フォー・キャンサー・インスティチュートが私に、二度目の人生を生きるチャンスを与えてくれたような気がしています。ここでの治療は有毒性がなく、なんの副作用もありませんでしたし、治療はとても楽でした」

◉電磁波エネルギーは有害なものだけではない

電磁波のことを話題にするとき、それは大抵否定的な観点からだ。なぜなら、電磁場（いわゆる「汚れた電気」は、携帯電話の基地局からあなたの携帯電話、そしてあなたの耳（と脳）へ、あるいはテレビや電子レンジからあなたの体内に伝わる有害な放射線であると考えられているからだ。これらは公害であり、正常なものもがん性のものも含めて、あなたの細胞にとって非常に有害である。

だが実は、電磁波エネルギーにはもう一種類別のものがあって、それは体に良いのである。これは**PEMF（パルス電磁場）**と呼ばれ、適切に使えば体に良い効果があることが科学的に示されている。

PEMFはホープ・フォー・キャンサー・インスティチュートでもがん治療に使われているが、実はもっとずっと以前から意外なものがこれを利用している――地球である。ご存じだろうが、地球には地球の電磁場があり、内核から放射される熱対流の影響で常に動き、変化している。地球が地軸に沿って回転しながら太陽を周回するとともに、この電磁場は、人間を含むあらゆる生命体を維持するのに欠かせないエネルギーを生み出しているのである。

この電磁場がなければ私たちは生きられない。これは、最初に宇宙に出かけた宇宙飛行士たちが宇宙探索の初期に、いわゆる「宇宙酔い」と言われるものとして経験したことだ。ソビエトの宇宙飛行士ユーリイ・ガガーリンは、二時間近い宇宙飛行で地球を旋回した初めての人間だが、飛行中、体調が非常に悪くなった。宇宙船には、彼を送り出したスタッフが彼に必要と考えたもの――酸素、食料、水、光、限られてはいるが動けるスペース――は揃っていたが、一つだけ欠けているものがあったのだ。電磁場エネルギーである。この目に見えない力が生命維持に欠かせないものであることがわかると、ガガーリン以降の宇宙飛行士はすべて、宇宙飛行の間、特別なPEMF発生装置を携えるようになった。

ではなぜPEMFはそれほど重要なのだろうか？　まず、細胞組織の機能のすべてはPEMFに依存している。酸素吸収、細胞エネルギーの生成（ATP）、栄養の吸収、老廃物の排出、酵素の働きなど、あなたの体が生存のために必要とすることのすべては、PEMFという重要なエネルギー源が欠けていれば一切停止してしまう。そしてこのエネルギー欠乏が原因で起こる「症状」の一つが――そう、がんなのである。

私たちの体はエネルギーをうまく利用できるように作られてはいるが、それが可能なのはエネルギーを受け取る適切な受け皿がある場合だけだ。それを電解質と呼ぶが、電解質は体の適切な位置にあるときにはイオン帯電しており、細胞や器官がそれぞれの仕事をする過程で、電磁場エネルギーを捕らえて利用するエネルギー導体の役割を果たす。

電磁場エネルギーに詳しいウィリアム・ポーラック医師はこう言っている。[5]

「人体は電気を帯びています。人間（または地球上の他の動物）の体液は電池の電解液にも似ており、さまざまな電解質と塩分から構成されています。電解質は、正に帯電した金属イオンと負に帯電した金属イオンの両方で構成され、その中にはソジウム、カリウム、カルシウム、塩化物などが含まれます。磁場は、細胞組織や体液内でのイオンと電解質を動かしたり、動きを拡大させたりします。その動きが体の細胞内で、さまざまな化学作用、機械的作用、電気的作用を刺激するのです」

栄養不足、公害、その他さまざまな要因によって、多くの人々の体は磁場エネルギーを捕らえて利用することができなくなってしまっており、それがPEMF療法の人気が高まっている理由である。この分野に詳しい人々の間では、そうやって細胞膜の機能が低下してしまっていることが、慢性疾患や自己免疫疾患の主要な原因の一つであるか、少なくとも補助要因であると考えられている。

ノーベル賞を受賞したオットー・ワールブルクによれば、あなたの体内のすべての細胞は膜電位(TMP)というものを持っている。これはつまり、その細胞のATP産生能力を示すエネルギーの指標だ(第5章で説明したように、ATPはあなたの細胞のミトコンドリアが利用できるエネルギー源である)。正常なTMP値は七〇ミリボルトから九〇ミリボルトのどこかだが、この値は年齢、疾患、環境有毒物質などによって低下する場合があり、ストレスさえ影響を与える。[6]

TMPが約五〇ミリボルトになると人は疲労感を覚え、慢性疲労に陥ることもある。最近、常に眠くて仕方ないという人をあなたは何人知っているだろうか? ひょっとするとあなた自身がそうかもしれない。だがまだ先がある。もしもTMPが一五~三〇ミリボルトまで低下すると、細胞ががん化する可能性が非常に高くなるのだ。

細胞は、ＡＴＰの産生が滞ると、酸素を受け取ったり届けたりする能力も停滞する。そうなると、好気性の細胞は環境の変化に対応しようとして嫌気性細胞に変化し、気がついたときには本格的な腫瘍が成長し、転移を始めている。

そういう細胞を元どおりにしようというのがＰＥＭＦ療法の目指すところだ。ＰＥＭＦ療法は、細胞が最適に機能できるように、細胞の電位が本来あるべき値に戻るのを助けるのだ。それはちょうど、バッテリーが上がった車にケーブルをつないでエンジンを始動させるようなもので、自力で走れるようになるために必要な後押しをするのである。

「医療用に使われる電磁場は、体内の細胞および細胞下レベルで自然発生するのと近い電圧を誘導するのに使われます。そうして誘導された電磁場から体細胞に電荷が移動するという結果になり、この誘導電流が、神経発火、筋肉収縮、細胞シグナル伝達経路の刺激による細胞の成長、その他さまざまな効果につながります。こうして非常に根源的なレベルで治療を行うため、磁気治療は数え切れないほどの症状を改善することが示されています」とポーラックは付け加える。

がん治療という観点から見ると、ＰＥＭＦ療法は細胞マトリックス全体のＴＭＰを上昇させ、がん細胞を取り除いたり修復したりするのに役立つ。損傷を受けた細胞は、適正な電荷を与えられると速やかに本来の好気性細胞に戻り、酸素を受け取り、電解質やその他の栄養素に必要に応じて細胞を出入りさせて、ＡＴＰを産生し始めるのである。

「研究の結果は、PEMF療法が、神経学的、生理学的、心理学的な修復をごく当たり前のように起こすということを示しています」――ホリスティックなライフスタイルの研究と教育を専門とするマルセル・ウルフは言う。

「周波数がぴったり合っていれば、PEMF療法に敵うものは何一つありません。赤外線も、レーザー光線も、超音波も比較にならないんです。PEMFが、他のどんな療法よりもずっと短い期間に、より優れた生理学的症状改善を起こせること、副作用もないことは、研究でくり返し証明されています」

米国物理学会が二〇〇七年に発表した研究論文は、この独特の治療法の効果について、ポーラックやウルフ、その他多くの人々の主張はまさに正しいということを明らかにした。電磁場ががん細胞の細胞分裂や拡散を邪魔するのは間違いなく、脳腫瘍の成長を効果的に遅らせるということが、人間を対象とした臨床試験で示されたのである。[7]

◉がんを殺す周波数発生装置

第2章で、今日の周波数治療の画期的な先駆者の一人であったロイヤル・レイモンド・ライフの功績について、その背景を少々説明した。現在のエネルギー医療では、概念的にはPEMF療法に似ているが、最初にライフが開発したものをベースにして作られた高周波発生装置が利用されており、家庭で使えるものを購入することもできる。

高周波発生装置は、悪性細胞内に棲む病原菌が持つ固有の振動数に合わせた高周波を発生させ、病原菌の自壊を引き起こし、それによって、病原菌が棲んでいた悪性細胞が破壊される。PEMF療法と同じく、がん細胞そのものの破壊は少なくとも直接は起こらない。高周波発生装置が標的とするのはがん細胞の中に棲んでいる寄生性の生物で、それが宿主を攻撃するよう仕向けるのである。

病原菌という侵入者を殺すことで、高周波発生装置はがん細胞を、正常な、がんになる前の状態の細胞に戻す。それはまるで、自分と同じ周波数を受け取ることで、傷ついた細胞が突如、自分たちの進んでいる方向が間違っていたことに気づき、急いで方向を転換して、体を破壊し続ける代わりにサポートし始めたかのようである。インディペンデント・キャンサー・リサーチ・ファウンデーションのウェブスター・ケールは、「ライフ医師ががん細胞内のウイルスや細菌を殺すことに成功すると、がん細胞はその代謝機能を取り戻し、正常な細胞になりました（つまり、正常な細胞に『戻った』のです）」と書いている。「別の言い方をすれば、がん細胞の中にいる病原菌を殺すことは可能であり、それによってがん細胞は代謝機能を取り戻し、正常な細胞に戻るのです[8]」

これは、正常細胞を傷つけることなくがん細胞を駆除する非常に効果的な方法であり、そのために大変な労力も必要としない。そもそも問題の原因であった病原菌を殺せば同時にがん細胞を殺すことになり、免疫機能は再生する。そしてこの高周波発生装置は、セレクト・バッドウィッグ療法[9]やプラズマ・ベック療法[10]のような、抗がん食事療法と併用することができる。

実際この療法は、しっかりした食事療法と組み合わせて行うのが最も効果的である——なぜならば、何度も言うようだが、がんの予防と治療においては、何を食べるかが最も重要な要素だからだ。

◉エネルギー活性化された水を飲んでいるか？

一九八六年にチェルノブイリで起きた核惨事の後、ソビエト政府からロシア人科学者イゴール・スミルノフ博士に、この地域でのがん発生率を調査するよう要請があった。彼の仕事は、死の灰を浴びてがんになった三〇〇万人ほどの市民がいる一方で、どういうわけか健康でがんと無縁な小集団について調べることだった。

彼の調査の結果について、おそらくあなたは何も聞いたことがないと思う。だが私は、カナダのトロント在住で、アンチエイジング医療のエキスパートであり、ベストセラーの著者であり、スミルノフ博士の調査に参加した、ハワード・フィッシャー（D.C.）にインタビューする機会を得た。彼は、**秘密は水にある**のだと言う。彼によれば、コーカサス山脈を通って湧き出る水の分子は電荷が高く、細胞を潤す力が比類なく高い。そして、チェルノブイリに近い地域の住民のうち、一九八〇年代にこの水を飲んでいた人々は、放射能による害から身を護る力が生まれたのである。「細胞を水で満たす、つまり、細胞が最適に機能するのに十分な水分を浸透させることができれば、基本的にどんな病気にも負けません」——この「高エネルギー」水の驚くべき癒しの力について、フィッシャーはそう説明してくれた。
「コーカサス山脈を越える間にこの水の分子構造が変化して、通常の正四面体ではなく直線状になり、アクアポリンと呼ばれるものを介して細胞に入り、栄養を細胞に届け、毒素を細胞から流し出すのです」

この水の分子構造が他の水とは異なっているということがわかると、スミルノフ博士らは、人々が普段飲んでいる水を分子レベルで変化させ、コーカサス山脈の近くに住んでいない人にも同じ癒しの力を提供することができないだろうか、と考えた。こうしてＭＲＥＴ（分子共鳴効果テクノロジー）が生まれたのである。

特許技術であるＭＲＥＴは、癒しの力を持つ水が湧き出る泉の近辺に見られる地球磁場に非常によく似た、特殊な低周波のエネルギー場を生み出し、水の分子構造を、体が非常に吸収しやすい形に変化させる。そしてそれが体に活力を与え、その機能を高めるのである。[11]

実際にあなたの細胞は、汚れのない山腹を流れ、幾重にも重なった火山岩の地層を通って高いエネルギーが充満した、このような湧き水を好む——なぜなら、体の細胞組織に最も効率的に水分とパワーを届けるのがこうした水だからだ。この水そのものががんを治せるわけではないが、この水が細胞の生理的機能を高めるおかげで、細胞自身ががんに狙いを定め、破壊することができるようになるのである。

ピーター・アグレ医師は二〇〇三年に、アクアポリンを発見したことでノーベル賞を受賞した。アクアポリンは内在性膜タンパク質であり、水分子が細胞膜を通過して細胞内に入れるようにする。細胞が水分で満たされるためにはアクアポリンは不可欠であり、細胞に水分がなければ、病原菌が侵入して病気が発生するのを防ぐことはできない。[12]「水分のない細胞では、ウイルスは増殖しやすい」とフィッシャー医師が言っているとおりである。

MRETで作られた水は、この、エネルギーに満ちた湧き水が持つ効果を模倣するように設計されており、通常の水よりも三倍速く細胞に浸透する。また、細胞機能と循環機能、細胞間のコミュニケーションの改善を促し、腸内フローラを整え、そしてこの本にとって最も重要なのはここだが、抗がん機能を最大にするのである。

MRETウォーターを作る工程では、化学薬品をはじめどんな物質も使う必要がなく、MRETウォーター・アクティベーション・システム[13]を使えば家庭で誰でも作ることができる。体に水分と酸素を補給するには非常に良い方法だ。

◉温熱療法と熱のパワー

エネルギーによる治療法として最後にご紹介するのは熱である。おそらくあなたはすでに、何か深刻な病気に罹ると熱が出て、体がハイパードライブ状態になるというのをご存じだろう。発熱というのは、感染と闘おうとする体の自然な反応であり、一般に思われていることとは逆に、解熱剤などで下げるべきではない。熱があれば辛いが、これは実は良いことなのである。

体温を上げるのは、がんの治療にも役立つということがわかっている。一八九三年、ウィリアム・B・コーリーが、細菌に対する体温上昇反応はがん細胞をも殺すということを発見したのである。彼は一〇人のがん患者の腫瘍に意図的に細菌毒素を注入し、患者の体が発熱反応を起こして効果的に腫瘍を殺すのを観察した。

その後ドイツで行われた臨床試験では、コーリーが患者に注入した毒素（現在これはMBVと呼ばれている）が進行した非ホジキンリンパ腫の治療に役立ち、化学療法を受けた対照群の寛解率がわずか二九パーセントであるのに対し、MBVを注入した患者では寛解率が九三パーセントに及んだ。[14] このような試験は今も続けられている。

故意に引き起こされた高体温によるがん治療は、現在急速に拡大中の研究分野ではあるが、実はこれは一〇〇年以上前から実際に使われて効果を上げてきている。一九二七年にはユリウス・ワーグナー＝ヤウレックが温熱療法に関する研究でノーベル賞を受賞しているが、現在この療法をがん治療に利用している人をあなたはどれだけ知っているだろうか？

これは実にもったいないことである。なぜなら温熱療法はがん細胞を殺す非常に効果的な方法だからだ。がん細胞は、体温を一時間ほど、約四二・二℃に保つだけで死滅するのである。一方正常細胞はもっとずっと高い温度でなければ死なないので、温熱療法はまったく安全だし、死ぬのは一〇〇パーセント、がん細胞だけなのだ。

さらに素晴らしいのは、こうして穏やかに体温を上げることで正常細胞の周囲の血管が拡張し、細胞機能が向上するということだ。楽々とがん細胞を殺しながら同時にそれが起きるのである。悪性腫瘍はがん細胞がぎっしりと密集しており、血液の循環がほとんどないので、熱して殺すというのは理に適っている。そしてそのための強力な方法の一つが、**マイクロ波エネルギー**を使うことだ——がん性の腫瘍には水分が多く含まれているからである。

マイクロ波エネルギーの素晴らしいところは、マサチューセッツ工科大学の電気工学研究者アラン・J・フェン博士がその研究を通じて明らかにしたように、柔軟性があるという点だ。つまり、正常な細胞を傷つけることなく、腫瘍だけに集中して直接その中に照射することができるのである。これは、さまざまながんの代替療法に共通する特徴であるように見える。[15]

だが体温を上昇させる方法はこの他にもたくさんある。たとえば温浴や超音波、またこのところどんどん人気が高まりつつあるように見えるのが、赤外線サウナである。赤外線エネルギーは皮膚を貫通し、体の内部を熱すると同時に毒素を排出する。そして、近赤外線、中赤外線、遠赤外線のうちのどれにあたる周波数を使うかによって異なったメリットがある。有名ながん専門医、ジョセフ・イッセルズは、熱が持つ治癒力について、「人工的に引き起こした発熱によってがんを含むさまざまな疾病を治療できる可能性は非常に高い[16]」と言ったことがある。

これは実に大胆な発言だ――しかも、がん専門医がそう言っているのである。だがこれは本当なのだ。そして、そこにはいくつかの重要な理由がある。まず温熱療法は、体内からなかなか排出されずにがんの一因ともなる毒素を排出する。また温熱療法は血行を改善し、細胞組織から酸性の老廃物を流し出すと同時に酸素の供給を増やす。そして最後に温熱療法は、がん細胞を、耐えられる以上の温度に熱して殺すのである。

がんクリニックの中には、化学療法や放射線治療と併せて温熱療法用の機器を使うところもある。そうした機器の一例が、ユタ州ソルトレイクシティにあるBSDメディカル［訳注：現在はPyrexarと改名している］が開発し、人道機器［訳注：対象患者が年間四千人以下の疾病の診断または治療に使われる機器］として食品医薬品局に認可されたBSD-2000 Hyperthermia Systemで、子宮頸がんの治療に使われている。

私自身は、温熱療法を放射線や有害な抗がん剤と併用するのではなく、もっと良い使い方があると考えている。だが、アメリカ人にとっては生憎なことだが、中国やドイツなど、温熱療法の革新的な使い方を冷笑するのではなく歓迎する国まで行かなければ、そういう治療を選択肢として選ぶことは難しい。ただし温熱療法には、治癒にとって最も重要な要素の一つである免疫機能を高める効果がないので、それ単体で成立するがんの治療法だとは決して言えない。温熱療法を単独の治療法として使う唯一の方法は、強力な食事療法を組み合わせることだ。

ホープ・フォー・キャンサー・インスティチュートは、たとえば適切な量の主要栄養素と微量栄養素を摂取することなどを中心とした、個々人に合わせたホリスティックな食事療法に従うことを勧める。これには生ジュースや発酵食品、発芽による高栄養食品が含まれるほか、十分な抗酸化物質、加工されていない食品から摂るビタミンやミネラル、複合糖質、タンパク質、健康的な脂質、それにもちろん汚染されていない水などが含まれる。

私の親しい友人であるエノク・デバスは、栄養士の資格を持ち、がんを克服した患者であるが、先日、がんの再発を防ぐために温熱療法と食事療法を組み合わせて一つの治療法にしていると話してくれた。たとえば、多くの香辛料には自然に体温を上げる作用があるカプサイシンが含まれており、体内にサウナのような状態を作って病気を防ぐ。彼が考案した健康ジュースについてはこんなふうに説明してくれた。「色々な材料を使うんだ。材料はすべて有機栽培されたもので、生姜やターメリックや……それに、できるだけ辛いトウガラシを使うんだよ――ハバネロとかチェリーペッパーとかハラペーニョとか、手に入るものの中で一番辛くて状態が良いやつをね。それを全部刻んでおく。それから生姜を三〇分くらい煮る。鍋に入れて沸騰してから弱火にして三〇分くらい煮出したら、そこにトウガラシを加えてさらに一〇分煮る。それからそこに、生の生姜とターメリックを加えて、それをミキサーにかけるんだよ」

エノクは常に環境汚染物質に非常に敏感で、自然の力を自分の味方につける方法を子どもの頃に学んだのだと言う。そのとき覚えたことは、大人になってからひどい交通事故に遭い、消化器に大きな問題が残ったときに役に立った。医者は、消化器官を「よく調べる」ために胆嚢と虫垂を摘出しなければならないと言ったが、彼はそれを断って、熱を使ったデトックスを試すことにした。

「デトックス用のドリンクを飲んだだけだよ。レモンかライムの果汁に無農薬のメープルシロップ、それに一回分あたり小さじ一〇分の一くらいのカイエンペッパーを加えたもので、一日中それを飲む。仕事をしながら、一日一二杯ぐらいそれを飲むんだ。エネルギーが切れることはなかったよ」

それから間もなくして発病した基底細胞がんを治すのにも、エノクは考案した健康ジュースを使った。今度も侵襲的な手術は避けてジュースを飲んだところ、ほんの数日で症状が軽くなった。「神様がこのジュースを作らせてくれたんだと思うね。数日で出血は止まったよ」。約一か月後には、がんは完全に消えていた。

マイケル・ステファンソンもまた、エノクとは別の種類の温熱療法で前立腺がんを治した。担当のがん専門医は、前立腺の辺りを手当たり次第に放射線照射したがった。すでに以前、手術で前立腺を摘出していたにもかかわらずである。手術では結局がんを取り除くことはできなかったのだ。話し合いが堂々巡りに終わると、マイケルはティファナのホープ・フォー・キャンサー・インスティチュートに飛び、まるで豚のローストを作る機械のような「高温室」で四五分間汗を流す治療を受けた。

マイケルはまた、腸を洗浄するためにコーヒー浣腸を行ったほか、自分の尿を接種して体内のPSA（前立腺特異抗原）を排除する抗毒素注入療法も行った。ヒメネス博士のチームはマイケルと彼の妻に、自宅でできて、彼の体にたっぷりと活力を与えるいくつかの療法も教えた。そしてその治療法の組み合わせがうまくいったのである。

「自宅に戻って、ガレージに自分で赤外線サウナを作り、六〇℃に設定したんだ」。そう説明するマイケルは、温熱療法に絶大な効果があったことがとても嬉しそうだった。

最後に、有名な古代ギリシャの医師パルメニデスの言葉を引用してこの章を終わりにしよう。

この言葉は彼が今から二〇〇〇年以上前に、温熱療法とは何か、そしてそれが病気の治療に果たす重要な役割について、しっかりと理解していたことを物語っている——「発熱させる機会をくれ、そうすればどんな病気も治してみせよう」

◉覚えておこう

- 癒しのプロセスにおいて、エネルギーは欠かせない要素であり、食べ物のみでなく、光や音からも得られる。たとえば太陽のエネルギーは紫外線という形で皮膚に浸透し、免疫機能を高めるビタミンDを産生する。そして栄養豊富な食物に含まれる抗酸化物質は皮膚を保護し、エネルギーが伝達される際にやけどが起きないようにする。
- 光線力学と音響力学に基づいたさまざまな治療法が、細胞に酸素を送り込んでその健康を促進し、正常な（好気性の）細胞が悪性の（嫌気性の）細胞に変化するのを防ぐ。
- PEMF（パルス電磁波療法）も、正しく使用すれば、細胞への酸素供給、細胞エネルギーの産生、栄養吸収、酵素の働きなど、体の恒常性を保つあらゆるプロセスを促進させて治療に役立つ。
- 人間の体は大部分が水であり、その水は振動エネルギーシステムとして機能している。この振動が乱れたために健康に問題を来した場合、特定の周波数を利用して乱れを調整することができる。

●熱は、病原菌やがん細胞をも破壊する一方、体に良い微生物叢や正常な細胞は保護して健康に貢献する。外部からの熱（赤外線サウナ）と内側からの熱（トウガラシ）はともに、正しく使えば健康に良い。

第11章

酸化療法

おそらくあなたは、「発がん性物質」という言葉はさんざん聞いたことがあり、がんを引き起こす物質のことであるというのはもうよくご存じだろう。だが、発がん物質ががんの原因になるのはなぜなのか、その理由を考えたことはあるだろうか？　何がそうした物質に、それに暴露するだけで正常な好気性の細胞が嫌気性のがん細胞になってしまうほどの発がん性を与えるのだろうか？　簡単に答えるならば、それはすべて酸素にかかっているのである。

酸素は細胞組織の活力源そのものだ。酸素がなければあなたという存在はない。オットー・ワールブルクによれば、エネルギーを産生したり、老廃物を排除したり、その他細胞が生きるための機能を果たすのに必要な酸素を細胞から奪うものすべてが発がん性物質である。

ワールブルクは、細胞呼吸にシトクロムが果たす役割の研究のために多くの日々を研究所で費やした。彼はある明確なパターンに気づき、そこから、発がん性を持つ物質は多種多様だが、いずれも細胞の酸素吸収を妨げるという点で共通しているという結論に至った。それがなければ人間がものの数分で死に至る物質と言えば酸素くらいしかないことを考え、ワールブルクは、「がんの主原因は一つしかない。それは、体細胞の通常の酸素呼吸に、嫌気性の細胞呼吸が取って代わることだ」と結論したのである。[1]

非常にシンプルな考え方だ。考えてみれば、ほとんど単純すぎるほどに単純だ――だが非常に納得できる。細胞に、必要とする適量の酸素があるときは、がんが発生する可能性はない。だが十分の酸素がなければ「低酸素症」になり、それを治す方法は唯一、酸化療法で酸素を細胞に取り戻す以外にはないのである。

ラシード・バターはこう言う。

「成長がストップすると衰退が始まります。だから私にとっては、これは静的なプロセスではない。あなたは、悪くなっているか良くなっているかのどちらかで、ちょうど真ん中にじっとしているということはあり得ないんです。ですから、がん患者の治療において生理学的に最適なのは、酸素を使うことです。酸素はがんにとっては非常に有害です。がん細胞は偏性嫌気性ですからね。酸素がない環境を好むのです。だから酸素を供給すると、がんは参ってしまうんですよ」

ティナ・バードは二〇一〇年にステージⅡAの乳がんと診断された。化学療法、放射線治療、それに手術を受けた後、「このまま目を閉じて、二度と目を覚ましたくない」と考えたのをティナは覚えている。吐き気がして食べ物も喉を通らず、生きるのが嫌になっていた。そんなとき、ノースカロライナ州にあるバター医師のクリニックのことを耳にしたのである。彼女はデトックスと酸化療法を受け、今も健康である。彼女の言葉を借りると、「たぶん、ここ一〇年ほどで今が一番調子がいいの。以前よりもずっと元気よ」

◉健康にとって酸化はなぜ重要なのか

「酸化」という言葉を聞くと、フリーラジカルによるダメージ、つまり細胞傷害のことが頭に浮かぶのではないだろうか。だが実際には、酸化というのは単に、酸素と何か別の物質との間に起こる反応を意味するにすぎず、酸化する物質が何であるかによって、良いことである場合もあるし、悪いことである場合もある。あなたは呼吸をするたびに、肺を通して血液や細胞を酸化している。これは明らかに良い酸化だ。酸化はまた、あなたの体が細菌や酵母菌やウイルスや寄生虫から身を護る手段でもある——細胞内に酸素があればあるほど、異物が侵入することが難しくなるのだ。本当にそれほど単純なことなのであり、だからこそ健康のためには、体を酸化させておくことが非常に重要なのだ。

前章で、ホープ・フォー・キャンサー・インスティチュートの診療所が「高温室」を使って医療効果のある酸素量をがん治療中の患者の体内に届けるというのを紹介した。それと同様に優れた治療の選択肢としてもう一つ、「酸化療法」がある。過酸化水素（H_2O_2）とオゾン（O_3）という二つの重要物質を体内に供給することに焦点を当てた治療分野である。

心臓病、エイズ、がんを含む罹患率の高いさまざまな疾病の治療に過酸化水素とオゾンが果たす役割については、非常に多くの科学論文がある。酸化療法の生みの親の一人で、一九九三年にノーベル生理学・医学賞にノミネートされたチャールズ・H・ファー博士は、酸化療法の背後にある考え方について非常に簡潔に説明している。

質の悪い食生活、汚染、運動不足その他の原因で細胞に十分な酸素が供給されないと、体は有毒物（細菌、ウイルス、化学物質など）を効果的に排泄することができず、その結果病気になる。その酸素不足を補うために、酸化療法は、経口投与、静脈注射、経皮投与などの方法で活性化酸素を体に供給し、体が有毒物を排泄して病気を防げるようにするのである。

では、過酸化水素とオゾンは酸素とどういう関係があるのだろうか？　この二つは、体内に入ると酸素の「同素体」と呼ばれるものに分解される。そしてそれが、嫌気性、つまり酸素なしで生息するウイルスや細菌、そして病的な、または不完全な細胞組織を見つけ、それらを酸化するのである。過酸化水素とオゾンはいわば、駐車場でバッテリーの上がった車のエンジンをスタートさせて回るブースターケーブルのようなものと考えればいい。

ただしこのブースターケーブルは賢くて、どの車のバッテリーが上がっていてどの車は大丈夫かがあらかじめ直感的にわかっている。そして、死んでしまったバッテリーだけを狙ってブーストさせるので、生きているバッテリーにはダメージを与えない（この喩えで少しはわかってもらえるだろうか）。嫌気性の細胞を酸化させるのは、いわば死んでしまった細胞を生き返らせるようなものだ――残っていた有毒物を一掃して、実質的にまったく新しい細胞を作り出すのである。

◉オゾン――過剰なエネルギーを持つ「活性化」酸素

ドイツ、スイスの化学者クリスチアン・フリードリヒ・シェーンバインによって発見されたオゾンとは、過剰に荷電された酸素のことで、一つ余分に元素を持っている。通常の酸素分子が酸素原子二個でできている（O_2）のに対し、オゾンは酸素原子三個からなるのである（O_3）。この三つ目の原子は、オゾンが体内に入って二〇～三〇分経つと他の二個から離れ、細胞を酸化するだけではない独自の機能を果たす。

オゾン分子を離れた単独の酸素原子はどんなものとも結合できる。これは健康という観点から見ると朗報だ――ウイルス、細菌、真菌、寄生虫、黴、そしてがん細胞は、酸素だけではなくオゾンも大嫌いなのだ。だから、O_2とOの単体が体の中を自由に動き回っている状態では、病気は勝てっこないのである。

この単体の酸素原子は、他の化合物、たとえば有毒な一酸化炭素（CO）と結合して有益な二酸化炭素（CO_2）を作る。また酸素原子は残った酸素（O_2）分子とともに、ウイルス、細菌、酵母菌や体内の異常細胞を見つけ出し、それらの保護膜を破壊してたちどころに死滅させる。一九三〇年代のドイツでは、これと同じ方法で、炎症性腸疾患、潰瘍性大腸炎、クローン病その他、消化管の疾病を治療することに成功している。

『Journal of Natural Science, Biology and Medicine（自然科学・生物学・医学ジャーナル）』誌に掲載されたオゾン療法に関する総説論文[2]には次のように書かれている。

「オゾン療法は、リン脂質とリポタンパク質を酸化することによって細菌の細胞外皮を破壊する。真菌については、ある段階でO_3が細胞の成長を阻害する。ウイルスに関しては、O_3がウイルスのキャプシドに損傷を与え、過酸化によってウイルスと細胞の接触を阻害してその増殖サイクルを混乱させる。細胞を包む酵素膜がもろいとウイルスの侵入に弱く、また酸化と体外排出が起こりやすい。排出された後は、正常な細胞がそれに取って代わる」

微生物病原体をやっつけるだけではない。オゾン療法はまた、細胞の機能を改善する。O_3は体内で赤血球の解糖速度を速め、それによって今度は細胞内により多くの酸素が放出される。するとATPの産生のほか、フリーラジカルを排除し細胞壁を護る役割を果たす重要な酵素の産生も増える。こうした酵素の中には、グルタチオン・ペルオキシダーゼ、カタラーゼ、スーパーオキサイド・ディスムターゼといった抗酸化の達人や、血管を拡張させるプロスタサイクリンなどが含まれる。

オゾン療法に関する臨床試験の結果は、オゾン療法が体内の酸化ストレスを軽減させ、HIVなどのウイルスを非活性化し、免疫機能を高め、細菌感染を除去するということを示している――どれもがんの発生と直接関連している現象だ。オゾン療法はまた、神経の損傷からくる慢性痛の治療にも使われる。

ではオゾン療法はどのように行われるのだろうか？　その方法は三つある。

- 静脈注射：オゾンを飽和させた液を直接血液に注入する
- 自家血液療法：患者の体から一〇～一五ミリリットルの血液を採血し、オゾンを混合して飽和させ、体内に戻す
- オゾンサウナ：体を暖かい蒸気で包み込んで皮膚の毛穴を開かせ、皮膚を通して血中にオゾンを送る

当然ながら、この三つのうち侵襲性が高いのは、注射針や採血を必要とする静脈注射と自家血液療法だ。それを嫌がる人もいる。一方、オゾンサウナはもっとずっとシンプルで、家庭で実施しやすいし、嬉しいことに最も効果がある。

それにはいくつかの理由がある。つまり、①オゾンサウナ療法は、皮膚という、人間の体をすっぽりと包み込む最大の臓器を通して、体全体をオゾンにさらす。②オゾンサウナには体を熱するという付加価値がある。それによって、すでに説明したように、温熱療法の効果が得られるのである。オゾン療法と温熱療法を組み合わせると、体組織の奥深くまでオゾンが浸透して、血液と細胞を酸素化し、有毒物を取り去り、細胞の機能を改善する。

オゾンサウナに関するある情報源は、「スチームサウナとオゾンを併用すると、蒸気が体を包み込み、オゾンを皮膚を通して体内に送り込むことができます」と説明している。「蒸気が毛穴を開き、それによってオゾンは皮膚を通じて血液に入り込み、脂肪やリンパ組織に運ばれます。リンパ組織から有毒物質を除去するのは非常に重要なことですが、オゾンを併用した蒸気サウナはそれが最も簡単かつ効果的にできる方法なのです[3]」

知っている人は少ないが、コーンフレークを発明してケロッグというブランド名になったジョン・ハーヴェイ・ケロッグは、実は医学博士であり、外科医でもあった。そして彼は自然療法的な考え方に賛同していた。博士は『Health Reformer（健康の改革者）』誌の編集者を七〇年近く務め、私がこの本で紹介した治療法の多くを推奨していたのである。[4]

ケロッグ博士はオゾン療法についても一家言持っていた。彼自身、今もケロッグのシリアルが生産されているミシガン州バトルクリークにあった彼の自然療法療養所でオゾン療法を使っていたことがあったのだ。一八八〇年に出版された著書『Diphtheria: Its Causes, Prevention, and Proper Treatment(ジフテリア:その原因と予防、正しい治療法)』の中でケロッグ博士は、「病室の空気を浄化するのにオゾンほど役に立つものはないだろう。オゾンは人間の知る最も強力な殺菌剤の一つである」[5]と書いている。

著名な科学者であり発明家でもあったニコラ・テスラもオゾンを気に入り、一八九六年に世界初のオゾン発生装置を開発した。一九〇〇年にはオゾンを注入したオリーブオイルを作り、医療用に医師に販売した。そしてその数十年後に製薬会社が登場するまで、オゾンは、貧血や喘息から花粉症や通風、糖尿病、不眠症、肺炎にいたるさまざまな疾病、さらに、多様ながんの治療にも使われていたのである。[6]

一九〇四年に化学者チャールズ・マーチャンドが出版した『The Medical Uses of Hydrozone [ozonated water] and Glycolone [ozonated olive oil](オゾンを注入した水とオリーブオイルの医学的用途)』という本は、米国公衆衛生局長官に承認され、今でもワシントンDCの米国議会図書館にある。また、ウィリアム・D・ニールが一九〇九年にオゾンを注入したエッセンシャルオイルについて申請した特許は今も有効である。

なぜオゾンがそれほど特別なのか、私の意見を言えば、オゾンは単に酸素を——突き詰めればエネルギーを——細胞に供給する触媒として機能するだけだという点だ。オゾンは、別名メッセンジャー細胞とも呼ばれるサイトカインの産生を促す。サイトカインは、より多くの酸素を細胞に届けることによって、細胞がその役目である代謝機能や解毒機能をよりよく発揮できるようにし、免疫系全体にポジティブなエネルギーの変化をもたらす連鎖反応を引き起こす。

そしてオゾンはこうしたことのすべてを、正常な細胞を傷つけることなく行うのだ。素晴らしいではないか？　オゾンから生成される、スーパーオキサイド・ディスムターゼやグルタチオン・ペルオキシダーゼといった防御酵素が、粛清の間に正常な細胞が破壊されるのを防ぐ——体を汚している細菌、ウイルス、がん細胞の一切合切を破壊する前に、オゾンは正常細胞に特別な保護力を与えるのである。

人間の体が健康のためにオゾンを利用する、その独特の仕組みの精巧さと創造性には驚愕せざるを得ない。酸素がさまざまな方法で、完璧かつ見事に人間の体を維持し、なかでもがんから体を護るという事実には感動するばかりだ。

一九八〇年に『サイエンス』誌に掲載された論文は、オゾンが、ただその場の空中に存在しているだけの場合ですら、がん細胞だけに選択的に働くことを明らかにしている。論文には、「肺がん、乳がん、子宮がんから採ったヒトがん細胞の増殖は、八日間の培養中、室内の空気に〇・三～〇・八ｐｐｍの濃度で存在するオゾンによって、選択的かつ濃度依存的に阻害された。オゾンの濃度が〇・三〜〇・五ppmの場合、がん細胞の増殖は、〇・三ppmで四〇パーセント、〇・五ppmで六〇パーセント阻害された」とある。

本当にすごいのはここからだ。

「〇・八ppmのオゾンに暴露させると、がん細胞の増殖は九〇パーセント以上阻害されたが、対照群の正常細胞では増殖の阻害は五〇パーセントに満たなかった。明らかに、オゾンによる損傷から細胞を保護する機能は、ヒトがん細胞では働かないのである[7]」

おわかりだろうか？　がん細胞はオゾンを嫌い、オゾンが存在するところでは文字通り死んでしまう。一方正常な細胞は、オゾンによる損傷を受けないのである。

オゾンは、環境保護庁と食品医薬品局の両方によって、最大九九・九九パーセントの純度まで水を浄化する力があると認められている一方で、医療における使用は、少なくともアメリカ国内では普及していない。だがドイツではオゾン療法は広く行われており、七〇〇〇人以上の現役の医師が、オゾンを使って患者を治療する方法を学んでいる。ところが、この本で紹介した代替医療の多くがそうであるように、オゾン医療の臨床試験はアメリカでは禁止されているのである。

ただし、オゾン療法を提供しているクリニックは全国に存在しているし、自宅という快適な環境での治療を好む人はオゾンサウナを使うこともでき、医学界から迫害される心配もない。

◉過酸化水素――免疫系の活力源

免疫系が適切に機能するためには、酸素パズルのもう一つのピースである過酸化水素（H_2O_2）が必要である。過酸化水素は、抗体が豊富な初乳の重要な成分の一つであり、免疫系が感染に対して張る防御線の最前線にある。

「酸化療法の父」とされるチャールズ・H・ファー博士は、過酸化水素を使った治療を強力に推奨していた。過酸化水素を静脈注射すると代謝効果が上がるというのが彼の主張だった。オゾンと同様に過酸化水素には、ほとんどすべての生理物質や病理学的物質を酸素化させるという独特な作用があり、組織や細胞内の酸素圧を上昇させると考えたのだ。

ファー博士は過酸化水素について、「体のすべての細胞によって、さまざまに異なる生理的理由で産生される」と書いている。そしてそれは事実である。博士はまた、過酸化水素は「オキシダーゼを利用する数々の代謝経路に関連しており、タンパク質、炭水化物、脂質の代謝、免疫機能、ビタミンとミネラルの代謝、その他あらゆる機能と関係がある」とも書いている。過酸化水素を人体における「最高位の調整分子」とさえ呼んでいるのである。[8]

その後、『Proceedings of the International Conference on Bio-Oxidative Medicine（国際酸化療法会議の会報）』に掲載された報告書は、過酸化水素がいかに代謝率を上げ、細動脈を拡張して血流を増し、有毒物を取り除き、体温を上げ、体内における酸素の供給と消費を改善し、感染と闘うために必要な白血球の産生を増加させるかについて、より詳しく説明している。[9]

あなたはおそらく、傷口の消毒用に薬局で数百円で買える濃度三パーセントの過酸化水素水（オキシドール）をご存じだろう。安価だが効果的な局所消毒薬として、浴室の棚にこうした過酸化水素水を常備している人も多い。だが、濃度が三〇～三五パーセントある、食品等級の過酸化水素水はご存知ないのではないだろうか。全身の治療に使われるのはこのタイプの過酸化水素水である。

ファー博士は、この非常に強力な過酸化水素水を患者に静脈注射する方法を気に入っていたが、他の医師、たとえばレジナルド・ホールマンなどは、飲み水に加えるというやり方で良い結果を上げている。一九五〇年に行われた実験では、がんを持つラットに食品等級の過酸化水素水数滴を加えた水を与えたところ、短い場合はわずか二週間で腫瘍が完全に消失した。

過酸化水素を気化器で気化させるのも、針を使わずに過酸化水素の効果を利用する一般的な方法だ。メキシコにあるHospital Santa Monicaのカート・ドンズバック博士（D.C., N.D., Ph.D）はこう言っている。

「水三・八リットルにつき三〇ミリリットルの三五パーセント過酸化水素水を加えたものを、肺気腫患者の病室に毎晩気化器で噴霧すれば、患者は久々にぐっすり眠れることだろう。私は同じことを肺がんの患者にも行っている」[10]

三パーセントの過酸化水素水を切り傷やすり傷に使ったことがある人は、過酸化水素水が傷口に触れるとぶくぶくと泡が出ることにお気づきだろう。過酸化水素は、血液に含まれて常に体内を循環しているカタラーゼ酵素に触れると化学反応を起こし、水と酸素を生成する。あなたの体はこの酸素を使って損傷した細胞を除去し、傷を治すのである。

治療効果のある量の過酸化水素が血液中に存在するときも、これとほぼ同じことが体内で起こる。細胞にはたっぷりと酸素が送られ、損傷した細胞は除去されて、正常細胞は活性化されるのだ。もちろん、人間の体はそのために自分で過酸化水素を産生するのだが、他のさまざまな栄養素と同様、数々の要因が原因でそれが枯渇する場合がある。そこで、静脈注射あるいは経口摂取によって直接補うことが必要になるのである。

この強力な物質を最も安全かつ効果的に治療に役立てる方法は静脈注射であるというのが一般的にほぼ一致した意見のようだ。そのための一般的な手順の一つは、純粋な過酸化水素水を希釈したもの――濃度にして〇・〇三七五パーセント以下――を、ブドウ糖液あるいは生理食塩水に加え、五〇～五〇〇ミリリットルの用量を、一～三時間かけて点滴するというものだ。

このような点滴液は通常、ほとんどの慢性病に対しては週に一度施術されるが、たとえばエイズやがんなどの重篤な病気の患者なら毎日施術する場合もある。訓練を受けた医師なら、特定の病状の人に必要な頻度を適切に判断できる。これはしっかりと言っておきたい点だ――点滴による過酸化水素療法は自宅で行うべきではなく、症状の改善をきちんと監視できる医師の監督のもとで行われなければならない。

そして、体内に摂取してよい過酸化水素水は、三五パーセントの食品等級のものだけである。なぜならそれ以外のものは有害物質が含まれている可能性があるからだ。自宅で過酸化水素水を摂取する場合は必ず、ごく少量にすること――水にほんの数滴たらすだけにすることだ。多く摂りすぎると胃の粘膜を傷つける恐れがある。脂肪をたくさん摂るバッドウィッグ食事療法など、特別な食事療法を行っている場合はなおさらである。

◉高濃度ビタミンC点滴療法

二度にわたってノーベル賞を受賞したライナス・ポーリング博士は、一九九四年に他界する前に、科学界に素晴らしい貢献をした。その一つがビタミンCに関する研究であり、彼は、高濃度のビタミンCを静脈に注入することで慢性病を治療できることに気づいたのである。

ポーリング博士は、スコットランド出身の実験的精神科医ユアン・キャメロンとともに、ビタミンCの栄養的価値と、それが風邪からがんまであらゆる疾病の治療に使えるということを、詳細な論文にまとめた。『Cancer and Vitamin C（がんとビタミンC）』と題されたこの論文は、その驚嘆すべき生涯に彼が遺した一〇〇〇を超える記事や著作とともに、ポーリング博士を著名にした。

博士がビタミンCについて発見したことの一つが、ビタミンCの酸化促進作用だった。つまり、ビタミンCは細胞の内部で、過酸化水素などの酸素化作用を持つ化合物を生成するのである。この発見は、ポーリングが提唱したオーソモレキュラー整合医学を構成する多数の発見の一つにすぎない。ビタミンの大量摂取療法は彼の功績を代表するものであり、そしてそれには正当な理由がある――ビタミンCは、細胞の酸素化を開始するための、最も簡単で強力な方法の一つであり、しかもまったくの無害なのだ。彼の研究仲間の一人、ウィリアム・ワッセル医師は、この療法の効果について次のように言っている。

「高濃度のビタミンCは、細胞内で酸化促進剤として機能し、過酸化水素を生成する。過酸化水素は正常細胞内ではカタラーゼによってすぐに排除されるが、がん細胞はカタラーゼが不足あるいは欠損しているので、過酸化水素ががん細胞を殺すのである」[11]

高濃度ビタミンCに関する研究のもう一人の先駆者、故ヒュー・リオルダン医師は、ビタミンCががん治療に効果があるということをごく初期に示した一人である。彼は、望み通りの効果を得るためには十分な量のビタミンCを血液中に一度に送り込むことが重要であるということを発見した。

なぜビタミンCを静脈に注入することがそれほど重要なのかと言えば、経口摂取できるビタミンCの量では腫瘍に強烈な打撃を与えるには不足だからである。いくらビタミンCを大量に飲み込んでも、体が一度に代謝できる量は限られているのだ。一日に三〇～一八〇〇ミリグラムのビタミンCを摂ると、吸収率は七〇～九〇パーセントであるが、一日一〇〇〇ミリグラム以上摂るとその吸収率は五〇パーセントほどに落ちる。そしてそれより多く摂れば摂るほど吸収率は落ちていくのである。[12]

点滴で体内に送り込まれたビタミンCは、消化管を通らずに、そのほぼ全量が直接血液に入る。わかりやすく言うと、経口摂取の場合、目が覚めている間じゅう一〇分ごとに一〇〇〇〜二〇〇〇ミリグラムのビタミンCを摂らなければ、一度の点滴で体内に取り込まれるビタミンCの量に近づけない。しかも重篤な病気なら、その二倍の量が必要になることさえある。頭がクラクラするような数字だ。だからこそ、がんその他の慢性疾患で急速かつ頻繁に酸素の供給が必要とされる場合は点滴による投与が最善なのである。

経口摂取するビタミンCはそのほとんどが水溶性なので、体が代謝しないビタミンCは尿として排泄される。点滴投与されるものも、たとえばアスコルビン酸ナトリウムも含めた多くは水溶性だが、血液への吸収率は先ほども述べたようにはるかに高い。二〇一二年に行われたある研究では、点滴投与されたビタミンCはがん細胞に対する細胞毒性が非常に高く、特にα-リポ酸と組み合わせると効果が顕著であるということがわかった。[13]

だが、さらに強力なのが、たとえばフェニル-アスコルビン酸のような脂溶性のビタミンCである。これは、アスコルビン酸ナトリウムのような水溶性ビタミンCの三分の一の量で同等の効果を発揮することが研究によってわかっている。したがって、高濃度ビタミンC点滴療法においては、フェニル-アスコルビン酸はより期待できる選択肢だ。

ビタミンCについて、また人体がどのようにビタミンCを吸収して利用するか、その詳細について科学的な究明が進むにつれて、PIVC（pulsed intravenous vitamin C、ビタミンCパルス型点滴）のような新しいアプローチの人気が高まっている。高濃度ビタミンC点滴療法で有名な、カンザス州ウィチタにあるリオルダン・クリニックのジョセフ・カッシアリらのチームが提唱した考え方を基にしたものではあるが、PIVCはこの療法を別次元に引き上げるものだ。デンバーにあるコロラド・インテグラティブ・メディカルセンターは、その仕組みをこう説明している。

PIVCの考え方は、血中のビタミンC濃度を急速に、できるだけ上昇させるというものです。単純に、拡散という生理現象によって、血中のビタミンC濃度を急激に二倍、あるいは三倍にすると、基準濃度の勾配に沿って分散細胞に拡散されるビタミンCの量が一時的に二倍または三倍になります。

一時的に到達する血中ビタミンC濃度はかなり高くなることがあります。カッシアリらのチームが六万ミリグラムのビタミンCを八〇分間で点滴投与して一定の血中濃度を得られるとすると、IVプッシュ法を用いて二万ミリグラムを二分間で投与すれば、血中濃度のピーク値は一時的に、急速な点滴によって得られる濃度の一〇倍以上になることが予想されます。この量はすでに、安全に投与された複数の事例があります。[14]

高濃度ビタミンC点滴療法は強い炎症反応を引き起こす傾向があるため、合併症を起こす危険のあるがん患者は、治療計画を修正すべきである。認定医師の監督のもとで、徐々に用量を高めていくアプローチを取れば、炎症や腫れを軽減させ、良い治療結果を得るのに役立つだろう。

◉血液紫外線照射療法（UBI）

植物が太陽光を浴びると、葉緑素が太陽のエネルギーを捕らえて二酸化炭素と混合し、糖を生成する。必要なエネルギーを利用し終わると、植物は「廃棄物」として酸素を吐き出し、私たち人間や動物たちはそれを生命の源として呼吸する。血液紫外線照射療法と呼ばれる新しい酸化療法は、この見事な共依存関係に支えられており、光ルミネセンスという過程を利用して血液を酸素化する。要するに、紫外線を血液に照射することで血液のエネルギーを高めるのである。また、赤血球数を増やし、肝臓から有毒物を排出させるのにも役立つ。

すでに紹介した酸化療法と同様に、光ルミネセンスもまた、細胞膜内で、ある化学反応を引き起こし、細胞が感染と戦う力を高めることによって、病原菌を間接的に攻撃する。血液細胞もまた太陽のエネルギーを捕らえ、それをがん細胞への「放射線照射」に使うのだ。それはまるで、腫瘍科で受ける放射線治療を自然に行っているようなものだが、この場合は正常細胞は傷つかないのである。センター・フォー・インテグラティブ・メディスンはこう説明する。

血液紫外線照射療法（UBI）は、シンプルで痛みもなく、かつ安全に、さまざまな疾病を治療することができます。その方法は、血液を二〇〇ccほど（約コップ一杯）採血し、クオーツ製のキュベットを通過させて紫外線にあてた後、血管に戻すというものです。使用される紫外線は太陽光の紫外線と同じ周波数です。

読者はもうお気づきだと思うが、私たちの体には自力で病気に立ち向かうための驚くような能力が備わっており、それが発揮されるには適切なツールさえあればいい――いや、持って生まれたそうしたツールがきちんと手入れされてしっかり機能していれば、と言ったほうがいいかもしれない。そうでない場合に、UBIのような方法で介入する必要が出てくるのだ。

損傷した細胞組織が鈍くなったステーキナイフだとすると、UBIというのは一本一本ナイフを研いで回る刃物研ぎ屋のようなものだ。UBIも、この章で紹介した他の酸化療法も、ナイフに取って代わるのではなく、ナイフがもっと切れるようにするだけなのだ。太陽光エネルギーについて言えば、免疫系は文字通りそれを吸い上げて、さらに激しくがん細胞を攻撃できるようになる。考えてみれば驚くほどシンプルな作業なのだが、体内でそれが起こす作用、さまざまな要素が完全に調和しながら一つに融合する様子は非常に複雑である。人間に生来備わった自己治癒能力は、現代医学には真似することもできない。

◉覚えておこう

- 細胞が適切に機能するためには酸素が必須である。酸素がなければ細胞は嫌気性になり、病気が蔓延する。
- 体が全体的に嫌気性が強い状態になった場合、オゾン、過酸化水素、ビタミンC点滴、あるいは血液紫外線照射などを使った酸化療法を受ける必要があるかもしれない。

第12章

ウイルスとエッセンシャルオイルによるがん治療

細菌には善玉と悪玉がある。私たちは通常、牛乳から作られた発酵食品（ヨーグルト、チーズ、カッテージチーズ、ケフィアなど）、野菜から作られた発酵食品（キムチ、ザワークラウト、ピクルスなど）、発酵飲料（紅茶キノコなど）、それに、スピルリナやクロレラ、アオコなど、体に良い細菌（プロバイオティクス）をもともと含んでいる食品から善玉菌を摂取する。[1] これらの「生きた」食品は、免疫系を健全に保つと同時に、ひどい病気を引き起こすことがある大腸菌（*E. coli*）やサルモネラ菌（*Salmonella*）などの悪玉菌から体を護る。

このところ**プロバイオティクス**は大流行している——健康というパズルの中でこれまで欠けていたこのピースについて、急速に科学的な解明が進んでいるからだ。平均的な人が毎日食べているものの多くには善玉菌が決定的に不足しており、有害な病原菌を侵入させやすくしている。だからこそ、自分が摂取しているプロバイオティクスの量に留意し、食品やサプリメントを通して十分に摂取することが重要である。

私はプロバイオティクスの熱烈な支持者だ。なぜなら、がん予防に有効なライフスタイルの一部としてプロバイオティクスは必須であるとわかっているからである。だが、世界各地を旅する中で私はまた、体に良いウイルスというものがあることを知った。これは私にはまったくの初耳だった。ウイルスを食べたりサプリメントとして摂ったりするわけではないが、「ヴァイロセラピューティック」という新分野では、ウイルスを使って、強力かつ効果的に、がんをはじめとする慢性疾患を治療するのである。

ウイルスに「体に良い」ものがあるという考え方が最初に一般の人々の関心を集めたのは、二〇一三年にサンディエゴ州立大学の研究者らが、細菌と同様の二面性がウイルスにもあることを発見したときだった。ある種のウイルスには、免疫機能を補完し、口、目、鼻、そして何よりも消化器官の粘膜の保護能力を高めて、病気を防ぐ力があることが分かったのである。

サンディエゴ州立大学の微生物学者、ジェレミー・バーは、病原菌に感染して破壊するファージとウイルスが粘液の中に混在していることを発見した。正常な粘膜は、タンパク質、糖、今では病気と戦うことがわかっているウイルスやファージなどの複雑な物質からなる幾重もの層があり、それらが細胞の周りに一種の防護基質を作っている。

バーらのチームはまず、この一見珍しいファージに注目し、その存在理由を特定するための実験を行うことにした。そして、粘液には「さまざまな栄養素が混ざり合ったもの」が含まれており、それには有害な微生物に対処する力が完璧に備わっていて、ファージはこの重層的な防護システムの最前線としてなくてはならない存在であることに気づいたのである。

「粘液というのは、実はとても優れた、複雑な物質なんです」――この発見の後、バーは『サイエンス』誌にそう語っている。「これは新しく見つかった免疫機能で、私たちは、体のすべての粘膜面にそれが存在すると思っています。ファージとその宿主の動物が直接の共生関係を形成していることを示す最初の例です[2]」

つまりウイルスは、バランスのとれた免疫系の生態系を作る大事な一要素なのである。細菌と同じように、ウイルスが存在しなかったり、適切な量以上に存在していたりすれば、共生関係は成立不可能なのだ。

◉遺伝子組み換えウイルスはがんを治せるのか？

この画期的な発見を金に換えようと、製薬会社はがん治療に使うさまざまなウイルス療法を開発しようとしている。そのうちの一つで二〇一五年秋に食品医薬品局に承認されたウイルスは、遺伝子操作したヘルペスウイルスから作られるもので、がんに対する免疫反応を引き起こすと言われる[3]。これは「腫瘍溶解性ウイルス」と呼ばれるものに属し、この遺伝子組み換えウイルスはtalimogene laherparepvec（T‐VEC）と呼ばれ、現在臨床試験が進行中の一〇種を超える腫瘍溶解性ウイルスの一つである。その目的は、製薬会社が大儲けするのに使える一連の人工ウイルスを開発することだ――かつて製薬会社に大金をもたらした医薬品の多くはそろそろ特許が切れるからである。

だがこれらには効果はあるのだろうか、そして安全なのだろうか？　答えは否だ。T‐VECは、疾病と戦う天然のウイルスが持つ、がん細胞を選択的に攻撃する能力を欠いている。正常な細胞も病変した細胞も一緒くたにして廃棄処分するのだ。さらに、ヘルペスウイルスから作られているため、T‐VECによるヘルペスウイルス感染も起こり得る。また、食品医薬品局に提出された多施設臨床試験の結果が示すように、その効果のほども疑問である。T‐VECによる黒色腫の治療を受けた患者のうち、なんらかの症状改善が見られたのはわずか一六・三パーセントだった。そしてすでに黒色腫が転移していた場合、T‐VEC治療の成功率はほぼ〇に近かったのである。

◉リグビア――がんを治す天然のウイルス療法

あなたはどうだか知らないが、私ならT‐VECのような治療を受けようとは決して考えない。それよりも良い選択肢があるのだからなおさらだ。そうした選択肢の一つが、安全で効果的なウイルス療法であるリグビア（ＲＩＧＶＩＲ）で、ヨーロッパで人気が高まっている（アメリカではまだ、実行可能な治療法として認められていない）。人間の体内にもともと存在するファージから作られるリグビアは、遺伝子を操作して作られた腫瘍溶解薬とは似て非なるものだ。なぜならリグビアは、腫瘍親和性と腫瘍溶解性を兼ね備えており、がん細胞のみを選択的に狙って破壊するからである。正常な細胞はリグビアでは傷つかないが、食品医薬品局が承認した腫瘍溶解薬ではそうはいかない。

リグビアは、ラトビアのリガにある国際ウイルス療法センターで開発され、ここで治療も行われている。このセンターの元メディカル・ディレクターで、現在はがん専門医として在籍するカスパース・ローザンスが驚異的なほどに効果があると言うこの強力な治療を受けるために、世界中から患者がやってくる。ローザンスによれば、リグビアは臨床的に効果が証明された世界初のウイルス治療薬であり、ラトビアでは正式ながんの治療法として全面的に認められている。リグビアはがん細胞を特定して追跡し、免疫系ががん細胞を破壊できるよう可視化する。これはファージが持つ機能の一つである――つまり、がん細胞をその隠れ家からおびき出して姿が見えるようにするのだ。「がん細胞には免疫系から隠れる能力がもともと備わっています。リグビアに導かれてがん細胞はリグビアに付着し、そしてリグビアはがん細胞の内部に入ります。ですから免疫系は、リグビアのおかげでがん細胞の存在に気がつき、がん細胞を攻撃し始めるのです」と彼は説明してくれた。

リグビアがどうやってがん幹細胞に狙いを定めて追いかけるのか、いや、実際にがん幹細胞を追いかけるのかどうかも現時点では不明だが、ローザンスは、リグビアが非常に効果的にがん幹細胞を攻撃することを示す説得力のあるエビデンスを見せてくれた。このセンターの患者の多くは、リグビアによる治療を受けたおかげでお墨付きの健康を手に入れて退院するが、彼らの多くは、標準治療の効果がなく、最後の頼みの綱としてこの治療を試みる人たちだ。末期のがんで、医療機関には「治療不能」と言い渡された人たちさえ、ここではリグビアによって真の癒しを手に入れている。この治療法の効果を裏付ける驚くような証拠である。

「私たちはリグビアを使ったウイルス療法に関して誰よりも経験が豊富ですから、今では四〇か国以上から患者がやって来ます。この治療を受けてがんを治すためにね」

開発された街の名前をとり、「リガ（RIGA）ウイルス（VIRUS）」を縮めて名付けられたリグビアを最初に発見し、抽出したのは、アイナ・ミューセニース教授だ。第一次世界大戦以前にウイルスががん治療に用いられていたこと（狂犬病ワクチンがその一例）を知っていた彼女は、同じ効果のある他のウイルスを探していた。子どもの胃や腸からいくつもの候補を単離し、試験したのち、ミューセニースはリグビアを選んだ——安定していて突然変異しない、という、治療に使うウイルスに必要な条件を満たしていたからだ。しかもリグビアは選択的に毒性があり、皮膚がん、腎臓がん、大腸がん、肺がん、乳がん、前立腺がん、子宮がんその他のがんの治療に効果を示していたのである（ただし現在は、黒色腫の治療にのみ使用が認められている)。

「化学療法や放射線治療と異なり、この治療法は患者の内臓に深刻な影響を与えません」とミューセニース教授は述べた。そして今日に至っているのだ。[4]

くり返すが、アメリカで承認が与えられようとしている遺伝子組み換えウイルスによる治療は、選択的でもなく、突然変異を起こさないという保証もない——だからT-VECによる治療は、患者によってはヘルペス感染の可能性がある。こうしたウイルスは何が起こるか予測不可能で、せいぜい「役に立つかもしれない」と言うのが精一杯である。最悪の場合は治療効果よりも有害性の方が強く、使用するに値しない。

◉リグビアはワクチンではない

静脈に注入されるとは言っても、リグビアはワクチンではなく、典型的な予防接種と混同してはならない。国際ウイルス療法センターの協同経営者で、発明家であり科学者であるアイヴァース・カルヴィンズ博士は、リグビアとワクチンの違いについてこう説明してくれた。

「通常のワクチンは、投与されたタンパク質に対して免疫反応を活性化させるものです。でもリグビアはこうした免疫反応を引き起こしません。リグビアは、がん細胞を探し出してその中に侵入するのです。そして細胞内で、細胞の機能を利用して自身を複製します」

ワクチン接種の場合と違って、人為的な免疫反応を起こすために外来のタンパク質を用いないので、リグビアを使った治療によって合併症が起きる危険はほとんどない。免疫系が不自然に刺激されて、アレルギー反応、あるいは悪くすれば内臓を傷つける原因になるかもしれないものに攻撃を命じられるわけではないからだ。

そこがリグビアと他の治療法の差であり、リグビアの人気が世界中で高まっている理由である。これは、本当に信じがたいほどの治療成功率を記録している、他には類を見ない治療法なのだ。だからこそ人々は、数百キロ、ともすれば数千キロを旅してラトビアまで治療を受けに行くのである。

◉ウイルス療法が引き起こす発熱反応

国際ウイルス療法センターでの治療の成功例を紹介する前にもう一つ、リグビアについて、前章の内容に照らして非常に興味深い点を説明しておこう。リグビアには生きたウイルスが含まれているので、体内で発熱反応を起こすことが多いのだ——基本的に、体温を若干上げるのである。

多くの人はこれをウイルス注入の副作用と見るが、この場合、実はそれは、免疫系がウイルスに遭遇した時の正常な反応である。隠れているがん細胞をウイルスが引きずり出すと、「温熱」効果が起きて、がん細胞排除のプロセスを開始するだけでなく、免疫系を活性化させる。「唯一の副作用である軽度の発熱は、実は良い反応なのです。あなたの免疫系がウイルスに反応している、ということですからね」とローザンスは言う。

ここでも、天然の生物と組み合わさった熱エネルギーの力が、体から病気を取り除き、健康を取り戻すのに役立つことがわかる。機能不全になっていた免疫系が強化されて本来の機能を取り戻せば、病気は決して敵わない。つまり、病気を治す主体は免疫系であり、熱や体に良い微生物、栄養素、その他治療を支える要素は、がんとの闘いでは単なる武器にすぎないのだ。

◉リグビアによる治療に成功した人の証言

私は、さまざまながんをリグビアで治した人たちの話を聞く機会を得た。彼らの話に私は本当に感動したし、きっとあなたも胸を打たれることと思う。彼らの多くはリグビア治療を受ける前は絶望しかかっていたが、今ではがんが治癒し、がんと無縁の生活を生き生きと送っている。

クリスティーナ・ヤコンヴェンコというウクライナ人女性は、ステージⅣの黒色腫を、国際ウィルス療法センターでリグビアによる治療を受けて克服した。この進行がんが肝臓に転移したとき、クリスティーナはウクライナの担当医のアドバイスに従って緩和的化学療法を受けたが、効果は見られず、余命六か月と告げられた。だがクリスティーナはリグビアを試してみることにした。ダメでもともとだと思ったのだ。他の方法はすべて試し、一足先に死んだと宣言されたも同然なのだから、試してみたってよいではないか？　結局それが、彼女の人生で最高の決断となった——そして彼女のこの決断が、もしかしてあなたががんという診断を受けることになったとき、あなたやあなたの愛する人たちを励ましてくれることを祈りたい。

「最初にセンターに来たとき、お医者さまは、はい、治してあげますよ、とは言わなかったの。『やってはみます。でも進行してしまっていますからね』と言ったのよ」。頬に涙を伝わせながらクリスティーナは話してくれた。「がんという怖ろしい診断を受けた人は、最初のうち、希望を失くし、闘うのをやめ、降参してしまうことがあると思うの。でも中には、どんなにがんのステージが進んでも闘うのをやめず、その状況から抜け出す方法を探し続ける人もいるの。そういう人には病気は敵わないのよ」

そしてクリスティーナは後者なのだ。

ロシア人のゾーヤ・ソコローヴァも同様だ。彼女の診断はステージⅢの肉腫だった。怖れと強制的な圧力に負けて性急な決断をしたクリスティーナやその他多くの患者と同様、ゾーヤも標準治療を受ける道を選び、ほとんど死にかけた後に偶然リグビアを見つけた。大規模な手術に続いて受けた数コースの化学療法のせいで、ゾーヤはベッドに寝たきりでほとんど何もできない状態だった。

瀕死のゾーヤを見て、ゾーヤの家族は彼女のために危険な賭けに出た。ゾーヤをワゴン車に乗せると、ヨーロッパ大陸を千キロ以上走ってラトビアまで、リグビアによる治療を受けさせに行ったのである。国際ウイルス療法センターに到着する直前のゾーヤの病状は最悪で、ロシアの医師たちは、彼女の血液組成は死んだ人のものよりもひどい、と言ったほどだった。「医者は、『どうしてこうなったのかと訊いてるんじゃない、どうしてこんな血液検査の結果でまだ生きているのかと訊いているんです』と言ったのよ。その瞬間感じたの、私は死んでしまう、と気づいたのよ。そして毎日、体が死んでいくのがわかったわ」とゾーヤは言った。

あまりにも衰弱していたので、ゾーヤはリグビア治療を行う前に、いくつかの処置を受けて免疫系を強化しなければならなかった。だが結果的にその価値はあった。リグビア治療を始めてわずか二週間で、ゾーヤはベッドから起きて歩けるようになったのだ。それはまるで奇跡だった、と、そのときのことを思い出しながら嬉し涙を浮かべ、ゾーヤは他の人たちにもそれを体験して欲しいと言う。「リグビア療法を始めてから健康になるまではあっと言う間だったわ。旅行にも行けるようになったし、とても元気よ。友人たちに電話して、この療法を始めるよう勧めたわ」

もちろんゾーヤは、故郷ロシアには彼女と似たがんと診断されて、同じように苦しんでいる女性たちがいることを知っていた。化学療法を受けている間にそういう女性たちと知り合ったのである。彼女たちがみな、ゾーヤの驚くような回復ぶりを見て彼女のアドバイスに従ってくれたのであればよかったのだが、残念ながらほとんどはそうではなかった。「素敵な人たちがたくさん亡くなってしまって残念だわ」とゾーヤは嘆く。「でも私は幸せよ、健康だし。最初からこの治療法を信用していたとは言えないけど——だってよく知らなかったし、私はとても弱っていたから。でも今では私は身体的な問題は何もなくて、すっかり健康なの。ここで私を助けてくれた人たちにはとても感謝しているわ」

こういう話を聞くと私はこの上ない喜びを感じる。自分は死にかけていると思っていた人たちが、安全で、体を傷つけることなく、まったく無害の治療を数か月受けただけで完全に回復したという事実は、リグビアのような進歩的ながん治療の力について多くを物語るものだ。

信じがたいほどの効果を持つリグビアであるにもかかわらず、この治療は現在アメリカで受けることはできない。これは巨額の売り上げにつながる「大ヒット」薬ではなく、製薬会社が儲からないからだ。アメリカで合法的に受けられる唯一のウイルス療法は、先に紹介したものだけだ――遺伝子組み換えウイルスを使い、治療効果もあまりなく、結果が予測できない、巨大製薬会社が高額で提供しているものである。

すべての人に自由と正義が与えられることを基本理念としている国家の国民が、本当に安全で効果がある治療を受けるだけのために海を越えなければならないというのは、受け入れ難い事実である。だが、がんについての真実を知る人が増え続けるにつれて、いずれはこの状況が変わるものと思いたい。それもできるだけ早く。

◉エッセンシャルオイルには何ができるのか？

免疫系の働きを改善する方法は他にもある。そしてそれには植物の免疫系を利用する。おそらくあなたは、植物が免疫系を持っているなどとは考えたこともなかっただろう。だが持っているのだ。そして私たちはそれをエッセンシャルオイルと呼ぶ――つまり、植物の葉から抽出される、さまざまな保護化合物を含む成分のことである。

植物は、人間と同じように疾病に罹りやすい。そして、ウイルス、真菌、細菌、昆虫その他の敵から身を護るために、良い香りがして抗酸化物質を豊富に含む化合物を葉や茎で合成する。この化合物は、抽出すれば同じ効能を人間にも提供してくれるのだ。

米国ホリスティック・アロマセラピー協会によれば、植物は生成したエッセンシャルオイルを次のような目的で使う。

- ●受粉を媒介し、拡散してくれる生物を惹きつける
- ●競合する植物が近くに生えるのを防ぐ（このプロセスはアレロパシーと呼ばれる）
- ●虫や動物から身を護る
- ●真菌や細菌から身を護る[5]

こうしたエッセンシャルオイルは、炭化水素（主にテルペン）と酸化物質という二種類の化学成分を含み、人間にもこれと似た目的で使用できる。健康アドバイザーであると同時に研究者で、エッセンシャルオイルの医療目的での使用に非常に詳しいエリック・ジーリンスキー医師と話をする機会があったが、彼が私に言ったことは本当に目からウロコが落ちる思いだった。

エッセンシャルオイルは私には以前から馴染み深く、特にアロマセラピーとして使っていた

が、多くの人がそうであるように、がんを治療するという医療目的でエッセンシャルオイルが使えるとはまるで知らなかった。エッセンシャルオイルは非常に多種多様だが、共通点が一つある。**事実上すべてのエッセンシャルオイルには抗がん作用がある**のである。

世界には、柑橘類がことのほか多く育つ土地があり、そういう土地の文化では、柑橘系果実のエッセンシャルオイルをがんの予防や治療に使う。別の地域ではペパーミントを使う。メラレウカやティートゥリー、ユーカリを使うところもある。世界中どこへ行っても、その土地に自生する植物の中には必ず、がんとの闘いに役立つものが存在する。

その理由は、一般的にエッセンシャルオイルには血管新生（腫瘍に新しい血管ができること）を阻止する化合物が含まれているからだ。つまり、おおかたのエッセンシャルオイルには抗転移作用があり、ＤＮＡを保護するものも多いのである。それぞれのエッセンシャルオイルががんに対抗する仕組みは少しずつ異なるが、どれもがんを撲滅させるのに重要な役割を果たす――そしてその相乗作用によって癒しがもたらされるのだ。ジーリンスキーは次のように説明する。

「相乗的アプローチ」という言葉を使っている研究論文があります。つまりこういうことです――アイアンマンはどんな敵でもやっつける。誰も彼を止められない。キャプテン・アメリカもそうです。でもこの二人が一緒に戦えば世界を救えるんです。

この研究で、エッセンシャルオイルに含まれる化学成分はまさにそれと同じだということがわかりました。複数の化学成分が、相乗的なアプローチで連携するんですよ。エッセンシャルオイルから、たとえばケトンやエステルを抜き出して、特定のがん細胞株を殺す力があるかどうかをテストすることはできます。でも実際のエッセンシャルオイルそのものを使うと、それらが相乗的に働くんです。さらに、他のエッセンシャルオイルと組み合わせて使えば、それはもう『アヴェンジャーズ』ですよ。

◉経口摂取、経皮摂取、アロマセラピー

エッセンシャルオイルには三つの摂取方法がある。経口摂取、経皮摂取、そして、気化させて吸い込むアロマセラピーだ。驚いたことに、エッセンシャルオイルの効能が最も発揮されるのは空中に気化させる方法のようである――これは単純に、人間の鼻粘膜にある神経終末が、エッセンシャルオイルに触れた途端にさまざまな有機化合物を受け取って直ちに脳に送り、視床下部がその治癒効果を利用し始めるからだ。経皮摂取と経口摂取にもそれぞれ利点はあるが、効果が出るまでに時間がかかり、有機化合物を吸い込んだときのようにたちまち効果が表れるわけではない。

「比べる物は下品かもしれませんが、一番わかりやすい喩えはコカインです。コカイン中毒の

人が静脈注射ではなくてコカインを鼻から吸うのは、それが一番手っ取り早くハイになれるからです。私が思うに、鼻から吸うのは、それが全身に影響を及ぼすのに最も重要な手段です」とジーリンスキーはさりげなく私に言った。

栄養の専門家で著者もある自然療法医、「DrAxe.com のジョシュア・アックス（D.N.M., D.C., C.N.S.）は、エッセンシャルオイルの効果を実際に体験している。彼の母親は、自然療法によるステージⅣのがんの治療計画の一部としてオレガノのエッセンシャルオイルを使い、毎日生ジュースを飲み、プロバイオティクスのサプリメントを摂りながら、健康に生き生きと生活している。「母が抱えていた慢性的な問題の一つが消化管の不調でした。母にはリーキーガット症候群があり、慢性便秘で、酵母菌による問題も深刻でした。だから母はしょっちゅう砂糖を欲しがりました。酵母菌とカンジダ菌が原因で足の爪にカビが生えたくらいです。オレガノのエッセンシャルオイルには、チモールやカルパクロールのほか、すごい成分がたっぷり含まれています。それを三滴ずつ一日三回経口摂取したほか、足の爪にも塗る治療を始めると、二か月後にはすっかりきれいになっていました」

がんの治療に、オレガノ以上にパワフルなのがフランキンセンスである。アックスは、がん細胞を破壊するということにかけては最も効果的なサプリメントの一つだと言う。フランキンセンス・オイルにはボスウェリア（またはボスウェル酸）と呼ばれる物質が豊富に含まれ、強力な抗炎症・抗酸化作用があって、悪性腫瘍を小さくする驚くべき効能があることが研究でわかっている。

フランキンセンス・オイルの抗がん作用については七件ほどの研究論文が発表されているが、そのほぼすべてがイン・ビトロ、すなわち生きた動物や人間の体内ではなく培養皿で行われた研究である。フランキンセンス・オイルに含まれるα-ピネンというケモタイプについてイン・ビボで実験した一例では膵臓がんの治療に効果があったほか、多くのイン・ビトロでの実験では、α-ピネンその他の化合物が、膀胱がん、乳がん、大腸がん、皮膚がんその他の治療に効果を示した。

中でも脳腫瘍は、フランキンセンス・オイルによる治療が非常に有望である。フランキンセンス・オイルの粒子は非常に小さいので簡単に脳細胞に入り込むことができ、残っている炎症を鎮め、がん細胞を撲滅する過程で免疫反応を一気に活性化する。「ほとんどの人は、がんの治療の中で、脳腫瘍にはどれも抗がん剤が効かないということを知っています。血液脳関門を通過できないからですよ。それに対して、フランキンセンス・オイルの粒子はとても小さいので血液脳関門を通過し、神経の炎症を鎮めることができるんです」とアックスは言う。

アックスの講演を聞いて連絡してきたある女性は、彼女の夫が、治らないと言われた脳腫瘍をフランキンセンス・オイルで治したという話をした。医師には余命三か月と言われたのだが、フランキンセンス・オイルを気化させたり口蓋に塗ったりして毎日摂取するようになると、医師が間違っていたことが証明されたのである。「家の中に気化させたり、口蓋に塗ったりするんです。六年経ちますが、夫は今も生きていますし、それはフランキンセンス・オイルを使ったからだと私たちは信じています」

有効成分であるボスウェリアをより多く吸収するために、フランキンセンス・オイルではなくフランキンセンス・エクストラクトを使うことを推奨する専門家もいる。ティスランド・インスティチュートによれば、非常に高品質なフランキンセンス・オイルでもボスウェル酸は一パーセントほどだが、適切な品質のフランキンセンス・エクストラクトならば四〇〜六〇パーセントのボスウェル酸を含む。[6]

聖書に登場する、生まれたばかりのイエス・キリストに会いに東方からやってくる三賢人の物語をご存じかもしれない。三人が贈り物として金、フランキンセンス、ミルラを携えていたことをご存じかもしれない。このうちフランキンセンスとミルラ（没薬）を、彼らは単に香料としてではなく、薬としても使うために持ってきたのだ。フランキンセンスと同じようにミルラもまた、体内で一連の機能を果たし、がん治療の役に立つ。アックスによれば、ミルラは視床下部と肝臓に直接作用して炎症を抑える。またホルモンのバランスを整えるが、これは乳がんなどエストロゲンが関係するがんの治療には必要不可欠である。

インドール-3-カルビノール、あるいはアブラナ科の野菜を食べるメリットについて聞いたことがあるかもしれないが、ミルラの作用機序はそれらとよく似ている。ただしその作用はより強力で、体内から過剰なエストロゲンや、大豆やプラスチック、パラベンなどに含有される環境エストロゲンを排出する。また肝臓のデトックスや、デトックスを助けるグルタチオンという抗酸化物質の働きを強めるのに非常に役立つ。

だから、フランキンセンスとミルラを一緒に摂れば、二つの違う方向からがんに立ち向かうことができるのだ。『Oncology Letters（オンコロジー・レターズ）』誌に二〇一三年に発表された研究では、フランキンセンスとミルラのエッセンシャルオイルが五種類のがん細胞株にどんな影響を及ぼしたかが検証され、この二つは必ずしも相乗的に働くわけではないが、それぞれに抗がん作用があるということがわかっている。[7]

そしてその他にも、抗がん作用を持つエッセンシャルオイルは色々ある。たとえば次のようなものもそうだ。

- ラベンダー
- サンダルウッド
- レモングラス
- ウィンターグリーン
- シベリアモミ
- レモン
- ライム

まだまだ他にもたくさんあり、がんの治療に関しては、文字通り数百種に及ぶエッセンシャルオイルに有効性が認められる。大麻草にさまざまな品種があってそれぞれ効き方が違うように、エッセンシャルオイルが抽出される植物もそれぞれ、テルペンやテルペノイド、フェノール化合物（芳香成分）、脂肪族化合物（アルカンとアルケン）を固有の組み合わせで含んでおり、それらが個々の治療効果を生み、かつ互いに有益に作用し合うのである。

二〇種類の科の植物にまたがる一〇〇種類以上のエッセンシャルオイルを体系的に検証した結果が『American Journal of Cancer Research（アメリカンがん研究ジャーナル）』誌に掲載されたが、それによれば、「ほとんどのエッセンシャルオイルはもともと、炎症性疾患や酸化ストレスによる疾患の治療のために同定され、使用された。これらのエッセンシャルオイルには抗がん作用もある可能性がある。活性酸素種の産生と、がんにつながる酸化や炎症の原因には関連性があるからである。慢性の炎症は、細胞の形質転換、促進、生存、増殖、浸潤、血管新生、転移といった、発がんにまつわるさまざまな段階に関係があるとされてきた。いくつかの研究は、エッセンシャルオイルやその成分が多様ながん細胞に有効であることを示している[8]」

一三歳のときに脳幹に腫瘍があると診断され、その治療にエッセンシャルオイルを使っているアリソン・ヒューイッシュという女性と話をする機会があった。毛様細胞性星状細胞腫という、通常は六歳から七歳の男児にしか見られない腫瘍で、十代の少女が罹患することはまずない病気だ。

アリソンの家族は、フランキンセンス・オイルに抗がん作用があり、白血球を増加させることも知っていた（もちろん、白血球はがんと闘うのに役立つ）。アリソンは、フランキンセンス・オイルのほか、クローブその他のエッセンシャルオイルを併用し、同時に食生活を改善した。ほとんどたちどころに脳の腫瘍は縮み始め、約三年後には腫瘍は完全に姿を消した。

「どういう診断であろうと、統計がどうであろうと気にしません。信じちゃいけない」――アリソンの友人でもあるエッセンシャルオイルの専門家、ジーリンスキー医師は、インタビューに答えてそう熱く語った。「あなたには、自分で自分を癒す驚異的な力が備わっているんですよ、アリソンが学んだようにね」

◉覚えておこう

- 「善玉」の細菌は、病気を引き起こす「悪玉」の細菌の攻撃をかわしながら、体を自然な形で酸素化する。
- プロバイオティクスを含む食品や飲料を定期的に摂ると、腸内および口内の環境のバランスを整え、病気が発生する危険を最小限に抑えるのに役立つ。
- ウイルスの中にも「善玉」があり、体を「悪玉」のウイルスから護る。リグビアなどを使ったウイルス療法は、悪玉ウイルスが増殖して問題が起こったときに、善玉ウイルスを増強する。
- ウイルス療法はまた、体内に発熱反応を起こすことを通して疾病に対応する。
- エッセンシャルオイルは、細菌、ウイルス、真菌その他何でも、有害な病原菌のみを選択的に攻撃し、害のないものは護って、免疫機能を高める。

第13章

酵素と代謝治療・ミトコンドリア療法

大企業がコスト削減のために部門を統合し、コンサルタントを雇うなどして不要人員削減の作業を進め、会社のお荷物になっていた部分を排除することを、私たちは企業の再構築と呼ぶ。ビジネスの世界では、効率を最大化し、できるだけ品質の高い製品やサービスができるだけ低価格で消費者の手に入るように、日常的に行われていることだ。

これは企業が生き残るための常套手段であり、私たちの体の働きと重なる部分が多い。なかでも細胞組織に関して言うと、人間の体は、正常細胞の機能を妨げる悪性細胞や死んだ細胞を狙って体外に排出し、正常細胞の「クオリティ・オブ・ライフ」を向上させるようにできている。その結果、正常細胞はその機能を最大限に発揮でき、あなたの健康状態も良くなって、ウィン・ウィンというわけだ。

アポトーシスという現象については先に説明した。がん細胞が勝手な行動を始めて腫瘍を形成し転移を始める前に、免疫系ががん細胞を排除するために用いるプログラム細胞死のことである。だがそのほかにもう一つ、健康の維持と病気の予防には欠かせない「**オートファジー**（自食作用）」と呼ばれるものがある。

企業再構築のコンサルタントにも似ているが、オートファジーというのは、人間の体が細胞マトリックスから不要なものを排除する、あるいは再利用する方法だ。オートファジーの第一の目的は、言ってみればゴミを拾い集めて――ゴミは細胞内ウイルスだったり、タンパク質凝集体だったり、細菌だったり、細胞内小器官、あるいは壊れたタンパク質だったりするわけだが――いかなる方法を使ってでもそれらを排除することだ。

オートファジーというのは、一言で言えば、**細胞を殺すのではなく生かすこと**である。自然に起こる細胞の劣化サイクルにおける一種の潤滑油の役割を果たし、絶えず細胞が維持・再生されるように機能する。また、後ほど説明するが、正常な代謝には不可欠である老廃物の排泄も効率化する。

オートファジーは神経系の機能にも関連している。『Experimental Neurobiology（実験神経生物学）』誌で発表されたある研究は、細胞同士がコミュニケーションに用いるニューロン系の発達と修復が本質的にオートファジーに依存していると説明する。「ニューロンは、細胞の成長、シナプスの形成、シナプス可塑性など、その正しい機能を発揮するために、タンパク質の合成および分解を調整することによる非常に動的な細胞内プロセスを有する」とその論文には書かれ、「したがって、ニューロンのタンパク質の品質を管理することは、その生理機能や健康状態を保つために不可欠である」[1]と指摘している。

オートファジーはその性質上、細胞内代謝と酵素産生の範疇に入るものである。オートファジーが起きないことが神経疾患を起こす要因の一つであると考える研究者が増えつつあるのはそのためだ。オートファジーはまた、細胞同士のコミュニケーション装置を保護する役割も果たす。この装置が機能しなくなると、がんは言うに及ばず、アルツハイマー病や認知症などの脳の疾患が起こる可能性がある。ニューロン経路に溜まる老廃物が常に除去されないでいると、やがてニューロンはまったく機能しなくなってしまう。だからこそオートファジーは非常に重要なのだ。

現在では多くの専門家が、老化現象に寄与する最も大きな要因がオートファジーなのではないかと考えており、オートファジーが適切に機能していればフリーラジカルによる細胞の損傷や機能不全は事実上まったく起こらないか、起こったとしても最小限であるという事実がこのことを裏付けている。老化現象の分子生物学的側面に詳しいジェームズ・P・ワトソン医師は、「体外からの抗酸化物質補給、内因性抗酸化物質の上昇誘導、微量栄養素補充、ホルモン補充、抗炎症療法、テロメラーゼ活性化、幹細胞治療など、長寿を目的としたいかなる介入よりも、オートファジーの活性化が長寿に関連することを示す証拠の方がはるかに有力である」と書いている。[2]

くり返すが、オートファジーとは、細胞が不要な細胞成分を分解して新しい細胞の成長を促し、体の恒常性を保つために常時起きている分解産物反応である。この機構によって細胞成分の生成と分解、再生利用のバランスが保たれ、細胞の機能が最大限に発揮される。**オートファジーはがん予防の中心をなすものであり、私たちの体はオートファジーによって最高の健康状態を手にし、維持する**のである。

オートファジーの仕組みを理解すると、細胞周期が意味を持ち、がんについての一般的な認識が覆される。現医療システムは、がんの根本原因が遺伝子の突然変異であるという考え方に固執し、次から次へとそこを狙った投薬療法を導入して失敗をくり返しているが、実はDNAの損傷はオートファジーの機能停止によって起きる症状にすぎず、代謝を正常化する治療によってしか対処できないのである。

これは、一九二四年にオットー・ワールブルクががんの本質について立てた仮説の通りである。同業の者たちからはさんざん反論されたが、ワールブルクは、がんは遺伝性疾患ではなく、細胞の代謝機能障害を特徴とする代謝性疾患であるとする説を唱えた。言い換えれば、正常細胞が突然嫌気性に転じ、がん化するのは、遺伝性素因ではなく**ミトコンドリア機能障害が原因**なのである。これが、がんが代謝性疾患であるという理論の根幹にある考え方であり、遺伝子の突然変異はがんの二次的な症状であると推測している。これは科学的にも裏付けられているにもかかわらず、がん産業は、事実を明確にしようとはしないばかりか、この重要な真実が一般の人々に広く知られるのをどんなことをしても抑えようと懸命である。[3]

ボストン大学のトーマス・サイフリッド教授はがんのことを、「細胞全体の様相」が変わってしまう代謝性疾患であると説明する。彼によれば、遺伝子の突然変異は、細胞全体の不安定化に拍車をかける多くの有害な副作用の一つにすぎず、この不安定化こそ、ほとんどの（ただしすべてではない）がんの根本原因なのである。[4]

総合的なDNA配列解読によって、がんの変異パターンは腫瘍ごとに大きく異なり、同じ腫瘍の中のがん細胞一つひとつでさえ異なっていることがわかった。したがって、DNAを狙い撃ちする投薬療法は役に立たないのだ――DNAの突然変異を排除しようとするのは、動く標的を狙っているようなものだからである。アイラ・グッドマン医師はこのことを、「数十億ドルかけて間違った獲物を追う骨折り損」と呼んでいる。[5]

ほとんどどんながんと診断された場合でも、転移が起きれば死刑宣告を受けたようなものであるが、DNA配列解読を転移がんの治療法として利用するのは、同じ理由から、やはり見事に失敗している。

「総合的なDNA配列解読をしても、がんの性質として最も重要であり、がんによる死亡の九〇パーセントの原因となるたった一つの特徴の原因となる突然変異を見つけることはできなかった」――トラヴィス・クリストファーソンは、著書『Tripping Over the Truth（真実に躓いて)』にそう書いている。この本は、がんを撲滅しようとして核DNAを追いかけても無駄であることを示す実験について書いたものだ。[6]

代謝性疾患が引き起こされる原因がDNAの損傷でないならば、ではいったい何がその原因なのだろう? 人体の他の器官も皆そうだが、細胞代謝の混乱にはさまざまな要因があり、栄養不足、有害物質の過剰蓄積、慢性ストレスなどもその中に含まれる。前述した酵素の摂取不足もまたオートファジーの機能停止の一因であるとされ、そのため、酵素療法を用いる人が増加している。

◉酵素療法とがん

故ニコラス・ゴンザレス医師は、タンパク質分解酵素をがんの治療に使うことを推奨していた。なぜなら、数多くの症例から、酵素療法がオートファジーを最大限に利用するのに有効な方法であることは疑いの余地がなかったからだ。これを最初に思いついたのは胎生学者のジョン・ビアードで、彼は一九〇六年、タンパク質分解酵素はがんに対する最重要防護機能であるため、**酵素療法**はあらゆる種類のがんの治療に有効であると提唱した。

一九二三年にビアードが亡くなると、彼が考えたこの方法はしばし忘れられたが、一九八〇年代になると再び姿を現した。ゴンザレスが、タンパク質分解酵素を使ってがん患者の治療をしていたテキサス州の歯科医、ウィリアム・ドナルド・ケリーと出会ったのである。ゴンザレスはその後、患者の一人ひとりに合わせた食事療法によるがん治療の一部として酵素療法を取り入れた。不幸にも彼は近年亡くなったが、彼の治療法は今もニューヨークにあるクリニックで実施されている。

大学医学部在学中だった一九八六年、ゴンザレスが奨学生訓練プログラムの一環としてまとめた研究論文を読むと、余命数か月、なかには数週間と宣告された多くのがん患者が、酵素療法によって何年も存命したことがわかる。これは驚くべきがんの根本治療法であると私は思う。この療法を自分のクリニックで提供するようになると、ゴンザレスはこの療法が自分の患者に与える治療効果を目の当たりにした。そのエビデンスを彼は国立がん研究所の「キャンサー・セラピー・エバリュエーション・プログラム（CTEP、がん治療評価プログラム）」の副局長、リンダ・アイザックス医師に紹介した。そのエビデンスの説得力を認めたアイザックは、最も治癒率の低いがんの一つである膵臓がんの患者を対象にした試験研究を行うよう提案した。研究の結果は『Nutrition and Cancer（栄養とがん）』誌に一九九九年に発表され、そこには次のように書かれていた。

この試験の対象となった一一人の患者のうち八人がステージⅣのがんだった。一一人中九人（八一パーセント）が一年、五人が二年（四五パーセント）、四人が三年（三六パーセント）、そして二人が四年以上存命した。これに対し、ゲムシタビンの臨床試験では、一二六人の膵臓がん患者のうち、一九か月以上存命した者はいなかった。[7]

この後間もなく、国立がん研究所と国立代替・補完医療センターの出資による大規模な臨床試験が行われたものの、関係した研究者の管理ミス（ゴンザレスによれば、臨床試験のために用意された厳密な食事ガイドラインに患者がきちんと従うようにできなかった）のために、前述の研究と同じ結果は出なかった。その後、国立衛生研究所の調査部門である被験者保護局によって行われた調査で、コロンビア大学の研究者による臨床試験管理に落ち度があったことが立証され、そのことは食品医薬品局によっても確認された。それでもゴンザレスらのチームは満足せず、真実が勝利するための努力を続けた。

査読を経て『Pancreas（膵臓）』誌に二〇〇四年に掲載されたゴンザレスらの論文[8]は、二〇〇七年には『Alternative Therapies in Health and Medicine（健康医学における代替医療）』誌に掲載された代替医療に関する詳細なレビュー[9]の一部としても採用され、タンパク質分解酵素療法が、膵臓がんやその他多くの種類のがんに実際に効果があることが示されている。ゴンザレスのクリニックでは、この療法を、厳しい食事療法とデトックス・プログラムと併用して最大限の効果を引き出している。「この療法は非常に複雑なものですが、基本的には、食事療法、大量の栄養サプリメントと膵臓由来製品（天然の酵素を含む）の補給、デトックスという三つの要素で構成されます」とゴンザレスのウェブサイトにはある。

「プロトコルは患者個々人に合わせて設計され、患者はそれぞれ、そのニーズに合わせた食事を摂ります。食事の内容は、完全な菜食から、脂の乗ったレッドミート［訳注：牛、豚、羊、馬などの哺乳類の動物の筋肉部分。鶏肉などはホワイトミートと呼ばれる］を日に二〜三回食べるというものまでさまざまです」

すでにがんを患っている人の場合、摂取を必要とする膵臓酵素サプリメントはかなり大量で、一日当たり一三〇カプセルから一七五カプセルほどである。これらのサプリメントには、さまざまな微量元素、ミネラル、ビタミン、抗酸化物質、そして動物の腺体から採った成分が、やはりこれも各患者のニーズに合わせた形で含まれている。

この治療法で最も重要なのは、世界最高水準の畜産業を持つオーストラリアとニュージーランドの汚れのない自然の中で育った家畜から採られた膵臓由来製品である。それと並行して徹底的なデトックスが行われ、この治療法の非常に効果的な「修復と再建」段階において放出される代謝廃棄物や有害物質を体外に排出するのを助ける。[10]

ゴンザレスがこうした機能性医療を提供するようになった背景には驚くような物語がある。コーネル大学で従来型の医学教育を受けたと聞けばなおさらだ。ゴンザレスをがん治療界の伝説的存在にしたのは、彼が適切なときに適切な場所にいたこと、そして同業の医師たちとは多少異なる道を歩むだけの進取の気性に富んでいたためだ。ケリーのもとで栄養について学んだことと、メモリアル・スローン＝ケタリングがんセンターの元所長、ロバート・グッド博士による指導のおかげで、ゴンザレスはまたたく間に頭角を現し、酵素と栄養素を使ったがん治療の第一人者となった。一人ひとりの患者に合わせて個別の治療を行うゴンザレスのアプローチは、ケリーのもとで学んでいる間に身につけたものだ。ケリーは、一〇種類の食事療法とそれらのバリエーションを九四種類考案して患者に「処方」した。**人間は一人ひとり異なった、独自の生物学的・生理的性質を持っているので、どんな人にでも効果のある万能薬のごとき食事療法はない**ということに彼は気付いたのだ。

だが、実際に治癒効果を発揮するのは酵素である。ゴンザレスの説明によれば、酵素はがん細胞の細胞膜のタンパク質のみを選択的に狙って「噛み砕く」のだという。ただしその正確な作用機序は、厳密な試験が十分に行われていないために明らかになっていない。「細胞膜はやや脂質が多いが、受容体と、栄養素が細胞内に入ったり老廃物が細胞から出たりするのに使われる細孔を作るタンパク分子も存在します。タンパク質でできた穴と細胞膜があるから細胞は生存できるのです。酵素はこうしたタンパク質を噛み砕くのだと思いますね。そして正常な細胞には影響を及ぼしません」と博士は言って、「でも私たちにはそれを立証するのに必要な数兆ドルという資金はありませんからね」と付け加えた。

でも、この治療法に効果があることを示す、専門家によってきちんと検証された症例や動物モデルは、ゴンザレスのクリニックだけでなく、長年にわたってこの療法で患者を治してきたケリーのクリニックにも多数ある。そしてゴンザレスは、手柄は彼自身にではなく、この療法を考え出した先人にあると言う。この包括的な治療法は、がん細胞や腫瘍のみでなく、腫瘍から排出されてしばしば患者の体調を崩す原因となる廃棄物にも対処する。だからゴンザレスはデトックスに焦点を当てるのだ。

処方する酵素についてゴンザレスは、「どんながんにも効きます。だからこそ、私はわざわざ研究の対象に二六種類のがんを患うがん患者五〇人を選んだのです――この療法がどんな種類のがんにも効くということをはっきりと示すためにね。白血病やリンパ腫などの血液のがんも、乳がん、大腸がん、直腸がん、転移性前立腺がん、その他いろいろの固形がんもね」。

だがおそらく最も見事なのは、多くの人は治療が不可能と考えている膵臓がんに対する効果である。ケリーの患者の一人、ウィスコンシン州アップルトン在住のアーリーン・ヴァン・ストラテンという女性の膵臓がんが、ニューヨークにあるゴンザレスのクリニックで今でも施術されている酵素療法のおかげで治ったのは、今から三〇年以上前のことだ。この療法が持つがん治療の可能性を示す驚くような証拠である。

もう一人別のゴンザレスの患者に、ブレンダ・マイケルズという三〇歳の女性がいる。

乳がんと子宮頸がんを克服した彼女は、こんなことを話してくれた。

「私はものすごく毒素が溜まっていて、解毒が必要だとわかり、コーヒー浣腸について習いました。大抵の人はコーヒー浣腸と聞くと、『あらいやだ、そんな話しないでちょうだい』って言うけど、コーヒー豆に何が含まれていて、それがどのように肝臓の孔を広げて肝臓から有毒物を取り除くかということがわかったら、私にはとても納得できたんです。この療法は、食べるものは厳しく決められているしサプリメントはしょっちゅう飲まないといけないし夜中に起きてコーヒー浣腸をしなくてはいけないし、なので拒む人が多いけれど、私は拒否しなかったの。酵素、ビタミン、ミネラル……。一日に、色々な酵素やビタミンや酵素を合計一四三錠摂っていたのよ。五日間飲んで二日休むの。そしてその間に、とてもきつい解毒をするの。私は今六〇代だけれど、これほど健康に感じたことはないわ」

◉代謝治療――がんの原因となる老廃物を取り除く

おわかりのように、ゴンザレスの治療法は、食事、酵素、解毒という多方面からのアプローチだ。そのそれぞれが最終的には、**免疫機能を低下させてがんの発生を許してしまう体内の毒**

素を排除することを目的としている。この包括的な治療哲学は、「代謝治療」という、より大きな旗印の下にある。

ゴンザレスと彼の「先輩」にあたるケリーによる酵素療法の他にも、有名なゲルソン療法、イッセルズ医師の免疫療法、マクロビオティック、コントレラス医師の代謝療法、その他、高い治療成功率を持つ代謝療法は数々ある。その中には、一部内容が重なっているものもある。いくつかの療法が、コーヒー浣腸で大腸の掃除をすること、また重金属の毒性を除去するために水銀を含む歯の詰め物を取り除くことを推奨しているし、それらの療法の基本的な考え方はおおかた一致している――つまり、**人体が持つ病気を防ぐ力を強化する**、ということだ。

事実上あらゆる種類の代謝療法に共通しているのは、汚染されていない自然食品を食べ、ビタミンやミネラルを補給する、ということである。たとえばゲルソン療法の考え方は、有機栽培で育てられた野菜と果物を毎日六〜九キログラム食べて体を栄養素で満たすというもので、その多くを生ジュースの形で、一度にコップ一杯、一時間に一回、一日に一三杯飲む。

その結果どうなるのかと言うと、血中への酸素供給が増えて毒素が総合的に排除されるのである。ゲルソン・インスティチュートは次のように説明している。

血中の酸素が不足しているとさまざまな退行性疾患の要因となるので、酸素供給を倍増させます。加えて甲状腺粉末、カリウムその他のサプリメントを摂り、大量の動物性脂質、過剰なタンパク質、ソジウム、その他の有毒物を避けることで代謝も促進されます。

退行性疾患は、体が老廃物を適切に排泄する能力を徐々に奪い、しばしば肝臓と腎臓の機能不全が起こります。ゲルソン療法は、徹底的なデトックスによって老廃物を取り除き、肝臓を再生させ、免疫系を活性化させて、酵素、ミネラル、ホルモンという、体を病気から護るのに欠かせない防護機能を回復させます。質の高い栄養素をたっぷりと摂り、酸素利用率を高め、毒素を取り除き、代謝作用を改善することで、細胞、そして体全体が再生し、健康を取り戻して将来的な病気の予防につながります。[11]

ゲルソン療法は野菜その他植物性の食品と積極的なサプリメントの摂取に重きを置く。マックス・ゲルソン医師はまた、治療を完全なものにするため、がんの餌になる毒物の排泄に役立つものと信じてコーヒー浣腸を強く推奨した。

イッセルルズ免疫療法はこれとは少々異なるアプローチを取り、直接的にはがん細胞に狙いを定めて取り除き、と同時に間接的に腫瘍の増殖や拡散に向かない「微環境」を作る、というものだ。治療プロトコルには、毒性のないワクチン、細胞療法、そして患者一人ひとりに合わせた「免疫生物学的コア・トリートメント」が用いられる。これは、よりよく、より迅速に効果を上げられるよう、常に改良が加えられている。

イッセルルズ・クリニックは、栄養免疫療法、自家血液療法（オゾン療法で用いられるのと同レトリール（B17）療法、酵素療法、酸化療法、光ルミネッセンス（紫外線）療法、レトリール（B17）療法、分極溶液、腺由来のサプリメント、フィトセラピー、ホメオパシー、栄養点滴、栄養補助食品、心理面のガイダンス、それに理学療法などを組み合わせる。

イッセルズ免疫療法を構成する三つの主要な要素は次の通りだ[12]。

抗がんワクチン

人間の体内にあって抗原を生成する細胞のうち最も強力な樹状細胞を刺激し、自然免疫と適応免疫の両方をサポートすると同時に、インターフェロン、インターロイキン、コロニー刺激因子、腫瘍壊死因子（TNF）など、病気と闘う因子の産生を促す。

免疫強化プロトコル

活性化ナチュラルキラー細胞（NK）とリンホカイン活性化キラー細胞（LAK）を導入してがん細胞を破壊すると同時に、自家サイトカインを投与して免疫を強化する。幹細胞は損傷した細胞や器官の修復を助け、また体外フォトフェレーシスによって免疫調節効果を得る。さらに、全身温熱療法を使って免疫機能を高める。

包括的な免疫生物学的コア・トリートメント

患者一人ひとりに合わせて調整された毒性のない治療によって、悪性腫瘍を破壊し、同時に腫瘍ができる根本原因となった免疫機能不全を解消する。体が生来持つ、病気から身を護る力を元通りにし、活性化させることが目的である。

マクロビオティックという食事法は、日本人哲学者ジョージ・オーサワ［訳注：櫻澤如一は海外ではそう呼ばれた］によって、人間がより良く自然と共存する方法として一九二〇年代に考案された。オーサワは、毒物に汚染されていない生きた食物を摂ることが、慢性病の予防と治癒の最善の方法だと確信していた。それは前にも聞いたことがある、とお思いかもしれない――それもそのはず、マクロビオティックの考え方というのは、酵素療法その他、この本で私が紹介したがん治療のための代替療法の多くを補完するものだからだ。一人ひとりに合わせてカスタマイズされるのが普通ではあるが、本当のマクロビオティックな食事には、一般的に次のようなものが含まれる。

- 有機栽培された未精製の穀物――玄米、大麦、オート麦、ソバなどが食事の全量の約半分
- 近隣地域で有機栽培された野菜や果物――食事全量の四分の一
- 野菜、海藻、ひよこ豆、インゲン豆、レンズ豆の味噌汁――食事全量の四分の一以下

誤解のないように言っておくが、私は必ずしもこの厳密な食事療法を推奨しているのではない。大量の穀物を食べれば、がんを防ぐよりもむしろがんができる、と意義を唱える人は多いだろう。だがマクロビオティックをこの本に含めることは重要だと私は思う。なぜならこの食事療法に従ってがんを克服した人もいるからだ。[13]

メキシコのティファナ市にあるオアシス・オブ・ホープ・ホスピタルの故アーネスト・コントレラス医師は、彼独自の代謝療法を開発して「コントレラス式がん代替治療法」（C-ACT）と名付けた。ゴンザレスの酵素療法と同じく、C-ACTはそれぞれの患者に合わせてカスタマイズする多面的な治療法だ。

患者はその状態によって、二つあるC-ACTのプロトコル、C-ACT-QまたはC-ACT-Cのどちらかを受ける。C-ACT-Qには細胞毒性を有する化学療法が含まれ、C-ACT-Cには化学療法の代わりに高濃度ビタミンC点滴療法が含まれる。C-ACTの内容は次のようなものである。[14]

細胞の酸化還元治療

高濃度ビタミンCとビタミンKを組み合わせたものを静脈内投与し、腫瘍内に腫瘍を殺せるだけの過酸化水素を生成して破壊する。

酸化ストレスの条件付け

オゾン自家血液療法と血液紫外線照射療法を用いて、正常細胞が治療による酸化ストレスから身を護れるように条件付けを行う。

免疫刺激療法

プロバイオティクス、コーヒー、メラトニンなどを用いて免疫系の抗がん機能を高める。

シグナル伝達療法

栄養素、植物化学物質、薬剤を用いてがん細胞のシグナル伝達経路をコントロールすることによって、がん細胞を制御し、破壊する。

細胞毒性療法

これらすべての準備が整ったところで、低用量の抗がん剤、あるいはその他の細胞障害物質を用いてがん細胞にとどめを刺す。

感情面・精神面のサポート

がんの治療は、それがどんなものでも辛いものである。そこでオアシス・オブ・ホープ・ホスピタルでは、感情面のカウンセリングと精神的な支えを患者に提供する。

がんには実に多くの要素が関係しているので、それぞれの患者に合った治療をカスタマイズする以外には理に適った治療法はない。私はオアシス・オブ・ホープやゴンザレスらが取り入れている多面的な考え方が好きである。なぜなら、**がんとの闘いにおいてはあらゆる手段を尽くすことが必要**だからだ。こういうアプローチを、私たちはよく「統合医療」と呼ぶ——まさに言葉の通り、栄養素、免疫学的因子、酸素、細胞毒素、光、音、熱、酵素、その他を一つにして、あらゆる角度からがんを攻撃するのだ。

単にがん細胞を破壊するだけでは十分ではない。なぜなら多くの場合がん細胞は、攻撃の裏をかいて体のどこか別の場所に居を構え、その過程で突然変異して、二度目はずっと手強くなるからだ。それに、体を毒で無差別攻撃すれば、十分な強さと力がありさえすれば自分でがんを始末できる免疫学的因子を含め、何もかもを破壊してしまう。だからこそがんの治療にあたっては、免疫系を強化し、正常な細胞に闘いの備えをさせることを重視した包括的な治療計画を立てることが非常に重要なのだ——すでに転移がみられる後期のがんの場合はなおさらである。

◉がん予防のためのタンパク質分解酵素

私たちの細胞は、ミトコンドリアが正しく機能してはじめてATP（細胞エネルギー）を産生することができる、ということを考えれば、ミトコンドリアが最適な状態で機能できるようにすることががん予防には欠かせないということになる。そのための最良の方法の一つは、栄養という意味でもデトックスという意味でも、タンパク質分解酵素のサプリメントを摂取することだと私は声を大にして言いたい。

『Nature Reviews: Molecular Cell Biology（ネイチャーレビュー：分子細胞生物学）』誌に最近発表された論文は、タンパク質分解酵素がなぜそれほど重要なのかを詳しく説明している。タンパク質分解酵素がなければ細胞内のミトコンドリアは、タンパク質を合成したり、アポトーシスを誘導したり、老廃物を排泄したり、その他生命維持に必要な機能を果たすことができない。そしてこれらの機能が阻害されれば、壊滅的な結果につながる可能性がある――神経変性疾患、メタボリック症候群、そしてがんなどである。[15]

だからこそ、タンパク質分解酵素の重要性はいくら強調してもし足りないほどだ。血液を浄化し、リンパ腺の機能を改善する他にも、タンパク質分解酵素には次のような作用がある。

●全身性の炎症を抑える

- 心臓血管系の損傷を修復する
- 血行を促進する
- 免疫系を浄化し、機能を最大にする
- 血栓や動脈プラークを予防・溶解する
- 運動能力を高め、疲労回復を迅速にする
- 軟組織や血液中の変異タンパク質を分解する

ジョン・バロンは、『Enzymes Defined（酵素の定義）』という報告書の中でこれらの多くについて書いている。この報告書は、人間の体には七万種類もの酵素が存在し、体のありとあらゆる機能を調節しているという事実を明らかにしている。ここで言っているのは単に消化酵素のことではなく、全身の働きを司る**代謝酵素**のことだ。『「タンパク質分解酵素」というのは、タンパク質を構成するアミノ酸の連結を断ち切り、タンパク質の化学分解を起こす加水分解酵素のすべてを含む言葉である。それらは、体内のそれ以外の酵素とは異なり、ニーズの変化に適応することができる」[16]とバロンは書いている。

すべての病原体、アレルゲン、異常細胞（がん細胞）にはタンパク質でできた防護膜があることを理解すれば、独特のタンパク質分解性を有するタンパク質分解酵素が、体の維持と老廃物の排泄にどれほど重要であるかはすぐにわかるだろう。タンパク質分解酵素はおそらく、体

全体で考えたときには、がんの予防において最も重要な要因と言うことができる。

良質のタンパク質分解酵素製品には、次のような酵素が色々な活性レベルで含まれている。

●プロテアーゼ：三〇万HUT（チロシン塩基中のヘモグロビン単位）
●真菌由来パンクレアチン：一二〇〇USP（米国薬局方）
●ナットウキナーゼ：五四〇FU（線維素単位）――血液を凝固させる酵素フィブリンを分解する力を示す
●セアプローゼS：一万五〇〇〇U（ユニット）
●パパイン：七二MCU（ミルククロッティングユニット）――乳タンパク質を消化する速度を示す（PUという単位で示されることもあり、一PUは〇・一MCUに相当する）
●ブロメライン：三三六GDU（ゼラチン消化単位）――ゼラチンを消化する速度を示す（一MCUは約〇・六七GDUに相当する）
●アミラーゼ：三〇〇SKB（試験方式を考案したSandstedt、Kneen、Blishという三人の頭文字を取ったもの。DUという単位で表示されることもある。SKBとDUはほぼ一：一の等価で換算できる）
●リパーゼ：一九二FIP（国際薬学連盟による試験方式）

タンパク質分解酵素をサプリメントで補給することによって得られる恩恵を考えれば、こうした製品を金を出して買う価値は十分にあるし、定期的にこうしたサプリメントを摂ればがんの予防に大いに役立つ。あなたの体は、次のようなことに酵素を使うのである。

- 有害な細菌、ウイルス、黴、真菌を破壊する
- 体を傷つける炎症を鎮める
- 血液を浄化する
- 肺を浄化する
- 免疫機能を最大限に高める
- 瘢痕組織を溶解する
- 全身の解毒を促進する
- 自己免疫の問題を解消する

重要なのは、タンパク質分解酵素を摂ると同時に、生の食品をより多く、加熱調理や加工を施した食品を減らした食生活を営むことだ。また、よく噛んで食べ、一日を通じて水分をたっぷり摂ることも忘れてはならない。体が脱水状態になると解毒作用はピタリと止まってしまう。

◉制限付きケトン食療法

R-KDと呼ばれることもある制限付きケトン食療法は、がん細胞が餌とするさまざまな物質を与えないことでがん細胞を飢えさせながら、正常細胞はサポートし続ける、ということを軸としている。つまり、主に炭水化物を食べるのをやめ（ただしがんの種類によってはタンパク質もやや制限する場合がある）、代わりに**大量の脂肪を摂る**ということだ。

細胞エネルギーの産生に炭水化物を使うことができなくなると、体は脂肪を代替燃料として代謝し始め、ケトンという独特な化合物に変換する。がん細胞はケトンを使うことができないが、正常な細胞はすぐに適応してケトンを食物として使い始める。がんの治療には一石二鳥である。

サイフリッド教授はケトンについて広範な研究を行い、ケトンが抗血管新生作用（腫瘍へのエネルギー供給を断ち、栄養を枯渇させる）とアポトーシス促進作用（がん細胞の秩序だった細胞死を助長する）の両方を持っていることがわかった。この療法の目指すところは、がん細胞にできる限りの代謝ストレスをかけ、がん細胞のサポートシステムを極度に衰弱させることだ。そうすれば、補助的に行う治療によってがん細胞を急襲・一掃するのがいとも容易になるのである。

R-KDは通常、それ単独でがんの治療法として用いられることはなく、たとえば高圧酸素療法のような治療の効果を高めるための補完療法として行われる。こうして毒性のない治療法を組み合わせることで、重複するがん細胞の代謝欠陥を利用し、血糖値と腫瘍増殖を大幅に減少させて患者の生存率を高めるのである。[17]

◉インターミッテント・ファスティング

文化的あるいは宗教的な理由で断食を行う人は多いが、**断食**はがんの治療にも役立つ。しかも、一度に何日も食を絶ってひもじい思いをせずとも効果はあるのである。インターミッテント・ファスティング（断続的断食）と呼ばれるこの療法は、食べる時間を調節するだけであなたの代謝機能を回復させてくれる。

ティファナ市にあるホープ・フォー・キャンサー・インスティチュートのクリニックではこの方法を、他の治療法を補完する形で実施する。患者が食事をする時間を、朝食、昼食、夕食という一二時間にまたがる通常の時間枠から、もっとずっと短い六〜八時間に限り、日中に食事することで、多くの患者が、より早く、しかも終始快適にがんを治療することに成功している。

インターミッテント・ファスティングは、インスリン感受性を高め、インスリン抵抗性を下げ、同時にオートファジーの正常化を助けることがわかっている。ホープ・フォー・キャンサー・インスティチュートの栄養士、オスカー・ブイグは、「リーンゲインズ」方式のインターミッテント・ファスティングに熱心である。これは、毎日正午から午後八時の間にだけ食事を摂る方法で、効果的であり、また日常的な活動スケジュールを変える必要がないため容易に行える。[18]

一日のうち、ある一定の時間帯は体に栄養を与えないということが、がんの治療に効果があるとは思えないかもしれない。だが効果はある。二〇〇九年に南カリフォルニア大学で行われた研究によれば、「飢餓モード」にある時間に対して、正常な細胞とがん細胞では反応の仕方が異なるのである。

正常細胞は、この「栄養が乏しい時間」を、一種の冬眠状態に入ることでやり過ごし、損傷は受けない。だががん細胞の遺伝経路は「オン」モードで固定されているため、ストレスに対する抵抗性が弱く、ダメージを受けやすいのである。

南カリフォルニア大学で老年学と生物学の准教授を務め、長年にわたってインターミッテント・ファスティングのがんへの影響と、この毒性のない治療法に対してがん細胞がどのように反応するかを研究してきたヴァルター・ロンゴは、「実際にがん細胞は自殺しているんですよ」と言う。

「がん細胞は、断食後に血中に欠落するさまざまなものを埋め合わせしようとします。それらに取って代わろうとしているのかもしれない。でもそれはできないんです[19]」

実際、インターミッテント・ファスティングやR-KD、酵素療法、あるいはそれらの組み合わせを行うかどうかは別として、どんな種類のがんでも代謝療法での治療は可能だ。サイフリッド教授の言葉を借りれば、あらゆる種類のがんの背中には「どれも同じの、綺麗な代謝標的」が描かれている。つまりこの厄介な病気をやっつけたければ、その標的を叩きさえすればよいのである——力の限り。[20]

◉覚えておこう

- 人間の体は、常に新しい正常細胞を再生しつつ、死んだ細胞や老廃物を効率良く排除するようにできている（オートファジー）が、有毒物が多すぎたり栄養が不足したりすると、この重要なプロセスが妨害される。
- 新たな研究の結果は、酵素療法がオートファジーを回復させ、その不全が原因で起こった病気を回復に向かわせることができることを示している。
- 酵素、デトックス、食事療法を用いた代謝療法は、オートファジーの回復にさらに効果的であることが証明されつつある。
- イッセルズ・クリニックで施述されているような包括的な免疫療法は、酵素、酸素、エネルギー、デトックス、ホメオパシー、栄養素、その他さまざまなものを組み合わせて最大限の健康を取り戻す。
- タンパク質分解酵素を毎日摂るのは、オートファジーの破綻と慢性病の発生を防ぐのに非常に良い方法である。
●炭水化物ではなく脂肪をエネルギー源とすること（制限付きケトン食療法）を体が覚えれば、がん細胞を餓死させることができる。
●インターミッテント・ファスティングもオートファジーの正常化促進に役立つ。

最後に

この本を読んでいただいたことに感謝したい。この本が、がんと闘うための武器と希望をあなたに与えることができたことを心から願っている。願わくば、国民の誰もがあらゆる種類の自然療法によるがん治療に自由にアクセスでき、先進医学がすべての医師に受け入れられる日をいつか迎えたいものである。

この本を読んであなたが、がんが死刑宣告となる必要はないのだということに気づいてくれることが私の願いだ。どんなときにも希望はある。そして、化学療法、放射線治療、手術という「三大治療法」の他にも、それらに代わる、より自然な治療法が存在するのだということを、この本は極めて明白にしたはずだ——たとえそうした代替療法が、がん産業のお墨付きを得たものではないとしても。あなたは、自分の体に毒を入れたり、切り刻んだり、焼き焦がしたりしなくてもよいのだということがわかっていただけたならよいのだが。

一言忠告しておきたい。羊の皮を被ったオオカミには要注意である。いわゆる「栄養学に基づいた」「ホリスティックな」「統合的な」などと謳った治療法を提供する病院その他の医療機関は、自然ながん治療を求める患者の要求に、口先だけで応えている場合が多い。患者を獲得するためである。だがいったん治療を始めると、標準治療だけが望みだとあなたを説得しようとするのである。そんな言葉を信じてはいけない。あなたがあなたのがんをどうやって治療するかはあなたが決めることなのだ。

最後に、マーティン・ルーサー・キング・ジュニア牧師のこんな言葉をあなたに贈りたいと思う。

「最終的にその人の真価を示すのは、快適で自分に都合の良い場面でどう振る舞うかではなく、試練や紛争の中で見せる態度である」

監修者より

私は医師となった時、外科医だった父親の影響もあり、あまり疑問も持たず外科に入局しました。一九九〇年代、がんと診断されても本人への告知は半数程度で、外科で手術を行った患者さんについては、その後の化学療法（抗がん剤治療）も行い、亡くなる人は外科病棟で看取りを行っていました。肝臓移植にも携わりましたが、家族の肝臓の一部を提供していただくという多大な犠牲を伴う治療を行っても、辛い経過をたどる人はいました。

良好な経過を経て退院して行かれる患者さんはよいのですが「治りたい、治ってほしい」という気持ちに応えられない場面に遭遇した時にどうすれば良いのか、なかなか答えが出ず模索するなかで、心理療法や統合医療に出会い、二〇〇五年から二〇〇六年の二年間、アリゾナ大学統合医療センターで二年間アソシエートフェローとして統合医療を学びました。

同センターは、統合医療の定義を次のように定めています。

【1】自然治癒力（Natural healing power）を治療の原点に置く
薬や手術は自然治癒力を高めるための手段と考える。

【2】全人的に患者を診る

身体だけを診るのではなくメンタルなこと、家庭環境や人間関係、生活習慣などを含めた背景、そしてスピリチュアルな側面なども鑑みて患者さんを診察し治療を組み立てる。

【3】生活習慣を見直す

対症療法として症状や検査結果を見ていくだけではなく、なぜその病気がおきたのかを考え、生活習慣が原因であればそれを見治す（運動、食べ物、睡眠、ストレス、など）。

【4】医療従事者と患者の信頼性

信頼をベースにした関係性を重視する。

この定義に基づき、これまで自分が行ってきた治療を振り返ると、患者さんの身体を診ていたどころか、臓器や腫瘍だけを診てきたことを痛感しました。そして治療中、患者さんが「もうこの治療を続けたくない」と訴えた時には、なぜそのように感じるのか、どうしたら患者さんの望むような治療ができるかを考えるようになりました。

アリゾナ大学のプログラム終了後は、いくつかの統合医療を標榜する病院を見学に行きました。そこでは補完医療と呼ばれる医療が大きな役割を果たしていたのです。

補完医療はかつて代替医療、または補完代替医療とも呼ばれ、現代西洋医学の範疇に入らない医療全体を指す言葉として使用されていました。具体的には、健康食品・サプリメント、食事療法、瞑想や呼吸法、自然療法（温泉・ハーブなど）、漢方・鍼灸・刺絡・気功・太極拳、手技療法（整体・カイロプラクティックなど）、さまざまな伝統療法（アーユルヴェーダ、シュタイナー医学、ホメオパシーなど）、心理療法などを指し、広義には免疫療法や遺伝子療法、温熱療法などを含む場合もあります。しかし、近年では自然療法や伝統療法は現代医療に取って代わること（代替）ができるものではないとの考えが広まり、補完医療という言葉を主に使用するようになりました。

現在、米国にはAcademic Consortium for Integrative Medicine and Healthという学術団体があり、加盟する大学はすでに五〇を超えました。また、がん治療における統合医療を推進する拠点もハーバード大学、ダナ・ファーバー癌研究所（マサチューセッツ州）、MDアンダーソンがんセンター（テキサス州）、メモリアル・スローン・ケタリングがんセンター（ニューヨーク州）などの名だたる大学の医学部やがんセンターにできています。また、国立衛生研究所内にNational Center for Complementary and Integrative Healthというセンターが設立され、補完療法の効果について様々な検証が行われています。

先日、MDアンダーソンがんセンターを視察してきましたが、統合医療センターが敷地内に設立され、鍼をはじめ、音楽療法、マッサージ、ヨガ、瞑想などの補完医療が提供されていました。米国において、こうした取り組みが大学病院やがんセンターで行われ始めたということに希望を感じます。

日本でも、統合医療的アプローチの重要性に気づき始めている医師は少なからずいます。現在、大学医学部やがんセンターで統合医療を掲げている場所はあまりありませんが、民間病院やクリニックを中心に、その数は徐々に増加しています。

そんな中、私はいま標準医療と補完医療を効果的に組み合わせて個々の患者さんに最適の医療を提供することを目指す病院に勤務しています。がんの患者さんが行っている補完医療は多岐に渡ります。日本における補完医療の中で最も利用頻度が多いのは、漢方・ビタミンを含む健康食品・サプリメントで、気功や鍼灸がこれに続きます。米国の調査では、健康食品・サプリメントについで、呼吸法や瞑想を行う人が多いという調査があります。

これらを用いて治療したいと受診される患者さんの背景もさまざまです。「手術後なるべく早く回復して職場復帰したい」「抗がん剤の副作用を減らしたい」「食事内容を変えてがんが育ちにくい体質にしたい」「現在かかっている病院からもう治療法はないと言われたが、まだ何か可能性があるなら試したい」等々、十人の患者さんがいれば十通りの理由があります。そして十通りの治療戦略を組み立てて行くには、引き出しはたくさんある方が有利と言えます。

世の中にはたくさんの補完治療法があり、それぞれ専門家となるために最低でも数年の学習が必要です。私自身は、洋の東西を問わず、いろいろな補完療法を学んだり体験したりして、治療法の引き出しの拡充に努めてきました。とはいえ、私はそれぞれの専門家ではありません。

幸いなことに、私が現在勤めている病院には、鍼灸師・心理療法士、音楽療法士、アロマセラピストが勤務しており、定期的に呼吸法・気功・太極拳・ヨガの教室も開催されています。それ以外の療法については、病院外の専門家やセラピストに患者さんを紹介することも多くあり、患者さんは希望に応じて治療を組み立てることができるようになっています。

ただ、治療法については医療者の押し付けになってはいけません。かといって、患者さんは口コミや書籍・雑誌、インターネットなどを通して断片的な情報しか持っていないことが多く、自分の治療に何を取り入れていけばいいのか迷っている人がたくさんいます。

また、病院を訪ねて来られる患者さんの中には、厳格な食事療法で栄養失調に近い状態になっている方もいますし、治療と称して高額な商品を買わされてしまう方もいます。自分で治療法をコーディネートするということは、決して簡単なことではなく、情報収集力も医学的なリテラシーも必要です。

今回、縁あって『がんについて知っておきたいもう一つの選択』の監修をさせていただきましたが、ここに書かれている内容は治療について悩む人たちにとって良い指標となることでしょう。著者のボリンジャー氏は、家族や親戚のがん治療を目の当たりにし、納得のいかない結末に奮い立ち、世界中のがん補完医療について調べ尽くした人物です。さらに、ドキュメンタリーフィルムを製作し、ウェブサイトを立ち上げ、啓蒙活動を精力的に行っています。この本が翻訳されたことで、私たちも容易に情報にアクセスすることができるようになりました。

この本に書かれている治療法のすべてを日本で受けることは困難なのですが、今は国境を超えて治療を受けること（メディカル・ツーリズム）は海外では広く行われていますし、海外まで行かずとも、治療に対する姿勢、治療戦略の組み立て方、医師やスタッフとの関わり方など、参考にすべき点がいくつも見つかることと思います。

この本を読まれた皆さんが、自分の治療法を自らの意思で組み立て、治療、やがては人生というステージの主人公になっていかれることを強く祈ります。

原田美佳子（帯津三敬病院）

訳者あとがき

最初に断っておきますが、本書の著者は医師でも研究者でもありません。「代替医療」と聞くだけで、胡散臭い、あるいはインチキだと頭から決めつける人も少なくない風潮のなか、物議をかもしそうな、しかも医師でもない人が書いたこの本を翻訳することに、ためらいがないわけではありませんでした。でも、医療従事者でない人だからこそ本書が書けたのだということは、お読みいただければおわかりだと思います。

がんの脅威は年を追うごとに切実さを増し、不安を抱いている人は多いと思いますし私もまた例外ではありません。がんと闘うためのもう一つの武器を与えてくれるかもしれないこの本が、仮に私に理解できない言語で書かれていたとしたら、きっと誰かに訳してほしいと願うに違いない。そう考えて、翻訳を手がけることにしました。

日本と違ってアメリカには国民皆保険がなく、がんの標準治療を受けたくても高額すぎて受けられない人が多いという実情があります。そのことと関連するように、アメリカでの本書に対する注目度は高く、アマゾンでも圧倒的な評価を得ています。また、これまで二回ほど著者が開催しているカンファレンスをネットで視聴しましたが、さまざまな補完代替療法に関する講演が三日間にわたって行われる会場は大変な熱気に包まれ、関心度の高さを実感しました。

翻訳の作業は二〇一七年の前半に行っています。それは、アメリカでトランプ大統領が就任した直後のことであり、「フェイクニュース」という言葉がさかんに使われるようになった時期と一致しています。大手メディアが大統領の言葉を嘘と呼び、大統領がそんなメディアの報道をフェイクと呼ぶ。これは前代未聞のことです。一方、日本でも、同年二月に森友学園問題が報道されたのを皮切りに、加計学園問題、自衛隊日報問題などが次々と報じられましたが、その真相は今だ明らかにされていません。

そのような状況の中で訳した本書の原題が『The Truth About Cancer』、直訳すれば「がんの真実」であるというのは、実に考えさせられます。ここ数年、周囲で起きていることに耳目を開いて生活している人ならば、「政府、あるいは権威ある（はずの）団体や個人が言っていることだから、それは真実に違いない」と即座に納得することは難しくなっているのではないでしょうか。私たちは、誰が何を、なぜ、何の目的で言っているのか、その文脈まで含めて読み解けるメディア・リテラシーを求められるようになってしまいました。

これは何についても当てはまりますが、誰だって自分や大切な家族の健康のこととなればなおさら真剣に、本当のことを知りたいと思うはずです。本書は、今まで当然だと思って受け入れていたことについて、もしかしたら、そこにあるものだけが真実ではないのかもしれない、と立ち止まって考える材料を与えてくれるでしょう。

著者と同様に私は医師でも研究者でもなく、本書を訳すまで、ここで紹介されているがんの代替療法の多くを知りませんでした。ただ、私はたまたま医療大麻について深い関心があり、自分なりに勉強し、欧米で医療大麻研究の最先端にいる医師、研究者の方々とも交流があります。ですから本書で代替療法の一つとして紹介されている、カンナビスによるがん治療の可能性が、現在進行形のできごとであり、ここにはその概要が正しく記されていると確信できました。だとしたら、紹介されている他の療法だって同様に信頼できるものかもしれない。そう思ったことも、本書を訳した理由の一つです。

巷にあふれるさまざまな代替療法の中には、どう考えてもおかしく思えるものが存在します。しかし、たとえば日本の医療の現場では一顧だにされない医療大麻は、欧米では科学的にその医療効果が立証されつつあります。つまり、玉石混淆なのです。

ですから、本書を読んで興味を持った療法、あるいは疑わしいと思う療法があったら、頭から否定する前に、まずは調べてみてください。関連書籍を読んでみる、あるいはウェブを検索することで論文などの資料や体験者の生の声などに触れることができると思います（原著註に記されたウェブ上のリンクなどは役に立つでしょう）。

標準治療のすべてを否定することが正しいわけではありませんし、最近話題の光免疫療法も含め、がんの治療法は日進月歩です。そして本書の中に、ときに扇情的にすぎる表現があることも否めません。

ですが、人の体は一人ひとり違い、一言でがんと言っても千差万別です。こうすれば誰でも必ず治る、という治療法が確立されていない以上、今、がんの治療にはどんな選択肢があるのか、自分の生き方、病気との向き合い方に一番ふさわしいのはどの選択肢なのか、あらゆる情報を与えられる権利が患者にはあると思います。本書はアメリカの状況を前提に書かれたものではありますが、統合医療では日本の一歩先を行く海外の情報から得るところは大きいはずです。

ぜひそうした情報に触れることで、読者の皆さまが、ご自身に最も適した選択ができることを願っています。

最後になりますが、翻訳の監修をお引き受け下さった帯津三敬病院総合診療科の原田美佳子先生には、専門用語の精査を含め、数々の貴重なご指摘とアドバイスをいただきました。この場を借りて、心からお礼申し上げます。

二〇一八年一月吉日

三木直子

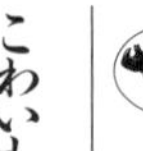

がんについて知っておきたいもう一つの選択

2018年2月25日初版

著者　タイ・M・ボリンジャー

訳者　三木直子

発行者　株式会社晶文社
〒101-0051
東京都千代田区神田神保町1-11
電話　03-3518-4940（代表）・4942（編集）
URL http://www.shobunsha.co.jp

印刷・製本　株式会社太平印刷社

ISBN978-4-7949-6991-0　Printed in Japan

［著者について］**タイ・M・ボリンジャー**（Ty M. Bollinger）

作家、映像プロデューサー、健康リサーチャー、公認会計士。
がんについての探求を始めてから、世界中の医療・代替医療を調査、その結果をまとめ、2006年に『Cancer: Step Outside the Box』を執筆、累計25万部の大ヒットとなる。その後、妻と共に世界中の医師、科学者、がん患者にインタビューをした「がんの真実」という番組が放送され、のちに800万人以上の人々に視聴された。FOX Newsにも度々コメンテーターとして登場している。

https://thetruthaboutcancer.com/

［訳者について］**三木直子**（みき・なおこ）

東京生まれ。国際基督教大学教養学部語学科卒業。外資系広告代理店のテレビコマーシャル・プロデューサーを経て、1997年に独立。海外のアーティストと日本の企業を結ぶコーディネーター、テレビ番組の企画、クリエイターのためのワークショップやスピリチュアル・ワークショップなどを手掛ける。
訳書に『不安神経症・パニック障害が昨日より少し良くなる本』（晶文社）、『［魂からの癒し］チャクラ・ヒーリング』（徳間書店）、『マリファナはなぜ非合法なのか?』『コケの自然誌』『ミクロの森』『斧・熊・ロッキー山脈』『犬と人の生物学』『ネコ学入門』（以上、築地書館）、『アクティブ・ホープ』（春秋社）、『ココナッツオイル健康法』（WAVE 出版）、他多数。

［監修者について］**原田美佳子**（はらだ・みかこ）

熊本大学医学部卒業、医師。外科医時代に統合医療・心理療法に関心を持ち、2005年から2年間、アリゾナ大学で統合医療を学ぶ。2014年に1年間、夫と2歳の娘と共に世界の統合医療施設を視察。現在は帯津三敬病院（埼玉県川越市）に勤務する傍ら、NPO法人ハートシェアリングネットワークにおいてがん患者と家族のQOL向上を目的とした患者会支援活動、及びがんの心のサポートに関する啓発や情報提供を行っている。

索引

【さ】

【し】

【す】

【せ】

【れ】

レインボー・ダイエット 222
レスペリンズ・オリジナル・ケイシー・フォーミュラ・ティー（Resperin's Original Caisse Formula Tea） 232

【ろ】

ロイヤル・レイモンド・ライフ（Rife, Royal Raymond） 066, 287
老化現象 094, 346
ロックフェラー研究所 053
ロックフェラー財団 061, 063, 064

【わ】

ワクチン 033-035, 037, 040, 094, 099, 101, 111-119, 166-168, 326-328, 357, 358

【A】

Ac / L.Ac. - Licensed Acupuncturist 104, 214
ALS（ルー・ゲーリック病：筋委縮性側索硬化症） 244
『Alternative Therapies in Health and Medicine（健康医学における代替医療）』 351
『AMA Journal of Ethics（米国医師会倫理ジャーナル）』 081
『American journal of Cancer Resarch（アメリカンがん研究ジャーナル）』 341
『Annual Review of Public Health（公衆衛生年報）』 143
『Anticancer Research（抗がんの研究）』 194, 243
ATP 133-135, 154, 160, 284-286, 306, 363

【B】

B 型肝炎 114, 116
『Bioscience Hypotheses（生物化学の仮説）』 120

【C】

『Cancer（がん）』 076,
『Cancer and Clinical Oncology（がんと臨床腫瘍学）』 193, 194
『Cancer and Vitamin C（がんとビタミンC）』 314
『Cancer, Causes & Control（がんの原因と制御）』 170
『Cancer: Step Outside the Box（がん：既成概念を超えて）』 133, 210
CBD（カンナビジオール） 244, 245, 250
C.N.S. - Clinical Nurse Specialist 242, 337
Cryptocides primordiales 068,
CT（コンピューター断層撮影法） 183, 276, 281
『Current Medicinal Chemistry（最新医薬品化学）』 115

【D】

D.C. - Doctor of Chiropractic 081, 251, 289, 312, 337
『Diphtheria: Its Causes, Prevention, and Proper Treatment（ジフテリア：その原因と予防、正しい治療法）』 308
D.N. - Doctor of Naprapathy 257, 337
DNA 102, 133, 159, 167, 193, 205, 266, 269, 273, 335, 347-349
D.N.M. - Doctor of Natural Medicine 337
D.O. - Doctor of Osteopathic Medicine 257

【E】

EB ウイルス 153,
『Environmental Toxicology Chemistry（環境毒性学の化学）』 160
『Enzymes Defined（酵素の定義）』 364
『Excitotoxins: The Taste That Kills（興奮性毒：命を奪う味）』 215
『Experimental Neurobiology（実験神経生物学）』 345
『Expert Review of Molecular Diagnostics（分子診断の専門家レビュー）』 194

【G】
GcMAF（Gc protein-derived macrophage activating factor） 195, 196

【H】
『Health Progress（進化する健康）』 204
『Health Reformer（健康の改革者）』 307

【I】
『Immunology and Cell Biology（免疫学と細胞生物学）』 211
『International Journal of Cancer（国際がんジャーナル）』 147

【J】
JAMA（米国医師会雑誌：Journal of the American Medical Association） 053
『Journal of Clinical Oncology（臨床腫瘍学ジャーナル）』 124, 222
『Journal of Clinical Pharmacology and Therapeutics（臨床薬理学と治療学）』 100
『Journal of Environmental and Public Health（環境・公衆衛生ジャーナル）』 207
『Journal of Natural Science, Biology and Medicine（自然科学・生物学・医学ジャーナル）』 305
『Journal of Negative Results in BioMedicine（生体臨床医学における負の結果）』 169
『Journal of the National Cancer Institute（国立がん研究所報）』 146

【M】
MBV 292
MMR ワクチン 111
MRET（分子共鳴効果テクノロジー） 290, 291
MRI 276

【N】
National Childhood Vaccine Injury Compensation Program 117
『Nature Reviews: Molecular Cell Biology（ネイチャーレビュー：分子細胞生物学）』 363
N.D. - Naturopathic Doctor 220, 238, 312
N.M.D. - Naturopathic Medical Doctor 257
『Nutrition and Cancer（栄養とがん）』 350

【O】
『Oncology Letters（オンコロジー・レターズ）』 340
『Opinion: The Alternative Cancer Therapy Book（私見:がんの代替療法）』 071

【P】
『Pancreas（膵臓）』 351
ParentalRights.org 113
PEMF（パルス電磁場） 283-288, 298
PET スキャン（陽電子放出断層撮影法） 276
pH バランス 042, 208, 266
Ph.D. - Doctor of Philosophy 105, 220, 242, 312
PIVC（pulsed intravenous vitamin C、ビタミン C パルス型点滴） 317
『Plants Used Against Cancer（がん治療に使われる植物）』 071
『PLOS ONE』 121
『Proceedings of the International Conference on Bio-Oxidative Medicine（国際酸化療法会議の会報）』 311
PSA（前立腺特異抗原）検査 176, 182, 183, 185, 188, 297

【R】
R-KD（Restricted Ketogenic Diet） 367, 369
R.D. - Registered Dietician 105, 242

【S】
SP-Activate　278, 279

【T】
talimogene lehar parepvec（T-VEC）　324, 327
『The Cancer Prevention Book（がん予防の本）』　202
『The Essiac Book（エシアックの本）』　236
『The GcMAF Book (2.0)』　188, 195
『The Herb Quarterly（季刊 薬草）』　071
『The Medical Uses of Hydrozone [ozonated water] and Glycolone [ozonated olive oil]（オゾンを注入した水とオリーブオイルの医学的用途）』　308
『The Nine Steps to Keep the Doctor Away（医者いらずになるための九つのステップ）』　254
「The Prime Cause and Prevention of Cancer（がんの主原因とその予防）」　138
『The Truth About Cancer: A Global Quest（がんの真実を求めて：世界探求の旅）』　097
『Tripping Over the Truth（真実に躓いて）』　348

【V】
『Vaxxed』　118

原著註一覧

イントロダクション

1——American Cancer Society, Cancer Facts and Figures 2015 (Atlanta: American Cancer Society, 2015). https://www.cancer.org/content/dam/cancer-org/research/cancer-facts-and-statistics/annual-cancer-facts-and-figures/2015/cancer-facts-and-figures-2015.pdf

第1章 ヒポクラテス、ジェンナー、パスツール——医学の始まり

1——Yapijakis, Christos, "Hippocrates of Kos, the father of clinical medicine, and Asclepiades of Bithynia, the father of molecular medicine," In Vivo, 2009 Jul. Aug;23(4):507-14. http://iv.iiarjournals.org/content/23/4/507.full.pdf+html.
2——*The Genuine Works of Hippocrates*, tr. Francis Adams (London: The Sydenham Society, 1849), 360.
3——"Greek Medicine." History of Medicine Division, National Library of Medicine, National Institutes of Health. https://www.nlm.nih.gov/hmd/greek/greek_oath.html.
4——Yapijakis, "Hippocrates of Kos."
5——Ibid.
6——"The Hippocratic Oath Today," *Nova*, March 27, 2001. http://www.pbs.org/wgbh/nova/body/hippocratic-oath-today.html.
7——"Contagion: Historical Views of Diseases and Epidemics," Harvard University Library, Open Collections Program. http://ocp.hul.harvard.edu/contagion/germtheory.html.
8——"Dr. Jenner," http://www.jennermuseum.com/edward-jenner.html.
9——Greenberg, Steven, "A Concise History of Immunology." http://www.columbia.edu/itc/hs/medical/pathophys/immunology/readings/ConciseHistoryImmunology.pdf.
10—Hammarsten, J. F. et al., "Who discovered smallpox vaccination? Edward Jenner or Benjamin Jesty?" *Transactions of the American Clinical and Climatological Association*, 1979;90:44-55. http://www.ncbi.nlm.nih.gov/pmc/articles/PMC2279376/pdf/tacca00099-0087.pdf.
11—Bushak, Lecia, "A Brief History of Vaccines: From Medieval Chinese 'Variolation' to Modern Vaccination," MedicalDaily.com, March 21, 2016.
12—Barnett, Brendon, "Louis Pasteur Biography and Timeline," Pasteur Brewing. http://www.pasteurbrewing.com/louis-pasteur-biography-and-timeline/
13—"Louis Pasteur," Biography.com. http://www.biography.com/people/louis-pasteur-9434402.
14—Holsinger, V. H., et al, "Milk pasteurization and safety: a brief history and update," *Revue Scientifique el Technique* (International Office of Epizootics), 1997;16(2):441-51. http://www.oie.int/doc/ged/d9152.pdf.
15—Pearson, R. B., *Pasteur: Plagiarist, Impostor: The Germ Theory Exploded*, 1942. http://www.mnwelldir.org/docs/history/biographies/Bechamp-or-Pasteur.pdf.

16—Garko, M. G., "The terrain within: A naturalistic way to think about and practice good health and wellness," *Health and Wellness Monthly*. http://letstalknutrition.com/the-terrain-within-a-naturalistic-way-to-think/
17—Ibid.
18—Schultz, Myron, "Rudolph Virchow," *Emerging Infectious Diseases*, 2008;14(9):1480-81. http://www.ncbi.nlm.nih.gov/pmc/articles/PMC2603088/.
19—Leon, Anthony Raphael, *Digestion Takes Precedence over Disease* (Indianapolis: Dog Ear Publishing 2008), 79.
20—Lam, Michael, "Cancer and Biological Terrain," Dr.Lam.com. https://www.drlam.com/blog/cancer-and-biological-terrain/411/.

第２章　フレクスナー・レポート——大手石油会社に乗っ取られた医療

1—Beck, Andrew H., "The Flexner Report and the Standardization of American Medical Education," *Journal of the American Medical Association*, 2004 May;291(17). http://hsc.unm.edu/community/toolkit/docs/postflexner.pdf.
2—Duffy, Thomas P., "The Flexner Report.100 Years Later," *Yale Journal of Biology and Medicine*, 2011 Sept.;84(3):269-76. http://www.ncbi.nlm.nih.gov/pmc/articles/PMC3178858/.
3—Ibid.
4—Ibid.
5—Zaidi, Shabih et al., *Teaching and Learning Methods in Medicine* (New York: Springer, 2015), 41.
6—Flexner, Abraham, "Medical Education in the United States and Canada: A Report to the Carnegie Foundation for the Advancement of Teaching," 1910, Introduction, xiv. http://archive.carnegiefoundation.org/pdfs/elibrary/Carnegie_Flexner_Report.pdf.
7—Duffy, "The Flexner Report."
8—Ibid.
9—*History of Royal R. Rife, Jr. (and the Rife Ray Machine)*, DFE Research, 2005. http://www.dfe.net/RifeHist.html.
10— "Who was this man? Why is the drug industry so afraid of him? Royal Raymond Rife," Hidden Mysteries: The Health Archive. http://www.hiddenmysteries.org/health/unbelievable/rife.html.
11—Walters, Richard, "Hoxsey's Herbs Heal Cancers, Red Clover, Burdock Root, others offer track record of success: AMA, NCI, FDA Suppressed Treatment," *The Herb Quarterly*, 1994. http://hoxseyherb.com/hoxseyarticle.html
12—Fitzgerald, Benedict, "A Report to the Senate Interstate Commerce Committee on the Need for Investigation of Cancer Research Organizations," *Congressional Record*, 1953:A5350. http://www.newmediaexplorer.org/chris/Fitzgerald%20Report%201953.pdf.
13—Agocs, Steve, "Chiropractic's Fight for Survival," *AMA Journal of Ethics*, 2011;13(6):384-88. http://journalofethics.ama-assn.org/2011/06/mhst1-1106.html.
14—Keating, Joseph Jr., "One Hundred Years Ago in Chiropractic: The Long Trail of Persecution and Prosecution," *Dynamic Chiropractic: The Chiropractic News Source*, 2005. http://www.dynamicchiropractic.com/mpacms/dc/article.php?id=50430.

15—Getzendanner, S., "Permanent injunction order against AMA," *Journal of the American Medical Association*, 1988;259(1):81. https://jamanetwork.com/journals/jama/article-abstract/370078

第３章　巧妙な嘘

1—Bernays, Edward L., *Propaganda* (New York: Ig Publishing, 1928), 39.
2—Gunderman, Richard, "The manipulation of the American mind.Edward Bernays and the birth of public relations," Phys.org, 2015.http://phys.org/news/2015-07-american-mindedward-bernays-birth.html.
3—Meadowns, Michelle, "Promoting Safe and Effective Drugs for 100 Years," *FDA Consumer*, January.February 2006.
4—Lopez-Munoz, F., "The pharmaceutical industry and the German National Socialist Regime: I.G. Farben and pharmacological research," *Journal of Clinical Pharmacology and Therapeutics*, 2009 Feb.;34(1):67-77. http://www.ncbi.nlm.nih.gov/pubmed/19125905.
5—Frunzi, Johnathan, "From Weapon to Wonder Drug," *The Hospitalist*, 2007. http://www.the-hospitalist.org/article/from-weapon-to-wonder-drug/?singlepage=1.

第４章　強制されるワクチンや抗がん剤

1—Gaffney, Alexander, "FDA Publishes All User Fee Rates for Fiscal Year 2014," *Regulatory Affairs Professionals Society*, August 1, 2013. http://raps.personifycloud.com/focus-online/news/news-article-view/article/3876/
2—Herper, Matthew, "The Cost of Creating a New Drug Now $5 Billion, Pushing Big Pharma To Change," *Forbes*, August 11, 2013. http://medlines.org/2013/08/18/the-cost-of-creating-a-new-drug-now-5-billion-pushing-big-pharma-to-change/
3—Ji, Sayer, "Why the Law Forbids the Medicinal Use of Natural Substances," GreenMedInfo, 2012. http://www.greenmedinfo.com/blog/why-law-forbids-medicinal-use-natural-substances
4—"Laws, Regulations, Policies and Procedures for Drug Applications," U.S. Food and Drug Administration.http://www.fda.gov/Drugs/DevelopmentApprovalProcess/ucm090410.htm.
5—Mercola, Joseph, "The FDA Exposed," Mercola.com. http://www.mercola.com/downloads/bonus/the-FDA-exposed/default.aspx.
6—Wile, Anthony, "Dr. Andrew Wakefield on the Autism/Vaccine Controversy and His Ongoing Professional Persecution," *The Daily Bell*, 2010. http://www.thedailybell.com/asset-protection-strategies/anthony-wile-dr-andrew-wakefield-on-the-autismvaccine-controversy-and-his-ongoing-professional-persecution/.
7—Richardson, Dawn, "The Fallout from California SB277: What Happens Next?" National Vaccine Information Center, August 5, 2015. http://www.nvic.org/nvic-vaccine-news/august-2015/sb277-falloutwhat-happens-next.aspx.
8—Lynne, Diana, "Newborn Vaccinated over Parents' Objections," World-NetDaily, June 18, 2003. http://www.wnd.com/2003/06/19338/.
9—Andrews, Michelle, "Some Doctors Refuse to Treat Kids Who Have Not Been

Immunized," *Kaiser Health News*, September 26, 2011. http://khn.org/news/michelle-andrews-on-kids-vaccines-and-refusal/.

10—Linderman, Curt Sr., "Doctor Calls Police, Child Services on Mother Who Refuses to Vaccinate Son," *Infowars*, January 17, 2012. http://www.infowars.com/doctor-calls-police-child-services-on-mother-who-refuses-to-vaccinate-son/.

11—Matturri, L., et al., "Sudden Infant Death Following Hexavalent Vaccination: A Neuropathologic Study," *Current Medicinal Chemistry*, 2014 Mar;21(7):941-46. http://www.eurekaselect.com/115921/article.

12—Buttram, Harold E., "Shaken Baby Syndrome or Vaccine-Induced Encephalitis?" *Journal of American Physicians and Surgeons*, 2001;6(3):83-89. http://www.jpands.org/hacienda/buttram.html.

13—Al-Bayati, Mohammed Ali, "Analysis of Causes That Led to Baby Robert Benjamin Quirello's Respiratory Arrest and Death in August of 2000," 2004. http://truthinjustice.org/Baby-Robert-Report-final-2004.doc.

14—Johnson, Avery, "Vaccine Makers Enjoy Immunity," *The Wall Street Journal*, February 23, 2009. http://www.wsj.com/articles/SB123535050056344903.

15—"State Law & Vaccine Requirements," National Vaccine Information Center. http://www.nvic.org/vaccine-laws/state-vaccine-requirements.aspx.

16—*Vaxxed*: From Cover-Up to Catastrophe, 2016. http://www.vaxxedthemovie.com.

17—Rappoport, Jon, "The vaccine film Robert De Niro won't let his audience see," *Jon Rappoport's Blog*, 2016. https://jonrappoport.wordpress.com/2016/03/27/the-vaccine-film-robert-deniro-wont-let-his-audience-see/.

18—Miller, Doug, "'Vaxxed' pulled from Houston's International Film Fest," KHOU, 2016. http://www.khou.com/entertainment/vaxxed-pulled-from-houstons-international-film-fest/125142297.

19—Yang, Guodong, et al., "Chemotherapy not only enriches but also induces cancer stem cells," *Biosciences Hypotheses*, 2009;2(6):393-95. http://www.sciencedirect.com/science/article/pii/S1756239209001323.

20—Periyakoil, Vyjeyanthi S. et al., "Do Unto Others: Doctors' Personal End-of-Life Resuscitation Preferences and Their Attitudes toward Advance Directives," PLOS One, 2014 May;9(5):e98246. http://journals.plos.org/plosone/article?id=10.1371/journal.pone.0098246.

21—Innes, Emma, "Most doctors who were terminally ill would AVOID aggressive treatment," *The Daily Mail*, May 30, 2014. http://www.dailymail.co.uk/health/article-2643751/Most-doctors-terminally-ill-AVOID-aggressive-treatments-chemotherapy-despite-recommending-patients.html.

22—Smith, Thomas J., et al., "Would Oncologists Want Chemotherapy if They Had Non-Small-Cell Lung Cancer?" *Oncology*, March 1, 1998. http://www.cancernetwork.com/articles/would-oncologists-want-chemotherapy-if-they-had-non-small-cell-lung-cancer.

23—Lind, S. E., et al., "Oncologists vary in their willingness to undertake anti-cancer therapies," British Journal of Cancer, 1991;64:391-95. http://www.ncbi.nlm.nih.gov/pmc/articles/PMC1977523/pdf/brjcancer00072-0193.pdf.

24—Ellis, Rehema, "Cancer docs profit from chemotherapy drugs," NBC News, 2006. http://www.nbcnews.com/id/14944098/ns/nbc_nightly_news_with_brian_williams/

t/cancer-docs-profit-chemotherapy-drugs/.
25—Morgan, G., et al., "The contribution of cytotoxic chemotherapy to 5-year survival in adult malignancies," *Journal of Clinical Oncology*, 2004 Dec;16(8):549-60. http://www.ncbi.nlm.nih.gov/pubmed/15630849.
26—Bollinger, Ty, "The Medical Kidnapping of Cassandra C: Exclusive TTAC Interview (Video)," *The Truth About Cancer*. https://thetruthaboutcancer.com/the-medical-kidnapping-of-cassandra-c/.
27—Mercola, Joseph, "Two Words You Should Never Utter to Your Doctor," Mercola.com, 2011. http://articles.mercola.com/sites/articles/archive/2011/09/24/jim-navarro-featured-in-cut-poison-burn.aspx.
28—Kid Against Chemo. http://kidagainstchemo.wix.com/kidagainstchemo.

第５章　がんについての基礎知識と統計

1—Bianconi, Eva et al., "An estimation of the number of cells in the human body," *Annals of Human Biology*, 2013;6(40):463-71. http://www.tandfonline.com/doi/full/10.3109/03014460.2013.807878.
2—Bollinger, Ty, "What is Cancer?" *Cancer Truth*, 2011. http://www.cancertruth.net/test-2/#sthash.lBmjk3nR.dpbs.
3—Jurasunas, Serge, "The Clinical Evidence of Cellular Respiration to Target Cancer."
https://www.regenerativenutrition.com/assets/the%20clinical%20evidence%20of%20cellular%20respiration%20to%20target%20cancer.pdf
4—Warburg, Otto, "The Prime Cause and Prevention of Cancer," lecture delivered at the meeting of the Nobel-Laureates on June 30, 1966, at Lindau, Lake Constance, Germany. http://www.kostdemokrati.se/matslindgren/files/2014/03/The-Prime-Cause-and-Prevention-of-Cancer.pdf
5—Jurasunas, "The Clinical Evidence of Cellular Respiration to Target Cancer."
6—Macrae, Fiona, "Cancer 'is purely man-made' say scientists after finding almost no trace of disease in Egyptian mummies," *The Daily Mail*, October 15, 2010. http://www.dailymail.co.uk/sciencetech/article-1320507/Cancer-purely-man-say-scientists-finding-trace-diseaseEgyptian-mummies.html.
7—"Cancer Statistics," National Cancer Institute. http://www.cancer.gov/about-cancer/what-is-cancer/statistics.
8—Dinse, G. E., et al., "Unexplained increases in cancer incidence in the United States from 1975 to 1994," *Annual Review of Public Health*, 1999;20:173-209. http://www.ncbi.nlm.nih.gov/pubmed/10352856.
9—Greenlee, Robert T., et al., "Cancer statistics, 2000," *CA: A Cancer Journal for Clinicians*, 2008;50(1):7-33. http://onlinelibrary.wiley.com/doi/10.3322/canjclin.50.1.7/full.
10—"Statistics and General Facts," Breast Cancer Action. http://archive.bcaction.org/index.php?page=statistics-and-general-facts.
11—Brawley, O. W., "Trends in prostate cancer in the United States," *Journal of the National Cancer Institute Monographs*, 2012 Dec;2012(45):152-56. http://www.ncbi.nlm.nih.gov/pubmed/23271766.
12—Elkins, Chris, "How Much Cancer Costs," DrugWatch, 2015. https://www.drugwatch.

com/2015/10/07/cost-of-cancer/.
13—Mariotto, A.B., et al., "Projections of the Cost of Cancer Care in the United States: 2010-2020," *Journal of the National Cancer Institute*, 2011;103(2). https://www.ncbi.nlm.nih.gov/pmc/articles/PMC3107566/
14—Howard, David H., "Pricing in the Market for Anticancer Drugs," *Journal of Economic Perspectives*, 2015;29(1):139-162. https://www.aeaweb.org/articles?id=10.1257/jep.29.1.139
15—Hanly, P., Soerjomataram, I., and Sharp, L., "Measuring the societal burden of cancer: The cost of lost productivity due to premature cancer-related mortality in Europe," *International Journal of Cancer*, 2014;136(4):136-145.https://www.ncbi.nlm.nih.gov/pubmed/25066804
16—Bollyky, Thomas, "Why Chemotherapy That Costs $70,000 in the U.S. Costs $2,500 in India," *The Atlantic*, April 10, 2013. http://www.theatlantic.com/health/archive/2013/04/why-chemotherapy-that-costs70-000-in-the-us-costs-2-500-in-india/274847/.
17—Jaffe, Susan, "USA grapples with high drug costs," *The Lancet*, 2015 Nov;386(10009):2127-28. http://thelancet.com/journals/lancet/article/PIIS0140-6736(15)01098-3/fulltext.
18—Albright, Logan, "Blame Government for High Drug Prices," *Freedom-Works*, September 23, 2015. http://www.freedomworks.org/content/blame-government-high-drug-prices

第６章　がんの原因——がんは遺伝するか？

1——Humphries, Courtney, "Which types of cancer are hereditary?" Boston.com, January 3, 2011. http://archive.boston.com/lifestyle/health/articles/2011/01/03/cancer_isnt_hereditary_but_susceptibility_to_it_is/.
2——Reuben, Suzanne H., *Reducing Environmental Cancer Risk*: What We Can Do Now (U.S. Department of Health and Human Services, 2010). https://deainfo.nci.nih.gov/advisory/pcp/annualreports/pcp08-09rpt/pcp_report_08-09_508.pdf
3——Unsworth, John, "History of Pesticide Use," International Union of Pure and Applied Chemistry, 2010. http://agrochemicals.iupac.org/index.php?option=com_sobi2&sobi2Task=sobi2Details&sobi2Id=31&ItemId=19
4——Ibid.
5——"Cancer," Pesticide Action Network North America. http://www.panna.org/human-health-harms/cancer.
6——Majewski, M. S., et al., "Pesticides in Mississippi air and rain: a comparison between 1995 and 2007," *Environmental Toxicology Chemistry*, 2014 Jun;33(6):1283-93. https://www.ncbi.nlm.nih.gov/pubmed/24549493.
7——Reuben, *Reducing Environmental Cancer Risk*, 45.
8——"Genetically Modified Foods," American Academy of Environmental Medicine. http://www.aaemonline.org/gmo.php.
9——"Cancer-Causing Substances in the Environment," National Cancer Institute. http://www.cancer.gov/about-cancer/causes-prevention/risk/substances.
10—Bennett, J. W., and Klich, M., "Mycotoxins," *Clinical Microbiology Reviews*, 2003,

Jul;16(3):497-516. http://www.ncbi.nlm.nih.gov/pmc/articles/PMC164220/.
11—"Vaccine Excipient & Media Summary: Excipients Included in U.S. Vaccines, by Vaccine," *Epidemiology and Prevention of Vaccine-Preventable Diseases* (U.S. Centers for Disease Control and Prevention, 2015), Appendix B. http://www.cdc.gov/vaccines/pubs/pinkbook/downloads/ appendices/B/excipient-table-2.pdf.
12—"Formaldehyde in Vaccines: A DNA Adduct?," VacTruth.com, February 7, 2012. http://vactruth.com/2012/02/07/formaldehyde-vaccines-dna-adduct/.
13—Boffetta, P., et al., "Carcinogenicity of mercury and mercury compounds," Scandinavian Journal of Work, Environment & Health, 1993, Feb;19(1):1-7. http://www.ncbi.nlm.nih.gov/pubmed/8465166.
14—"Electromagnetic fields and public health: mobile phones," World Health Organization, 2014. http://www.who.int/mediacentre/factsheets/fs193/en/.
15—Blank, Martin, "Caution: Cell Phone Use Can Double Your Risk of Getting a Brain Tumor," Mercola.com, accessed June 28, 2016. https://articles.mercola.com/sites/articles/archive/2011/01/19/the-hard-core-science-of-how-cell-phones-and-other-emf-damages-you.aspx
16—Alexiou, George A., "Mobile phone use and risk for intracranial tumors," *Journal of Negative Results in BioMedicine*, 2015, Dec;14:23. http://jnrbm.biomedcentral.com/articles/10.1186/s12952-015-0043-7.
17—Connett, Paul, et al., "Revisiting the Fluoride-Osteosarcoma connection in the context of Elise Bassin's findings: Part II," submitted to the NRC review panel on the Toxicology of Fluoride in Water, April 8, 2005. http://www.fluoridealert.org/wp-content/uploads/fan-bassin.2006b.pdf
18—Bassin, E. B., et al., "Age-specific fluoride exposure in drinking water and osteosarcoma (United States)," *Cancer, Causes & Control*, 2006, May;17(4):421-28. http://www.ncbi.nlm.nih.gov/pubmed/16596294.
19—"Cancer," Fluoride Action Network. http://fluoridealert.org/issues/health/cancer/.
20—Dhimolea, Eugen, et al., "Prenatal Exposure to BPA Alters the Epigenome of the Rat Mammary Gland and Increases the Propensity to Neoplastic Development," PLOS One, 2014, Jul;9(7):e99800. http://journals.plos.org/plosone/article?id=10.1371/journal.pone.0099800
21—"Adverse Health Effects of Plastics," Ecology Center. http://ecologycenter.org/factsheets/adverse-health-effects-of-plastics/.
22—Nierenberg, Cari, "New Health Warning Explained: How Processed Meat is Linked to Cancer," LiveScience, 2015. http://www.livescience.com/52651-red-meat-cancer-warning-explained.html.

第７章　がんの検知：するべきこと、してはいけないこと

1——"Do Mammograms Cause Cancer?" Dr.Axe.com. http://draxe.com/mammograms-cause-cancer/.
2——Hubbard, Sylvia Booth, "Can Mammograms Spread Cancer?" News-max, October 1, 2015. http://www.newsmax.com/Health/Headline/mammograms-spread-cancer-Russell-Blaylock/2015/10/01/id/694339/.
3——Mercola, Joseph, "Your Greatest Weapon Against Breast Cancer (Not

Mammograms)," Mercola.com, March 3, 2012. http://articles.mercola.com/sites/articles/archive/2012/03/03/experts-say-avoid-mammograms.aspx.
4—"Why most men don't need a PSA test for prostate cancer: Much of what you've heard about how to prevent, detect, and treat this common cancer is wrong," *Consumer Reports*, February 2015. http://www.consumerreports.org/cro/news/2015/02/most-men-dont-need-a-psa-test-for-prostate-cancer/index.htm.
5—Ji, Sayer, "The Dark Side of Breast Cancer (Un)Awareness Month," GreenMedInfo, 2012. http://www.greenmedinfo.com/blog/dark-sidebreast-cancer-unawareness-month.
6—Northrup, Christiane, "Best Breast Test: The Promise of Thermography," Dr.Northrup.com. https://www.drnorthrup.com/best-breast-cancer-screening-tests/
7—Smith, Tim, "The AMAS Test: An Alternative to Nagalase Testing," The GcMAF Book (2.0), 2010. http://gcmaf.timsmithmd.com/book/chapter/20/.
8—Oncolab AMAS Testing. http://www.oncolabinc.com/patients.html.
9—"HCG Urine Immunoassay: A safe, cost-effective, non-invasive, accurate screening test for Cancer," Navarro Medical Clinic. http://www.navarromedicalclinic.com/index.php.
10—Cagan, Michele, "The one cancer test that could save your life . . . if only you knew about it," *Health Sciences Institute*, 2013 Apr;17(8):2,6. http://www.cancercenterforhealing.com/wp-content/uploads/2013/12/Oncoblot-report.pdf?171766.
11—"Blood Test for Cancer," ONCOblot Labs. http://oncoblotlabs.com/how-it-works/.
12—Alegre, Melissa M., et al., "Thymidine Kinase 1: A Universal Marker for Cancer," *Cancer and Clinical Oncology*, 2013 May;2(1). http://www.ccsenet.org/journal/index.php/cco/article/download/26281/16499&usg=AFQjCNHzbbRvsvszXFQ2oDiiVc5KQt4J3Q&cad=rja
13—O'Neill, Kim L., et al., "Thymidine kinase: diagnostic and prognostic potential," Expert Review of Molecular Diagnostics, 2001:1(4). https://www.ncbi.nlm.nih.gov/pubmed/11901857
14—Alegre, Melissa M., et al., "Serum Detection of Thymidine Kinase 1 as a Means of Early Detection of Lung Cancer," Anticancer Research, 2014;34:2145-52. https://www.ncbi.nlm.nih.gov/pubmed/24778016)
15—Smith, "The AMAS Test."
16—The Hilu Institute, Foundation for Alternative and Integrative Medicine. http://www.faim.org/the-hilu-institute.

第８章　どうしたらがんを防げるか？

1—Health Creation: A life energy management approach to vitality, health and wellbeing. http://www.healthcreation.co.uk.
2—Daniel, Rosy, and Ellis, Rachel, The Cancer Prevention Book (New York: Simon & Schuster, 2002), 22.
3—Seidl, L. G., "The value of spiritual health," Health Progress, 1993 Sep;74(7):48.50. http://www.ncbi.nlm.nih.gov/pubmed/10127982.
4—Breast Cancer Conqueror, "The 7 Essentials System." http://breastcancerconqueror.

com/about/7-essentials/.

5—Sears, Margaret E., et al., "Arsenic, Cadmium, Lead, and Mercury in Sweat: A Systematic Review," *Journal of Environmental and Public Health*, 2012 Feb;184745. http://www.ncbi.nlm.nih.gov/pmc/articles/PMC3312275/

6—"Exercise intensity: How to measure it," Mayo Clinic. http://www.mayoclinic.org/healthy-lifestyle/fitness/in-depth/exercise-intensity/art-20046887

7—"Aerobic Exercise Intensity and Target Heart Rate," HPM Corporation. https://soggyapex6686.jimdo.com/2014/01/23/aerobic-exercise-intensity-and-target-heart-rate-hpmc-occupational-health-services/

8—Walsh, Neil P., and Oliver, Samuel J., "Exercise, immune function and respiratory infection: An update on the influence of training and environmental stress," *Immunology and Cell Biology*, 2016 Feb;94(2):132-39. http://www.nature.com/icb/journal/v94/n2/full/icb201599a.html.

9—"Trans Fatty Acids," University of Iowa Hospitals and Clinics. http://www.news-releases.uiowa.edu/2003/september/090803trans-fatty-acids.html.

10—Bunim, Juliana, "Societal control of sugar essential to ease public health burden," UCSF News Center, February 1, 2012; and "The top 10 causes of death," World Health Organization, 2014. http://www.who.int/mediacentre/factsheets/fs310/en/.

11—Sircus, Mark, "Cancer & Sugar—Strategy for Selective Starvation of Cancer," GreenMedInfo, 2013. http://www.greenmedinfo.com/blog/cancer-sugar-strategy-selective-starvation-cancer.

12—University of Utah Health Science, "Does Sugar Feed Cancer?" *ScienceDaily*, 2009. https://www.sciencedaily.com/releases/2009/08/090817184539.htm.

13—"Names of ingredients that contain processed free glutamic acid (MSG)," Truth in Labeling, 2014. http://www.truthinlabeling.org/hiddensources.html.

14—Gennet, Robbie, "Donald Rumsfeld and the Strange History of Aspartame," *The Huffington Post*, January 26, 2011. http://www.huffingtonpost.com/robbie-gennet/donald-rumsfeld-and-the-s_b_805581.html.

15—Mercola, Joseph, "Aspartame: By Far the Most Dangerous Substance Added to Most Foods Today," Mercola.com, November 6, 2011. http://articles.mercola.com/sites/articles/archive/2011/11/06/aspartame-most-dangerous-substance-added-to-food.aspx.

16—"10 Reasons to Avoid GMOs," Institute for Responsible Technology. http://responsibletechnology.org/10-reasons-to-avoid-gmos/.

17—GMOEvidence. http://www.gmoevidence.com.

18—Smith, Jeffrey, "Health Risks," Institute for Responsible Technology. http://responsibletechnology.org/gmo-education/health-risks/.

19—Ibid.

20—"Healthy Home Tips: Tip 6.Skip the Non-Stick to Avoid the Dangers of Teflon," The Environmental Working Group. https://www.ewg.org/enviroblog/2009/11/healthy-home-tip-6-still-skipping-non-stick#.Wml-SFI9yRs

21—Group, Edward, "Why You Should Never Microwave Your Food," Global Healing Center, 2015. http://www.globalhealingcenter.com/natural-health/why-you-should-never-microwave-your-food/.

22—Mercola, Joseph, "The Little-Known Secrets about Bleached Flour," Mercola.com,

March 26, 2009. http://articles.mercola.com/sites/articles/archive/2009/03/26/The-Little-Known-Secrets-about-Bleached-Flour.aspx.
23—"All 48 Fruits and Vegetables with Pesticide Residue Data," The Environmental Working Group. https://www.ewg.org/foodnews/list.php.
24—"EWG's Skin Deep Cosmetics Database," The Environmental Working Group. http://www.ewg.org/skindeep/.
25—Wong, William, "Soy: The Poison Seed," Totality of Being. http://www.totalityofbeing.com/FramelessPages/Articles/SoyPoison.htm.
26—"Cancer," Fluoride Action Network. http://fluoridealert.org/issues/health/cancer/.
27—Wong, Matthew, et al., "Organochlorine Pesticide Toxicity," Medscape, 2015. http://emedicine.medscape.com/article/815051-overview.
28—Woollams, Chris, "The Rainbow Diet." https://www.canceractive.com/cancer-active-page-link.aspx?n=2027
29—David, Yair et al., "Water Intake and Cancer Prevention," *Journal of Clinical Oncology*, 2004 Jan;22(2):383-85. http://ascopubs.org/doi/full/10.1200/jco.2004.99.245
30—Ayas, N. T., et al., "A prospective study of self-reported sleep duration and incident diabetes in women," *Diabetes Care*, 2003 Feb;26(2):380-84. http://www.ncbi.nlm.nih.gov/pubmed/12547866?dopt=Abstract.
31—O'Shea, Tim, "Enzymes: The Key to Longevity," Spirit of Health. http://www.spiritofhealthkc.com/portfolio/enzymes-the-key-to-longevity/.

第9章　薬草、解毒、食事

1—Robbins, John, *Reclaiming Our Health: Exploding the Medical Myth and Embracing the Source of True Healing* (Tiburon, CA: H. J. Kramer, 1998), 272.
2—Resperin's Original Caisse Formula Tea, Resperin Canada Limited. http://www.resperin.ca.
3—The Rene Caisse Room, Rene Caisse Tea. http://renecaissetea.com/therene-caisse-room/.
4—"Burdock," University of Maryland Medical Center. http://umm.edu/health/medical/altmed/herb/burdock.
5—Havasi, Peter, *Education of Cancer Healing Vol. IV: Crusaders* (Lulu.com, 2012), 90.
6—Barron, Jon, "Sheep Sorrel: A Rich Source of Vitamin C, E, Beta-Carotene, and Other Carotenoids," Baseline of Health Foundation.http://jonbarron.org/herbal-library/herbs/sheep-sorrel.
7—Grattan, Bruce J., Jr., "Plant Sterols as Anticancer Nutrients: Evidence for Their Role in Breast Cancer," *Nutrients*, 2013;5(2), 359-387. https://www.ncbi.nlm.nih.gov/pubmed/23434903
8—Cai, J., et al., "Feasibility evaluation of emodin (rhubarb extract) as an inhibitor of pancreatic cancer cell proliferation in vitro," *Journal of Parenteral and Enteral Nutrition*, 2008 Mar.Apr;32(2):190.-6. http://www.ncbi.nlm.nih.gov/pubmed/18407913.
9—Ausubel, Kenny, "Tempest in a Tonic Bottle: A Bunch of Weeds?" *HerbalGram*, 2000;49:32-43, American Botanical Council. http://cms.herbalgram.org/herbalgram/

issue49/article2270.html?ts=1461448105&signature=ae7086ca20e4b604d513e0fc25ed1454.

10—Urbaniak, Eva, "Hoxsey: A Winning Formula Against Cancer," Dr. Eva Online.http://www.docevaonline.com/articles/hoxsey.html.

11—De Lago, E., et al., "Acyl-based anandamide uptake inhibitors cause rapid toxicity to C6 glioma cells at pharmacologically relevant concentrations," *Journal of Neurochemistry*, 2006 Oct;99(2):677-88. http://www.ncbi.nlm.nih.gov/pubmed/16899063.

12—Preet, A., et al., "Delta9-Tetrahydrocannabinol inhibits epithelial growth factor-induced lung cancer cell migration in vitro as well as its growth and metastasis in vivo," Oncogene, 2008 Jan;27(3):339-46. http://www.nature.com/onc/journal/v27/n3/abs/1210641a.html.

13—Leelawat, S., et al., "The dual effects of delta(9)-tetrahydrocannabinol on cholangiocarcinoma cells: anti-invasion activity at low concentration and apoptosis induction at high concentration," *Cancer Investigation*, 2010 May;28(4):357-63. https://www.ncbi.nlm.nih.gov/pubmed/19916793.

14—Glodde, N., et al., "Differential role of cannabinoids in the pathogenesis of skin cancer," Life Science, 2015 Oct 1;138:35-40. https://www.ncbi.nlm.nih.gov/pubmed/25921771.

15—Lombard, C., et al., "Targeting cannabinoid receptors to treat leukemia: role of cross-talk between extrinsic and intrinsic pathways in Delta9-tetrahydrocannabinol (THC)-induced apoptosis of Jurkat cells," *Leukemia Research*, 2005 Aug;29(8):915-22. https://www.ncbi.nlm.nih.gov/pubmed/15978942.

16—Nelson, Steven, "Study: Cannabis Compounds Can Kill Cancer Cells." *U.S. News & World Report*, October 24, 2013. http://www.usnews.com/news/articles/2013/10/24/study-cannabis-compounds-can-kill-cancer-cells.

17—United Patients Group, "THC, THCA, CBD, CBC, CBN: Some of the Chemicals in Cannabis." http://www.unitedpatientsgroup.com/blog/2014/04/11/thc-thca-cbd-cbn-the-chemicals-in-cannabis/.

18—United Patients Group, "THC, THCA, CBD, CBC, CBN."

19—Young, Francis L., "Opinion and Recommended Ruling, Findings of Fact, Conclusions of Law and Decision of Administrative Law Judge," 1988. http://www.ccguide.org/young88.php.

20—"5 Reasons to Juice Your Cannabis," Leaf Science, 2014. http://www.leafscience.com/2014/07/18/5-reasons-juice-cannabis/.

21—United Patients Group, "Juicing Cannabis: The Freshest Medicine?" 2014. http://www.unitedpatientsgroup.com/blog/2014/03/28/juicing-cannabis-the-freshest-medicine/.

22—Ibid.

23—Simpson, Rick, "Phoenix Tears." http://phoenixtears.ca.

24—"29 Legal Medical Marijuana States and D.C.," ProCon.org, 2016. http://medicalmarijuana.procon.org/view.resource.php?resourceID=000881.

25—Smith, Carol, "Trevor Smith's Story: How He Beat Bladder Cancer Naturally with Cannabis Oil," Cure Your Own Cancer, 2014. http://www.cureyourowncancer.org/trevor-smiths-story-how-he-beat-bladder-cancer-naturally-with-cannabis-oil.html.

26—Barron, Jon, "Blood Cleansing Herbs & Supplements," Baseline of Health Foundation, 2014. http://jonbarron.org/blood-cleansing/cleansing-your-blood.
27—The Gerson Institute. https://gerson.org/gerpress/gerson-clinic-mexico/.
28—The Gerson Institute. http://gerson.org/gerpress/gerson-health-centre/.
29—The Gerson Institute. http://gerson.org/gerpress/the-gerson-therapy/.
30—Ji, Sayer, "600 Reasons Turmeric May Be the World's Most Important Herb," GreenMedInfo, 2013. http://www.greenmedinfo.com/blog/600-reasons-turmeric-may-be-worlds-most-important-herb.
31—Mercola, Joseph, "What the Research Really Says About Apple Cider Vinegar," Mercola.com, June 2, 2009. http://articles.mercola.com/sites/articles/archive/2009/06/02/apple-cider-vinegar-hype.aspx.
32—Vitälzȳm, World Nutrition Inc. http://worldnutrition.net/products/Vitalz¯m-soft-liquid-gel/.
33—VeganZyme, Global Healing Center. http://www.globalhealingcenter.com/veganzyme.html.
34—Wobenzym N, Garden of Life. http://www.gardenoflife.com/content/product/wobenzym-n/.
35—"Laetrile therapy at Oasis of Hope," Oasis of Hope Hospital. http://www.oasisofhope.com/cancer-treatments-therapies/laetrile/.

第10章　音、光、電気、波動、熱

1—Mead, Nathaniel M., "Benefits of Sunlight: A Bright Spot for Human Health," Environmental Health Perspectives, 2008 Apr;116(4):A160-67. http://www.ncbi.nlm.nih.gov/pmc/articles/PMC2290997/.
2—"The Therapy," Sono-Photo Dynamic Therapy. Hope4Cancer Institute. http://sonophotodynamictherapy.com/therapy/
3—Chakravarty, Subrata, "Trina Hammack, 5-Year Stage 4 Ovarian Cancer Survivor: 'I Beat the Odds,'" Hope4Cancer Institute, 2013. http://www.hope4cancer.com/information/trina-stage-4-ovarian-cancer.html.
4—Chakravarty, Subrata, "Meet Our Hero, Charles Daniel: 7 Years Free of Stage 4 Bladder Cancer," Hope4Cancer Institute, 2015. http://www.hope4cancer.com/information/charles-daniel-stage-4-bladder-cancer.html.
5—Pawluk, William, "Magnetic Field Therapy Introduction," DrPawluk.com. https://www.drpawluk.com/education/magnetic-science/intro-to-electromagnetic-science/
6—Valone, Thomas, *The Future of Energy: An Emerging Science* (Beltsville, MD: Integrity Research Institute, 2009), 28. The Future of Energy: An Emerging Science: https://books.google.co.jp/books?id=e2zUn_VrwgAC&printsec=frontcover&hl=ja&source=gbs_ge_summary_r&cad=0#v=onepage&q&f=false
7—American Institute of Physics, "Electric Fields Have Potential as a Cancer Treatment," ScienceDaily, 2007. https://www.sciencedaily.com/releases/2007/08/070802100748.htm.
8—Kehr, Webster, "Frequency Generator Protocols for Cancer Stage IV Protocol," Independent Cancer Research Foundation, Inc., 2015. https://www.cancertutor.com/freqgenerators/.

9—Kehr, Webster, "Cellect-Budwig Protocol A Stage IV Cancer Treatment," Independent Cancer Research Foundation, Inc., 2015. https://www.cancertutor.com/cellect_budwig/.

10—Kehr, Webster, "The Plasma-Beck Protocol for Cancer Stage IV Protocol," Independent Cancer Research Foundation, Inc., 2015. https://www.cancertutor.com/plasmabeck/.

11—Healing Water Technology, MRET. http://www.healingwatertechnology.com/index.php.

12—Takata, K., et al., "Aquaporins: water channel proteins of the cell membrane," *Progress in Histochemistry and Cytochemistry*, 2004;39(1):1-83. http://www.ncbi.nlm.nih.gov/pubmed/15242101.

13—MRET Water Activator, Healing Water Technology. http://www.healingwatertechnology.com/order.php.

14—Karbach, Julia, "Phase I clinical trial of Mixed Bacterial Vaccine (Coley's Toxins) in patients with NY-ESO-1 expressing cancers: Immunological effects and clinical activity," Clinical Cancer Research, 2012. http://clincancerres.aacrjournals.org/content/early/2012/07/28/1078-0432.CCR-12-1116.full.pdf.

15—Fenn, Alan J., et al., "Improved Localization of Energy Deposition in Adaptive Phased-Array Hyperthermia Treatment of Cancer," The Lincoln Laboratory Journal, 1996;9(2). https://www.ll.mit.edu/publications/journal/pdf/vol09_no2/9_2improvedlocalization.pdf

16—Fassa, Paul, "How Fever Can Cure Cancer," Natural News, March 19, 2011. https://www.naturalnews.com/031751_fever_cancer.html

第11章　酸化療法

1—Brand, Richard, "Biographical Sketch: Otto Heinrich Warburg, Ph.D., M.D.," *Clinical Orthopaedics and Related Research*, 2010 Nov;468(11):2831-32. http://www.ncbi.nlm.nih.gov/pmc/articles/PMC2947689/.

2—Elvis, A. M., and Ekta, J. S., "Ozone therapy: A clinical review," *Journal of Natural Science*, Biology and Medicine, 2011 Jan.Jun;2(1):66-70. http://www.ncbi.nlm.nih.gov/pmc/articles/PMC3312702/.

3—"The Benefits of Steam Sauna and Ozone," Health News & Views from Netherspring, January 27, 2008. https://nethersprings.wordpress.com/2008/01/27/the-benefits-of-steam-sauna-and-ozone

4— "Dr. John Harvey Kellogg.Inventor of Kellogg's Corn Flakes," University of Texas Health Science Center. http://library.uthscsa.edu/2014/05/dr-john-harvey-kellogg-inventor-of-kelloggs-corn-flakes/

5—Kellogg, J. H., *Diphtheria: Its Causes, Prevention, and Proper Treatment*(Battle Creek, MI: Good Health Publishing Co., 1879).

6—"Ozone History & Nikola Tesla," *Ozone Science*, December 27, 2007. http://ozonescience.blogspot.jp/2007/12/ozone-history-nikola-tesla.html

7—Sweet, F., et al., "Ozone selectively inhibits growth of human cancer cells," Science, 1980;209:931.933. https://www.ncbi.nlm.nih.gov/pubmed/7403859

8—Farr, Charles, "The Therapeutic Use of Intravenous Hydrogen Peroxide: A Review:

Experimental Evidence of Physiological Effect and Clinical Experience," 1986.1987. http://www.foodgrade-hydrogenperoxide.com/sitebuildercontent/sitebuilderfiles/TherapeuticUseOfHPFarr.pdf.
9—Altman, Nathaniel, "Ozone.Oxygen Therapies," Oxygen Healing Therapies. http://www.oxygenhealingtherapies.com/ozone_oxygen_therapies.html.
10—Roguski, James Paul, "The Truth about Food Grade Hydrogen Peroxide." http://www.foodgrade-hydrogenperoxide.com/sitebuildercontent/sitebuilderfiles/thetruthaboutfghp.pdf.
11—In Kehr, Webster, "High Dose Intravenous Vitamin C (IVC)," Independent Cancer Research Foundation, Inc., 2015. https://www.cancertutor.com/vitaminc_ivc/.
12—*Vitamin C: Fact Sheet for Health Professionals*. National Institutes of Health: Office of Dietary Supplements. https://ods.od.nih.gov/factsheets/VitaminC-HealthProfessional/.
13—Mikirova, N., et al., "Effect of high-dose intravenous vitamin C on inflammation in cancer patients," *Journal of Translational Medicine*, 2012 Sep 11;10:189. http://www.ncbi.nlm.nih.gov/pubmed/22963460.
14—Levy, Thomas E., "Pulsed intravenous vitamin C (PIVC) therapy," *Health E-Bytes*, July 2003. https://www.peakenergy.com/health_ebytes/issue_6.php

第12章　ウイルスとエッセンシャルオイルによるがん治療

1—"10 Healthiest Fermented Foods & Vegetables," DrAxe.com. http://draxe.com/fermented-foods/.
2—Skwarecki, Beth, "Friendly Viruses Protect Us Against Bacteria," *Science*, May 2013. http://www.sciencemag.org/news/2013/05/friendly-viruses-protect-us-against-bacteria.
3—Ledford, Heidi, "Cancer-fighting viruses win approval," *Nature*, 2015 Oct;526(7575). http://www.nature.com/news/cancer-fighting-viruses-win-approval-1.18651.
4—Muceniece, Aina, "New Era in Cancer Treatment," Cancer Virotherapy. http://www.virotherapy.eu.
5—"Exploring Aromatherapy: Aromatherapy is an incredibly vast and rich field," National Association for Holistic Aromatherapy. https://www.naha.org/explore-aromatherapy/about-aromatherapy/what-are-essential-oils/.
6—Tisserand, Robert, "Frankincense Oil and Cancer in Perspective," Tisserand Institute. http://tisserandinstitute.org/frankincense-oil-and-cancer-in-perspective/.
7—Chen, Yingli, et al., "Composition and potential anticancer activities of essential oils obtained from myrrh and frankincense," *Oncology Letters*, 2013 Oct;6(4):1140-46. http://www.ncbi.nlm.nih.gov/pmc/articles/PMC3796379/.
8—Bayala, Bagora, "Anticancer activity of essential oils and their chemical components. a review," *American Journal of Cancer Research*, 2014;4(6):591-607. http://www.ncbi.nlm.nih.gov/pmc/articles/PMC4266698/.

第13章　酵素と代謝治療・ミトコンドリア療法

1—Lee, Jin-A, "Neuronal Autophagy: A Housekeeper or a Fighter in Neuronal Cell

Survival?" *Experimental Neurobiology*, 2012 Mar;21(1):1-8. http://www.ncbi.nlm.nih.gov/pmc/articles/PMC3294068/.

2—Watson, James, Giuliano, Vance, "Autophagy.the housekeeper in every cell that fights aging," AgingSciences: Anti-Aging Firewalls, 2013. http://www.anti-agingfirewalls.com/2013/04/19/autophagy-the-housekeeper-in-every-cell-that-fights-aging-2/.

3—Mercola, Joseph, "The Metabolic Theory of Cancer and the Key to Cancer Prevention and Recovery," Mercola.com, February 7, 2016. https://articles.mercola.com/sites/articles/archive/2016/02/07/metabolic-theory-cancer.aspx

4—Seyfried, Thomas, et al., "Cancer as a metabolic disease: implications for novel therapeutics," *Carcinogenesis*, 2014 Mar;35(3):515-27. http://www.ncbi.nlm.nih.gov/pmc/articles/PMC3941741/.

5—Goodman, Ira, "Refocusing Our Efforts Against Cancer," *Townsend Letter: The Examiner of Alternative Medicine*, 2015. http://www.townsendletter.com/Nov2015/bk_trip1115.html.

6—Christofferson, Travis, *Tripping Over the Truth: The Return of the Metabolic Theory of Cancer Illuminates a New and Hopeful Path to a Cure* (CreateSpace Independent Publishing Platform, 2014), 147-48.

7—Gonzalez, Nicholas James, and Isaacs, Linda Lee, "Evaluation of Pancreatic Proteolytic Enzyme Treatment of Adenocarcinoma of the Pancreas, With Nutrition and Detoxification Support," *Nutrition and Cancer* 1999;33(2):117-24. http://www.dr-gonzalez.com/pilot_study_abstract.htm.

8—Saruc, M., et al., "Pancreatic Enzyme Extract Improves Survival in Murine Pancreatic Cancer," *Pancreas*, 2004 May;28(4):401-12. http://www.dr-gonzalez.com/mice04.htm.

9—Gonzalez, Nicholas, and Isaacs, Linda, "The Gonzalez Therapy and Cancer: A Collection of Case Reports," *Alternative Therapies in Health and Medicine*, 2007 Jan/Feb;13(1):46-55. http://www.alternative-therapies.com/at/web_pdfs/gonzalez1.pdf.

10—Gonzalez, Nicholas, "Enzyme Therapy and Cancer," Dr-Gonzalez.com. http://www.dr-gonzalez.com/history_of_treatment.htm.

11—"The Gerson Therapy," The Gerson Institute, 2011. http://gerson.org/gerpress/the-gerson-therapy/.

12—"Issels Immunotherapy.Advanced Immuno-Oncology Treatment of Cancers," Issels Immuno-Oncology. http://www.issels.com/newissels/treatment-summary/

13—"Macrobiotic diet," Cancer Research U.K. http://www.cancerresearchuk.org/about-cancer/cancers-in-general/treatment/complementary-alternative/therapies/macrobiotic-diet.

14—"Contreras Alternative Cancer Treatment (C-ACT)," Oasis of Hope Hospital. http://www.oasisofhope.com/cancer-treatments/contreras-alternative-cancer-treatment-c-act/.

15— Quiros, Pedro, et al., "New roles for mitochondrial proteases in health, ageing and disease," *Nature Reviews Molecular Cell Biology*, 2015 May;16:345-59. http://www.nature.com/nrm/journal/v16/n6/abs/nrm3984.html.

16—"Systemic, Proteolytic Enzymes," The Best Proteolytic Enzymes Formula, Baseline of Health Foundation, 2014. http://jonbarron.org/article/proteolytic-enzyme-formula.

17—Poff, Angela, et al., "The Ketogenic Diet and Hyperbaric Oxygen Therapy Prolong Survival in Mice with Systemic Metastatic Cancer," *PLOS One*, 2013;8(6):e65522. http://journals.plos.org/plosone/article?id=10.1371/journal.pone.0065522
18—Berkhan, Martin, Leangains.com. http://www.leangains.com.
19—Marziali, Carl, "Fasting weakens cancer in mice," *USC News*, February 8, 2012. https://news.usc.edu/29428/fasting-weakens-cancer-in-mice/.
20—Christofferson, Travis, *Tripping Over the Truth: The Return of the Metabolic Theory of Cancer Illuminates a New and Hopeful Path to a Cure* (CreateSpace Independent Publishing Platform, 2014), 204.